L'intelligenc

J'AI LU

DEBBIE SHAPIRO

L'intelligence du corps

Comprendre les émotions qui affectent notre santé

Traduit de l'anglais par Ludovic Weyland
Édition française sous la direction d'Aline Apostolska

J'AI LU
Bien-être

Je dédie ce livre à tous mes enseignants, présents et passés. Puissent-ils être libérés de toute souffrance.

Titre original :
YOUR BODY SPEAKS YOUR MIND.
Understand how your Thoughts & Emotions Affect your Health
Published by Judy Piatkus Pub., London

Remerciements

J'aimerais remercier toutes les personnes qui ont contribué à l'écriture de ce livre en me confiant leurs vécus : Christine Evans, Padma O'Gara, Jenny Britton, Leela the Clown, Steve Hennessy, Karuna King, John Taylor, Cheryl et Sheila, et toutes les autres dont les histoires ont contribué à la création de ce livre. J'ai profondément apprécié leur honnêteté et leur sincérité.

Je voudrais également remercier mon mari, Eddie Shapiro, pour son extraordinaire patience, son soutien quotidien et son amour infatigable. Son apport à ce livre est incommensurable.

Introduction

Les êtres humains sont extrêmement doués pour inventer des machines technologiques terriblement compliquées, pour comprendre des théories scientifiques détaillées, créer des compositions musicales majestueuses et des images d'une beauté sensationnelle. Nous avons développé, et développons encore, nos capacités mentales et créatives au-delà de nos anciennes limites. Mais il existe encore un domaine où notre compréhension échoue. Celui de notre relation avec nous-mêmes, et en particulier avec notre corps. Bien que nous soyons capables d'envoyer des fusées dans l'espace et de présumer la manière dont l'univers est apparu, nous sommes incapables de nous accorder sur la manière dont fonctionne notre corps. Un grand nombre d'approches pour comprendre le corps ont été développées au cours des derniers milliers d'années, chacune s'avérant dans son contexte aussi valable que l'autre, mais toutes demeurant néanmoins extrêmement différentes.

En Occident, la plupart des gens croient que le corps est une chose : une machine qui a besoin d'être alimentée (avec de la nourriture et de l'eau) et entretenue, dans l'espoir qu'elle fonctionne de la meilleure manière le plus longtemps possible. Nous apprécions beaucoup tous les plaisirs que notre corps peut nous offrir, et nous nous évertuons à le conserver dans la meilleure forme. Si quelque chose dans cette machine ne marche pas, elle peut être mécaniquement réparée. Toutes les difficultés peuvent être résolues grâce à la chirurgie, à la radiothérapie et aux médicaments – la partie incriminée est ainsi éliminée par la chimie ou mutilée par le scalpel –, et la vie continue comme avant.

Dans ce contexte, la médecine occidentale (l'allopathie) a toujours merveilleusement fonctionné. Il est même assez extraordinaire de constater toutes les découvertes capitales qui ont été faites au cours de ces dernières décennies : le développement de la pénicilline et des vaccinations, la chirurgie au laser et les transplantations d'organes, pour ne nommer que celles-là. La science médicale a sauvé des millions de vies et sensiblement réduit la souffrance dans le monde. La compréhension moderne de la machine qu'est le corps et des différents maux qui peuvent l'atteindre est indéniablement très impressionnante.

Cependant, l'allopathie ne marche pas toujours ou se rélève parfois insuffisante : il arrive que les médicaments aient des effets secondaires néfastes, que d'autres difficultés apparaissent même si le symptôme originel est soigné, et que certains problèmes dépassent les limites de la médecine – il n'y a parfois pas de médicament approprié. Actuellement, les maladies relatives au stress sont nombreuses, et leurs effets en rapide progression. Les maladies directement liées au stress comprennent les migraines, les ulcères, les syndromes d'irritation intestinale, l'hypertension artérielle, l'asthme, la tension musculaire et la fatigue; nous pouvons également y inclure le cancer et les multiples formes de sclérose. L'allopathie n'apporte aucun remède au stress. La compréhension médicale moderne ne tient pas compte de l'influence de l'état émotionnel et mental du patient sur son bien-être physique, c'est d'ailleurs pourquoi toutes les maladies liées au stress ne peuvent être correctement soignées. Et pourtant, de nos jours, plus de soixante-dix pour cent des gens consultent leur médecin pour ce genre de maladies.

À l'époque d'Hippocrate, un praticien ne prenait pas seulement en compte les symptômes physiques, mais également le climat, l'origine, le sexe, les conditions de vie et l'environnement politique et social du patient. Avant la Seconde Guerre mondiale, un médecin de famille exerçait son activité avec les mêmes considérations – il connaissait et traitait l'ensemble de la famille, utilisait peut-être des herbes remplacées plus tard par de nouveaux médicaments. Après la guerre, la technologie dépassa les limites de la compréhension, et les médecins durent commencer à se spécialiser dans des domaines spécifiques. Ainsi, un médecin de famille n'intervint plus comme psychologue, cette activité appartenant désormais à quelqu'un d'autre. D'autant qu'avec l'augmentation de la population et du nombre des consultations, les médecins n'eurent bientôt plus que le temps d'écrire des prescriptions. La médecine moderne ne favorise plus les échanges personnels et encourage une transaction impersonnelle qui vise juste à réparer la machine.

Cette approche mécaniste nous a éloignés de notre relation avec notre corps. Nous sommes capables d'appliquer des méthodes curatives pour réparer certaines choses qui vont mal. Mais nous n'avons aucun sens de la vie qui existe à l'intérieur de cette machine ni de l'énergie qui la fait fonctionner.

En Orient, particulièrement en Chine et au Japon, nous constaterons une approche très différente. Loin de voir le corps comme une machine, les gens le considèrent comme un système alliant plusieurs énergies. Cette compréhension est bien plus ancienne que le modèle occidental – elle date d'au moins cinq mille ans – et a prouvé qu'elle était extrêmement efficace pour soigner de nombreuses maladies et affections. La médecine orientale est fondée sur une carte très détaillée de l'énergie en circulation dans le corps. Cette carte relève les caractéristiques de l'énergie qui circule, son emplacement et la manière d'en disposer. Chaque patient est examiné selon différents éléments : la terre, l'eau, le bois, le métal et l'air, qui sont chacun considérés avec un effet spécifique, à la fois négatif et positif. La maladie est reconnue comme un déséquilibre ou un blocage de la circulation d'énergie, provoqués par des habitudes néfastes, un stress ou des émotions négatives ; l'équilibre est par conséquent retrouvé en réajustant la circulation de l'énergie.

Si l'allopathie considère le patient comme une machine, l'acupuncture – et toutes les méthodes de thérapie alternatives – voit dans le patient un système énergétique vivant et donc en constante mutation. Plutôt que de pointer le doigt vers les causes quand quelque chose ne va pas, nous devons tenir compte à la fois des influences extérieures et des conditions de vie du patient, de l'ensemble de son esprit et de ses sentiments et, surtout, de leur interaction. Ted Kaptchuk [1] souligne la diffé-

1. Ted Kaptchuk : *The Web That Has No Weaver.*

rence quand il explique qu'un médecin allopathe demandera : « Qu'est-ce que X provoque à Y ? », alors qu'un acupuncteur demandera : « Quelle relation existe-t-il entre X et Y ? »

Il existe également des facteurs culturels et religieux qui aident à expliquer le développement de l'approche occidentale de la médecine. Au début du christianisme, le corps était considéré comme une chose qui menaçait la vertu morale. La luxure et le désir étaient inacceptables et devaient être réprimés ou libérés uniquement en des moments secrets et obscurs. Nous disposons d'extraordinaires descriptions des premiers missionnaires qui sont allés convertir et sauver les populations sauvages et pécheresses d'Hawaii. Sous la chaleur accablante des tropiques, les missionnaires préféraient continuer à porter leurs lourdes robes de laine au lieu d'exposer leurs corps au soleil et courir ainsi le risque d'exciter leurs désirs sexuels. Devant des Hawaiiens bronzés et hilares, heureux d'être nus et refusant de porter des habits, nombre de ces missionnaires moururent de la chaleur et des bactéries générées sous leurs vêtements.

Pendant des centaines d'années, l'Église chrétienne n'a pris en compte que l'âme humaine ; c'est pourquoi de nombreux médecins, dans le but de ne pas être jugés comme des hérétiques ou des sorciers, créèrent une séparation entre le corps et l'esprit. De cette dissociation s'est développée la croyance que le corps est une simple machine qui ne subit pas d'influence psychologique et émotionnelle.

Dans la culture traditionnelle des Indiens d'Amérique, un médecin est respecté comme un thérapeute de l'âme autant que du corps. Il n'existe pas de séparation entre corps et esprit. Bien qu'il n'ait aucune formation médicale officielle, le chaman ou le sorcier apprend comment interpréter les événements quotidiens et ceux de « l'autre monde » dans le but de comprendre les causes spécifiques de la maladie.

Dans d'autres cultures, le corps est vénéré comme le véhicule grâce auquel nous pouvons nous développer au-delà de nos limites personnelles. Dans le bouddhisme et l'hindouisme, on attribue une très grande valeur à la vie humaine, car on considère que le véritable accomplissement spirituel ne peut être atteint que sous une forme humaine. La maladie appartient à la fois au corps et à l'esprit, car, finalement, le corps et l'esprit sont tous deux limités, temporaires et transitoires. La médecine que le Bouddha offrait devait mener à une complète liberté, dépassant toute forme de limite corporelle.

Dans cette image du corps – juste comme une machine ou un véhicule pour l'illumination – intervient une autre dimension. Ces dernières années ont vu, en Occident, l'évolution d'une reconnaissance de la relation directe existant entre le corps et l'esprit, appelée la psycho-neuro-immunologie (P. N. I.). Cette compréhension ne dénie pas les causes organiques de la maladie – les germes, les bactéries et les micro-organismes –, mais tient compte aussi des déchets toxiques, de la radioactivité et de l'hérédité, qui provoquent des maladies. Tout le monde ne tombe pas malade si une épidémie de grippe se déclare dans le bureau, une maladie n'a pas toujours les mêmes symptômes selon les personnes atteintes. Il apparaît que notre état psychologique ou émotionnel influence profondément la manifestation et les ravages de la maladie, autant que la capacité à guérir. « La médecine commence seulement à connaître l'origine de la maladie quand elle tient compte du style de vie, du régime, du milieu social, de l'environnement, et c'est sans doute le plus intéressant de la conscience et des émotions du patient », écrit Marc Ian Barasch [1].

Nous allons nous attacher, dans ce livre, à observer comment l'esprit et le corps s'affectent l'un l'autre, et à étudier les différentes manières qui existent pour travailler à la fois avec le corps et l'esprit, afin de pouvoir atteindre la guérison et le développement personnel. C'est un nouveau domaine à explorer, qui offre un peu plus d'informations chaque jour. Il est fascinant de voir tous les liens qui unissent le corps et l'esprit, pour former ainsi l'*intelligence du corps* (le *bodymind*). Nous considérons de plus en plus la machine humaine comme un ensemble qui vit, respire, communique et possède de multiples facettes et de nombreux liens intérieurs.

---

1. Marc Ian Barasch : *The Healing Path.*

Ma fascination pour la relation qui existe entre le corps et l'esprit remonte à une vingtaine d'années, lorsque j'ai commencé à travailler sur la nutrition et les massages. Au début, j'avais la sensation de découvrir lentement différentes pièces d'un puzzle qui, assemblées, formaient une extraordinaire carte du corps physique avec, en transparence, une seconde carte de la psyché et des émotions. Dans ce livre, mon intention est donc de vous donner les clefs permettant la lecture de la carte de votre propre *intelligence du corps*.

La première partie tentera de comprendre ce qui se cache derrière l'*intelligence du corps*, et notamment les myriades de corrélations qui existent entre le corps et l'esprit.

La deuxième partie s'attachera à savoir comment nous pouvons employer cette compréhension pour nous soigner, en adoptant un état d'esprit positif, la visualisation, la méditation, l'art-thérapie, la danse ou le mouvement expressif.

La troisième partie s'apparente davantage à un guide de guérison. Si vous avez une maladie ou un souci particulier, vous pouvez tout d'abord lire le chapitre qui vous concerne. De cette manière, vous aurez une meilleure vision et une image plus complète des liens qui existent entre le corps et l'esprit. D'autres parties de votre corps peuvent également être liées à votre affection, car aucune n'est indépendante ou sans liens avec les autres. Aussi, peut-être serez-vous amené à consulter des chapitres autres que celui directement concerné par votre affection.

J'espère sincèrement que vous ressentirez un immense plaisir à découvrir et à explorer votre *intelligence du corps*. Comprendre les liens qui existent entre les divers aspects de vous-même vous aidera à saisir plus clairement l'interconnexion qui existe entre toutes choses, entre toutes vies. Notre monde est construit sur la communication et la relation avec autrui. Puisse cette compréhension vous aider à guérir et à trouver le bonheur !

Debbie Shapiro (Devon, 1996).

PREMIÈRE PARTIE

Trouver un sens au chaos

CHAPITRE I

L'esprit sur la matière

En règle générale, le corps et l'esprit sont vus comme deux systèmes séparés fonctionnant principalement de manière indépendante. Nous nourrissons et abreuvons notre corps, nous l'entretenons en effectuant de l'exercice, et nous nous réjouissons de ses capacités sensorielles. Tout comme nous nourrissons l'esprit avec des pensées, des idées et des concepts, nous l'entretenons avec des exercices intellectuels et l'amusons avec différentes sortes de distractions.

Nous pouvons être conscients des simples liens qui existent entre le corps et l'esprit, par exemple lorsque nous nous sentons nerveux ou excités, lorsque nous voyons apparaître des éruptions sur notre peau ou ressentons des nausées. En faisant des exercices pour nous entretenir, nous pouvons nous sentir émotionnellement remplis d'allégresse. Mais, lorsque surviennent des émotions plus complexes ou des maladies, nous n'avons pas l'habitude de considérer la relation qui existe entre le corps et l'esprit comme très importante. Puisqu'il existe des causes physiques évidentes pour toutes les maladies, pourquoi l'esprit devrait-il être pris en considération ? Les émotions peuvent influencer nos nerfs, mais quel rapport peuvent-elles avoir avec de véritables maladies ? À ce propos, Geoffrey Cowley a écrit[1] :

Les gens ne devraient pas être surpris de rougir quand ils se sentent embarrassés, quand une pensée effrayante affole leur

1. Geoffrey Cowley : magazine *Newsweek*.

rythme cardiaque ou qu'une mauvaise nouvelle inattendue les plonge dans l'égarement pendant quelque temps. Nombreux sont ceux qui persistent à ne pas croire que les abstractions mentales comme la solitude ou la tristesse influencent le corps d'une manière ou d'une autre.

L'objectif de ce livre est d'expliquer et de mettre au jour l'extraordinaire importance de cette relation. Au cours des dix dernières années, d'importantes recherches ont été entreprises pour comprendre comment l'esprit et le corps répondent l'un à l'autre, comment une interaction existe et se développe entre eux. Elles démontrent que les états émotionnels et psychologiques influencent les réactions dans l'équilibre chimique du corps, particulièrement dans le système immunitaire. Ce nouveau domaine de la recherche scientifique est connu sous le nom de psychoneuro-immunologie (P.N.I.). Ainsi, quand le système immunitaire est affecté pour des raisons psycho-émotionnelles, d'autres parties de votre corps – comme la circulation sanguine et les systèmes digestif et nerveux – sont également touchées ; l'ensemble de votre état de santé sera de ce fait affecté.

Mon propre médecin de famille, qui pratique son activité dans une petite ville, estime que plus de cinquante pour cent de ses patients ont des problèmes physiques dus à leurs difficultés émotionnelles. Les émotions ont des énergies, et ces énergies ne peuvent indéfiniment être contenues ou réprimées. Quand nous ne pouvons pas, ou choisissons de ne pas exprimer ce qui se passe à un niveau émotionnel ou psychologique, ce sentiment devient *incarné* (nous le gardons au plus profond de nous-mêmes) jusqu'à ce qu'il se manifeste à travers le corps physique.

Y a-t-il une différence réelle entre une partie de nous-mêmes et une autre ? Peut-être leur seule différence réside-t-elle dans leurs modes d'expression. Le H_2O, communément appelé « eau », existe sous forme de liquide, de vapeur, de pluie, de mer, de nuage et de glace, et pourtant il s'agit toujours de H_2O ; de même nos sentiments s'expriment à travers notre comportement, nos actes, notre voix ou les différents systèmes à l'intérieur de notre corps, mais il s'agit toujours des mêmes sentiments. Si une douleur dans une partie de notre corps est ignorée ou réprimée, elle se manifestera dans une autre partie du corps. Après avoir été rejeté par votre petite amie, vous sortez de la pièce en frappant dans la porte et vous contusionnez votre bras. Est-ce la douleur dans votre bras ou le fait d'avoir été repoussé qui exprime votre sentiment de colère ? Woody Allen[1] traduit brillamment cette relation entre le corps et l'esprit lorsque sa petite amie, interprétée par Diane Keaton, lui annonce qu'elle le quitte pour un autre homme ; il ne répond pas. Diane Keaton lui demande alors pourquoi il ne se met pas en colère. « Je ne suis pas en colère, lui répond Woody Allen. Au lieu de cela, je me fabrique un cancer. »

1. Le facteur stress

La manière la plus évidente dont l'esprit affecte le corps reste le stress. Imaginez-vous un instant en train d'essayer de tirer de la pâte dentifrice de votre tube sans avoir avant cela dévissé le bouchon ? Que se passe-t-il ? Cela se finit généralement avec du dentifrice qui s'écoule par le fond du tube ou par un trou qui à force s'est percé sur le côté – en réalité, au point le plus faible. Il doit exister une autre manière d'extérioriser cette énergie.

Imaginez maintenant que vous êtes le tube de dentifrice. Vous êtes sous pression et commencez à ressentir un stress psychologique et émotionnel. Mais vous ne pouvez ôter votre bouchon, afin de reconnaître ce qui se passe et prendre le temps de vous relaxer et de résoudre vos conflits intérieurs. Alors qu'est-ce que cette pression psychologique et émotionnelle construit et élève en vous ? Finalement la pâte parviendra à sortir, et si ce n'est par l'ouverture prévue à cet effet, ce sera par un autre endroit. Elle trouvera le point de la plus faible résistance, qui pourra être votre système digestif, votre système nerveux, votre système immunitaire ou votre sommeil. Comprimée vers le bas, elle pourra donner naissance à une maladie, à une dépression, à une dépendance ou à de l'anxiété ; projetée vers l'extérieur,

1. Dans le film *Manhattan*.

elle se transformera en hostilité, en crime, en préjugés ou en agressivité.

En lui-même, le stress n'est ni bon ni mauvais. C'est notre attitude face au stress, notre type de réaction, qui crée la différence. Chez certaines personnes, le stress provoque un sentiment d'al-

ESSAYEZ VOUS-MÊME

Les effets de la pensée

C'est ici un simple exercice qui montre l'effet de la pensée sur le corps physique, et pour lequel un partenaire est nécessaire.

- Positionnez-vous à droite de votre partenaire. Levez votre bras droit (ou votre bras gauche si vous êtes gaucher) devant vous à hauteur d'épaule. Votre partenaire met alors sa main sur votre poignet tendu. Employez maintenant toute votre énergie à maintenir votre bras aussi stable et résistant que possible pendant que votre partenaire pousse ce bras vers le bas. Le but est de mesurer votre niveau de résistance naturel – il n'est pas nécessaire que votre partenaire emploie la force. Puis relâchez.
- Maintenant fermez les yeux, et pensez pendant quelques secondes à une situation ou à une personne qui provoque chez vous la tristesse et la mélancolie. Lorsque vous ressentez cela, tendez à nouveau votre bras et essayez de résister à la pression vers le bas de votre partenaire. Puis relâchez.
- Pensez maintenant à quelque chose qui vous fasse plaisir et qui vous mette en joie. Lorsque vous ressentez cette gaieté, tendez encore une fois votre bras et résistez autant que possible à la pression de votre partenaire. Puis relâchez. Si vous le souhaitez, vous pouvez maintenant intervertir vos places et refaire

l'exercice avec votre partenaire en échangeant les rôles.
La plupart des gens remarquent une différence immédiate entre les trois tests sur la résistance du bras. Il leur semble que la mélancolie et la tristesse amenuisent leurs capacités de résistance, comme si leur bras n'avait plus la même énergie. À l'inverse, quand ils occupent leur esprit avec des pensées qui les réjouissent, leur bras devient plus fort et résiste plus facilement. Souvent le bras sera même plus fort qu'au début de l'exercice. Mais le plus surprenant reste encore la rapidité avec laquelle les pensées et les sentiments peuvent influencer les réponses physiques.

légresse et renforce leur volonté d'atteindre leur objectif; elles abordent la situation avec confiance. Chez d'autres, le stress provoque la panique, le chaos, la léthargie, la dépression ou la peur. Face à une limite, certaines personnes pourront développer leur créativité au point de trouver le moyen de dépasser ou de contourner cette barrière, alors que d'autres tomberont dans une totale léthargie. Cette dernière forme de réaction est particulièrement néfaste pour notre santé.

Le stress quotidien est celui qui nous affecte le plus profondément en épuisant lentement nos réserves intérieures. Adopter une systématique attitude de « coup par coup », réagir constamment du tac au tac nous donnent l'illusion de réagir face au danger, mais ce ne sont pas seulement les situations où notre vie est menacée qui stimulent ces réactions. La peur et l'angoisse agissent à l'identique : une voiture qui ne démarre pas, un retard à un rendez-vous, une facture impayée, une dispute avec votre compagnon ou votre compagne, vos enfants ou votre patron – toutes ces situations peuvent créer une réaction de stress. Joan Borysenko en parle notamment dans son livre[1] :

1. Joan Borysenko : *Guilt is the Teacher, Love is the Lesson.*

Réagir au coup par coup, c'est comme la boîte de vitesse d'une voiture. Elle nous permet d'activer le système et d'« accélérer » à des moments précis et ponctuels, mais si notre voiture est en sur-régime en permanence, nous pouvons tôt ou tard nous attendre à rencontrer toutes sortes de problèmes mécaniques. Chez les humains, ces problèmes sont appelés stress ou troubles liés à l'anxiété.

Même des événements apparemment sans importance peuvent provoquer une réaction de stress, car le corps est incapable de faire la différence entre les menaces imaginées ou réelles. Quand nous nous focalisons sur la peur de ce qui pourrait se passer, nos hormones et notre équilibre chimique vivent les mêmes phénomènes que si nous étions confrontés à une situation dangereuse dans la vie réelle. Par exemple, essayez de vous remémorer une scène terrifiante prise dans un film d'horreur, et sentez comme les muscles de votre dos, de vos épaules et votre estomac se contractent. Ou encore imaginez-vous sur une plage ensoleillée, par une belle et chaude journée d'été, et sentez comme votre corps se détend. Si vous vous voyez en train de courir, vos nerfs et vos muscles produisent un mouvement de réaction. Les images sont juste dans votre esprit, et pourtant elles déclenchent une réaction instantanée dans votre corps.

Les sentiments ont un effet profondément stressant, particulièrement s'ils sont réprimés. Que nous soyons pressés et bousculés aux heures d'affluence dans le métro, s'il fait mauvais temps ou si nous sommes retenus à la maison par un enfant malade, ou encore lors d'une dispute avec nos voisins, devant toutes ces situations nos réactions doivent être contenues, car la société ne nous permet pas de réagir en hurlant ou en piquant une crise de nerfs. Mais, éviter de réagir par à-coups signifie dans ce cas que les éléments chimiques fabriqués par nos sentiments circulent à travers le corps sans avoir nulle part où aller. Comment peuvent-ils se dissiper ? Comment peuvent-ils s'exprimer ?

Parmi les symptômes physiques qui indiquent un stress excessif, on trouve : les différentes formes de migraine, l'hypertension artérielle, les palpitations cardiaques, les problèmes de respiration, les troubles du sommeil, la perte de l'appétit, les nausées, le dessèchement des muqueuses, les ulcères, les diarrhées, les maux de dos, la transpiration excessive, les rougeurs et l'urticaire. En plus des troubles physiques peuvent intervenir d'autres types de problèmes, notamment au niveau psychologique avec, par exemple, la dépression, la colère, les rapides changements d'humeur et l'anxiété. Nous pouvons également éprouver des difficultés à nous concentrer, avoir des pertes de mémoire et ressentir une incapacité à prendre des décisions, une certaine confusion, des craintes irrationnelles, de la timidité ou des problèmes familiaux et de couple. Les changements de comportement peuvent également entraîner une tenue vestimentaire négligée, des tics nerveux, de subites crises de larmes, une surconsommation d'alcool et de tabac, des phobies et des troubles d'ordre sexuel. Toute une liste pourrait ainsi être dressée, et nous ne devons pas négliger le fait que nombre de ces symptômes peuvent entraîner des problèmes de santé beaucoup plus sérieux.

La meilleure illustration du lien entre le stress psychologique et les problèmes physiques est sans doute l'étude citée par le Dr Larry Dossey[1], qui montre que la majeure partie des attaques cardiaques se produit le lundi – et non seulement le lundi, mais le plus souvent aux alentours de neuf heures du matin. Aucun autre animal ne meurt plus fréquemment un jour déterminé dans la semaine. Si nous croyons qu'il n'existe aucune connexion entre l'esprit et le corps, alors comment est-il possible que la plupart des crises cardiaques se produisent au moment même où s'effectue la reprise du travail pour toute une semaine ? Il existe certainement des raisons physiologiques au fait que la mort survienne plus souvent le matin que l'après-midi, telles qu'un rythme cardiaque ou une tension artérielle plus importants le matin, ou une augmentation du taux d'adrénaline due au démarrage de la journée. Mais il n'y a aucune raison pour qu'un nombre plus important de gens meurent le lundi plutôt qu'un autre jour.

---

1. Dr Larry Dossey : *Healing Breakthroughs.*

2. Un travail parfaitement insatisfaisant

La recherche menée en 1972 par le département de la Santé, de l'Éducation et de l'Aide sociale du Massachusetts a montré que l'insatisfaction due au travail prédispose aux maladies du cœur. Une autre étude, conduite par le Dr James Muller de la faculté de médecine Harvard, a montré que les attaques cardiaques et les crises d'apoplexie étaient les plus nombreuses entre huit et neuf heures du matin. Dans le même temps, le Dr Paul Ludmer démontra que durant toute l'année 1983, dans le Massachusetts, les personnes victimes de mort subite étaient deux fois plus nombreuses à neuf heures qu'à dix-sept heures.

Évidemment, l'insatisfaction due au travail ne se solde pas toujours par la mort ! Mais la relation entre l'insatisfaction due au travail et les problèmes physiques ne doit pas être sous-estimée – des millions de journées de travail sont perdues chaque année à cause des effets du stress. Une étude réalisée aux États-Unis par le Dr Norman Beale montra que cet excès de stress avait directement mené à une augmentation de vingt pour cent des visites des patients chez leur médecin, et de soixante pour cent des consultations dans les services hospitaliers.

L'histoire de Padma O'Gara montre comment la santé d'une personne peut être affectée par le stress issu d'un travail insatisfaisant :

Je souffrais depuis de nombreuses années de douleurs dans le bas du dos et dans le bas des jambes. Les médecins m'avaient toujours expliqué qu'il s'agissait de douleurs liées à l'« usure ». J'ai, un jour, décidé de maîtriser ou tout au moins de contenir cette douleur par la pratique du yoga, à tel point que je fus bientôt capable d'enseigner le yoga à temps partiel, mon emploi principal me permettant en effet de développer une telle activité. En 1990, j'ai commencé à avoir des problèmes de vue qui étaient, de surcroît, extrêmement douloureux. Puis, j'en vins finalement à perdre complètement la vue pendant trois semaines. Les médecins m'expliquèrent ce phénomène en diagnostiquant un glaucome. À tout cela s'ajoutait la sen-

sation de perdre mon temps dans mon travail et le désir de davantage me consacrer à l'enseignement et à la pratique du yoga. Lors de ma convalescence qui suivit deux éprouvantes opérations chirurgicales des yeux, je pensais qu'il vaudrait mieux pour moi renoncer définitivement à mon emploi. Cependant, je manquais de confiance quant à mes ressources financières et doutais que mes cours de yoga puissent un jour complètement subvenir à mes besoins. En réintégrant mon poste, je ressentis une très vive douleur dans le bas du dos. Quelques mois plus tard, je sentis un choc phénoménal dans le dos ! J'étais en train de conduire ma voiture sur l'autoroute, quand j'eus soudain la sensation d'être frappée par-derrière. Sans avoir de souvenirs visuels précis, je me souviens avoir perdu le contrôle de ma voiture et que mon pied semblait être rivé sur l'accélérateur. J'allais de plus en plus vite. Surgit devant moi l'idée que j'allais mourir. À ce moment-là, je me promis à moi-même que si je survivais, j'abandonnerais sans délai mon emploi pour suivre la voie de mon cœur et enseignerais le yoga. Immédiatement, je sentis que je relâchais l'accélérateur et je retrouvai le contrôle de mon véhicule.
La semaine qui suivit, je donnai ma démission. J'ai, depuis, créé un véritable cours de pratique du yoga, et n'ai pas pour autant vécu de grands bouleversements financiers. En revanche, j'ai remarqué que mes problèmes de dos avaient disparu, et que mes yeux ne s'étaient jamais aussi bien portés. Finalement, je sens que je peux voir où je vais, et que je me dirige dans la bonne direction.

3. Les transformations de la vie

Mais le stress n'est pas seulement lié au travail. Il peut survenir à différents moments de notre vie, et de différentes manières. Il peut notamment être dû à un important changement comme un déménagement, un mariage ou la perte d'un être cher. À ces moments-là, nous pouvons ressentir une terrible incertitude, de la peur, une excitation nerveuse ou une tristesse accablante. Les émotions contractent les muscles et les vaisseaux sanguins, libèrent les hormones telles que l'adrénaline, affectent la digestion et la respiration, affaiblissent le système immunitaire et nous rendent davantage sujets à la maladie et la dépression nerveuse.

À l'âge de huit ans, je fus envoyée en pensionnat pour poursuivre ma scolarité – je n'ai pas gardé un très bon souvenir de cette expérience. Au bout de quelques semaines, j'ai développé une angine. À l'époque, des problèmes d'amygdales signifiaient une semaine d'hôpital. Ensuite, je suis restée une seconde semaine en convalescence à la maison, et n'ai rien eu le droit d'avaler d'autre que des purées de pommes de terre et de la confiture – bref, un agréable menu ! Au cours de ces deux semaines, j'ai ainsi retrouvé ma maison, la sécurité et la sensation d'appartenir à un endroit. Puis, je suis retournée à l'école sans rencontrer d'autres problèmes. En y repensant, je comprends que je m'adaptais difficilement à mes nouvelles conditions de vie. La nature de la maladie – les glandes enflées et la gorge endolorie – indiquait que j'acceptais mal de quitter mon foyer familial pour vivre quotidiennement dans un pensionnat.

Au début du siècle, le Dr Adolph Meyer demanda à ses patients de dresser une liste des moments les plus importants et les plus bouleversants de leur vie. Puis il compara ces informations avec les dates des maladies et des problèmes physiques de ces mêmes patients. C'est ainsi qu'il constata que, chaque fois qu'il s'était produit un événement important dans la vie d'un de ses patients, il s'était ensuivi un traumatisme physique en plus d'un bouleversement psychologique. Dans les années 1960, cette étude fut poursuivie par le Dr Thomas Holmes et par le Dr Richard Rahe, un psychiatre de l'US Navy. Après avoir interrogé plus de cinq mille patients, ils établirent une liste d'événements stressants auxquels ils donnèrent une évaluation. Ceux qui étaient les plus fortement évalués, même vécus sur une courte période de temps, donnaient souvent lieu à une maladie physique. Parmi eux, les plus courants étaient la mort d'un proche, un divorce, une maladie, un accident, un déménagement ou la perte d'un emploi.

Cette étude démontre clairement qu'une maladie peut se développer à la suite d'un traumatisme. En revanche, elle ne tient pas compte des différentes réactions de plusieurs personnes devant un même événement. Par exemple, le divorce (second dans la liste, après la mort d'un compagnon) peut signifier pour certains une libération, alors que pour d'autres il se conjuguera avec la solitude et la dépression. De même, si certains se réjouissent de déménager, d'autres ressentent dans ces moments un sentiment de perte et d'insécurité. Un traumatisme n'implique pas nécessairement une maladie, mais des peurs inexprimées et l'anxiété peuvent mener à certains problèmes d'ordre physique. Évidemment, nous ne pouvons éviter toutes les crises. Mais nous pouvons devenir plus conscients de nos sentiments et tenter de ne plus les réprimer ni les nier. Il est essentiel d'admettre et de libérer nos sentiments tels qu'ils se présentent.

Steve Hennessy est tombé malade après avoir transformé presque chaque aspect de sa vie, en partie parce qu'il n'avait pas exprimé ses sentiments réels sur tous ces changements :

Douze mois avant de tomber malade, je venais de quitter la ville où j'avais toujours vécu, abandonnant ma famille, mes amis, mon travail et l'alcool – le compagnon de toute ma vie d'adulte. Je venais de me séparer de ma compagne et avais déménagé dans le but de m'installer avec une autre personne. Je ne vois pas ce qui n'a pas été bouleversé ! Tout était différent – mon environnement, mon emploi, ma vie sociale, ma vie amoureuse... J'étais moi-même devenu très différent : je me trouvais confronté à moi-même. Je savais que tous ces changements étaient très positifs, mais je savais également que tout cela allait provoquer un bouleversement majeur duquel je devais m'attendre à subir quelques répercussions.
La maladie commença avec des coliques très fortes et douloureuses. Je me sentais épuisé et vidé de toute mon énergie. Finalement, les médecins diagnostiquèrent un syndrome d'irritation intestinale. Durant toute la phase aiguë de la maladie, qui dura tout de même plus de trois mois, je ne mangeai presque pas et perdis ainsi près de quinze kilogrammes.

Quand j'y réfléchis, la maladie prend aujourd'hui tout son sens. Avant de partir, je passais mon temps à courir après les autres (et notamment les services sociaux) et à tout attendre d'eux. Partir signifiait pour moi me permettre d'accéder à une meilleure situation – m'en donner l'autorisation. Mais j'ai éprouvé pendant quelque temps certaines difficultés à « digérer » ce changement et à me laisser aller aux choses qui étaient bonnes pour moi. D'une manière superficielle, j'étais parti pour accéder à une vie meilleure, plus confortable, mais à un niveau beaucoup plus profond, j'avais du mal à abandonner mon passé et toutes les restrictions que j'avais endurées jusqu'à ce jour. La maladie m'a permis d'avoir la chance de voir ce qui allait, de comprendre les choses à un niveau plus profond. J'ai l'impression que c'est à ce moment-là que j'ai véritablement changé, et que je suis depuis devenu plus en phase avec moi-même.

4. L'armée intérieure

Le stress a des effets directs sur le système immunitaire, il affaiblit notre capacité à détruire les virus et les bactéries étrangères. Le système immunitaire est quelquefois décrit comme une armée, parce qu'il combat pour nous protéger des invasions et des maladies. Le stress stimule la libération de différentes hormones pour procurer un supplément d'énergie. L'ennui, c'est que deux de ces hormones – l'adrénaline et le cortisol – ont plutôt tendance à inhiber le système immunitaire, et donc à avoir un effet inverse de celui désiré.

Par exemple, le stress des examens peut diminuer la réaction immunitaire et, par conséquent, accroître la probabilité d'attraper un coup de froid ou une grippe. « N'avez-vous jamais remarqué que la mononucléose infectieuse aime particulièrement s'attaquer aux jeunes gens en période d'examen ?, interrogeait le Dr Trisha Greenhalgh[1]. Au cours des trois dernières semaines, j'ai vu plus d'une demi-douzaine des

1. Dans le *Times,* juin 1994.

meilleurs et des plus brillants étudiants garder le lit à contrecœur, victimes d'une inflammation des amygdales et des ganglions, et d'une écrasante léthargie. Ils étaient tous en pleine période d'examen. »

Vous-même pouvez avoir déjà vécu des phénomènes semblables. Par exemple, il peut vous être arrivé d'avoir vécu des moments difficiles dans votre relation de couple, au point d'être incapable de vous détendre et de bien dormir. Peut-être en avez-vous même perdu l'appétit, refusant alors d'avaler les aliments nécessaires à votre santé. Vous êtes ensuite parti au travail en prenant un métro ou un train bondé de gens qui ne cessaient de souffler des germes tout autour de vous. Quelques heures plus tard, vous avez commencé à ressentir une fièvre qui s'élevait. A-t-elle été provoquée par les nombreux agents infectieux qui vous entouraient dans le train ? Par le manque de sommeil ou par votre régime alimentaire trop maigre ? Ou par l'accumulation du stress émotionnel qui vous a affaibli physiquement ? Quand il y a une épidémie de grippe, tout le monde n'est pas atteint. Certains restent en bonne santé, alors que d'autres sont cloués au lit. Quels sont les autres facteurs qui agissent ? Est-ce le stress, le surmenage, les problèmes à la maison, ou même un état dépressif ? Lorsque vous êtes tombé malade, avez-vous pensé que la cause pouvait être autre qu'extérieure, que votre système immunitaire et sa capacité à résister aux infections pouvaient être affaiblis de l'intérieur ? Vous êtes-vous senti vulnérable, exposé et plus faible psychologiquement et émotionnellement ? (Se référer au chap. XV, pour plus d'informations sur le système immunitaire.)

5. Un système de communication à deux voies

Notre état psycho-émotionnel affecte également le système endocrinien. Les hormones circulent à travers le corps comme des marées chimiques qui influencent notre activité corporelle, notre comportement, nos sentiments et nos émotions. Elles sont sécrétées par les glandes endocrines, qui constituent chacune leur propre système, chacun influençant subtilement l'autre, l'ensemble étant tout de même dominé par l'hypophyse que l'on pourrait comparer au directeur d'une entreprise de communication. « Une émotion basique comme la peur peut être décrite comme une émotion abstraite ou comme une molécule tangible de l'hormone adrénaline, écrit Deepak Chopra[1]. Sans sentiment, il n'existe pas d'hormone; et sans hormone, il n'y a pas de sentiment... Ce qui constitue une véritable révolution, et que nous appelons "médecine du corps et de l'esprit", se fonde sur une découverte extrêmement simple : quelle que soit la direction que prend une pensée, un élément chimique l'accompagne. »

Les neuropeptides, qui sont sécrétés par le cerveau, le système immunitaire et les cellules nerveuses – hormones agissant comme des messagers chimiques –, portent les émotions de l'esprit vers le corps et inversement. Ils créent un système de communication à deux voies, très complexe et élaboré, qui permet de lier les émotions avec toutes les parties de notre corps; ils colportent nos peurs, nos soucis, nos rêves et nos espoirs dans chaque endroit de notre être. « Les pensées, codées comme des impulsions neurales, circulent le long des axones nerveux, activant ainsi les muscles et les glandes, tout comme les messages téléphoniques circulent sur les lignes sous forme de signaux électriques », écrit Buril Payne[2].

Les neuropeptides font le lien entre la perception et la pensée, le cerveau et les sécrétions hormonales, les organes et les actions cellulaires dans le corps. L'hypothalamus est une petite glande qui se trouve dans le cerveau et qui transforme nos émotions en réactions physiques. Comme l'estomac et les intestins, il concentre les neuropeptides (c'est pourquoi nous parlons de sentiments qui nous « prennent aux tripes »). L'hypothalamus est le centre émotionnel du cerveau. Il n'est pas seulement un récepteur pour les neuropeptides, mais contrôle également l'hypophyse et les glandes surrénales, l'appétit, le taux de sucre dans le sang, la température sanguine, et le fonctionnement automatique du cœur, des poumons, et des systèmes digestif et

1. Deepak Chopra : *Ageless Body, Timeless Mind.*
2. Cité par Barbara Hoberman Levine, dans *Your Body Believes Every Word You Say.*

circulatoire. C'est comme une pharmacie qui libère les éléments chimiques et les hormones nécessaires pour maintenir l'équilibre dans l'ensemble du système. Dès qu'une pensée ou un sentiment crée une réponse ou une réaction, l'hypothalamus entre en action. Injecter une dose de stress entraîne aussitôt une réaction en chaîne qui touche chaque partie du corps.

L'ensemble du système immunitaire est influencé par les neuropeptides. « Le plus difficile, avec tout ce que nous savons sur les neuropeptides, est de penser en termes traditionnels d'esprit et de corps. En revanche, tout prend de plus en plus de sens dès que l'on parle d'une seule entité intégrée, que l'on appelle l'*intelligence du corps (bodymind)* », écrivait Candace Pert[1], ancien directeur de recherche sur la chimie du cerveau de l'Institut national de la santé américain.

Loin d'être deux systèmes fonctionnant indépendamment, le corps et l'esprit fonctionnent clairement comme un seul système intégré qui répond à la fois aux environnements intérieur et extérieur. Ce que nous pensons et ressentons a un effet immédiat sur notre santé physique, tout comme ce qui est vécu dans le corps affecte notre état mental et émotionnel. Séparer les deux signifie ne pas retenir tout ce que l'on aurait pu de la richesse de la compréhension et du sens de la profondeur de notre relation avec l'ensemble de notre être.

---

1. Dans un article paru dans *Advances*, journal de l'Institut pour le développement de la santé (1986).

CHAPITRE II

Les causes originelles

Le fondateur de l'Association médicale holistique américaine, le Dr Norman Shealy, observe qu'au moins quatre-vingt-cinq pour cent des maladies résultent directement ou indirectement du style de vie. En ce qui concerne les quinze pour cent restantes, il les croit dues aux facteurs environnementaux, aux facteurs génétiques et à ce que nous pourrions appeler le « facteur mystère ». Bien que ces chiffres ne soient que des estimations, ils soulignent l'importance que nous devons attacher à notre manière de vivre, en expliquant que nos comportements déterminent notre état de santé.

Marc Ian Barasch aborde certaines de ces questions[1] :

Si une femme fume pour supporter le stress d'un mariage insupportable, quelle est la « cause » de son cancer des poumons ? Est-ce une prédisposition génétique ? Quelle est l'origine de ce carcinome ? La cigarette elle-même ? Sa relation affective avec son mari ? Comment ne pas douter du succès de la thérapie si on lui ôte un poumon, mais qu'elle ne change pas sa situation maritale ? Ne devrait-elle pas changer ses modèles de personnalité, afin de ne pas conserver une tristesse déjà trop ancienne et destructrice ?

Un tel examen personnel n'est pas facile. La plupart d'entre nous préfèrent naturellement croire que toutes les maladies que nous vivons sont entièrement dues à un phénomène extérieur

1. Marc Ian Barasch : *The Healing Path.*

plutôt que liées à nos propres pensées, à nos sentiments et à notre comportement. Nous pensons habituellement que la maladie est soit de source héréditaire, soit due à une substance étrangère ou à la pollution. Tomber malade est invariablement ressenti comme un phénomène sur lequel nous n'avons aucun contrôle ; nous sommes les pauvres victimes sans défense de nos maladies.

Bien que nous vivions dans notre corps depuis de nombreuses années – parfois trente, quarante ou soixante ans –, quand quelque chose ne va pas, il peut nous sembler que nous vivons à l'intérieur d'un complet étranger. Nous sommes déconnectés, incapables de comprendre comment cet étranger fonctionne ou pourquoi il a cessé de fonctionner normalement. Peu de gens connaissent l'emplacement de leurs différents organes, ni comment ils fonctionnent. C'est une des raisons pour lesquelles nous attribuons aux médecins un tel pouvoir – ils savent des choses sur le corps que nous croyons bien au-delà de notre compréhension.

Remonter la chaîne causale de la maladie nous permet d'aller au-delà des raisons physiques les plus évidentes, pour commencer à toucher les niveaux plus subtils des liens psycho-émotionnels et autres plutôt que physiques. Cependant, avant d'explorer les causes internes de la maladie, nous devons observer les causes externes, celles qui sont au-delà de notre contrôle. Ces causes représentent un groupe plus restreint, bien que nous ne devions pas nier leur importance.

1. Les facteurs environnementaux

On doit considérer l'environnement parmi les facteurs à l'origine des maladies. La pollution est en perpétuelle augmentation et atteint aujourd'hui des taux alarmants. Elle crée des difficultés à long terme pour lesquelles nous n'avons que très peu de solutions (par exemple, le trou dans la couche d'ozone au-dessus de l'Antarctique est déjà source de sérieux problèmes de santé dans l'hémisphère Sud). Il est tout de même extraordinaire de constater que nous avalons en connaissance de cause des poisons, sous la forme de fertilisants chimiques, d'insecticides, de déchets tout droit sortis de nos usines et bien souvent déversés dans nos rivières, ou de gaz d'échappement de nos voitures. L'augmentation inquiétante de l'asthme est un des problèmes de santé exacerbés par la croissance de la pollution de l'air. De même la contagion d'encéphalopathie spongiforme bovine chez les vaches, qui affecte maintenant les humains. Plus nous essaierons de modifier la nature (en donnant, par exemple, une alimentation carnée à des animaux herbivores), plus nous devrons en payer le prix. Les questions environnementales devraient être considérées dans chaque cas de maladie, et il devient urgent d'effectuer des recherches autour des liens existant entre la pollution et les problèmes de santé. Nous ne pouvons traiter nos cultures, les animaux et l'air avec des éléments chimiques, et continuer de déverser nos déchets dans l'écosystème, sans souffrir d'effets préjudiciables sur notre propre santé.

Cependant, nous ne sommes pas pour autant des victimes de l'environnement, car nous avons la possibilité d'introduire quelques limites à la quantité de toxines que nous ingérons. Nous pouvons en effet nous renseigner sur les ingrédients utilisés pour la production agricole intensive, acheter et planter dans la mesure du possible des produits biologiques, et favoriser l'aide et le soin à apporter à notre planète. Nous avons besoin de prendre conscience de ces comportements qui nuisent à notre santé et détériorent notre environnement : le sentiment d'être sans ressource, le sentiment qu'il n'y a plus rien que nous puissions faire pour changer quelque chose, et surtout la sensation d'une fatalité, qu'il est déjà trop tard pour faire quoi que ce soit. Nous devons absolument *vouloir* opérer des changements.

2. Les maladies nationales

Les causes environnementales incluent également des influences sociales et culturelles. Les maladies qui sont prédominantes dans un pays particulier – peut-être dues à des coutumes et à un conditionnement locaux – peuvent être appelées « maladies nationales ». Par exemple, le cancer du sein est plutôt rare au Japon et en Chine, mais il affecte une femme sur neuf aux États-Unis. Est-ce seulement une question de régime, ou cela reflète-t-il également un comportement culturel de la femme envers son corps ?

Eddie et moi avons été invités à enseigner en République tchèque. Le pays s'était depuis peu libéré du communisme. Depuis de nombreuses années, les gens avaient vécu dans un système fortement répressif (ils n'avaient pas la possibilité d'exprimer leurs sentiments et leurs frustrations), dans lequel ils n'avaient aucun pouvoir décisionnaire sur quelque sujet que ce soit. En arrivant, nous avons voulu savoir s'il existait des maladies nationales prédominantes, et nous avons ainsi appris que de nombreux Tchèques souffraient de maux de gorge et d'infections des voies respiratoires. Ces parties du corps sont particulièrement associées aux sentiments réprimés, notamment la tristesse et la colère. Il apparaissait que toutes ces années d'émotions contenues les avaient affectés physiquement – elles leur étaient restées « en travers de la gorge ». Ils étaient depuis très longtemps incapables de respirer et de parler d'eux-mêmes. Les sentiments intérieurs étaient si profondément ensevelis que nombre de Tchèques ne parvenaient pas à recréer un lien avec leur cœur – le cœur de leur amour et de leur joie.

Les maladies nationales comprennent également les maladies comme la malaria, et toutes celles qui ont été propagées par l'homme, par exemple lorsque les missionnaires sont arrivés sur les plages d'Hawaii, amenant avec eux le virus de la rougeole. Ce virus commença par décimer les Hawaiiens, qui n'avaient jamais développé aucune immunité, ni aucun antigène contre ce virus. Les Hawaïens n'avaient jamais eu l'opportunité de se forger une résistance, car ils avaient toujours vécu dans un lieu protégé et isolé.

La maladie est une partie essentielle de la santé : le système immunitaire a besoin d'antigènes pour stimuler une réponse et se construire une meilleure immunité. D'où l'importance de vivre les maladies infantiles comme la varicelle et la rougeole, car elles permettent d'accroître notre immunité et l'ensemble de nos forces. En nous exposant aux nombreux germes et bactéries qui résultent des variations de température, à la grippe et aux petites maladies, nous créons un système capable de combattre plus efficacement les substances étrangères.

3. Les influences génétiques

Les facteurs héréditaires ou génétiques sont d'autres causes incontestées de la maladie. Certaines difficultés physiques se transmettent d'une génération à l'autre ; ainsi certains peuvent-ils naître avec le risque très grand de développer la même maladie que leurs parents ou les membres de leur famille. Cependant, les gènes seuls ne dictent pas une destinée ; d'autres facteurs contribuent à la manifestation des influences génétiques. Par exemple, des jumeaux ayant les mêmes modèles génétiques ne développeront pas nécessairement les mêmes maladies.

Notre environnement émotionnel et nos comportements intérieurs sont également très importants. Notre style de vie – le régime alimentaire, l'exercice physique et les habitudes personnelles – influence beaucoup notre force physique, notre souplesse et notre santé, et peut apporter un équilibre à nos prédispositions génétiques. Un corps affaibli par une attitude insouciante, un manque d'exercice, une mauvaise alimentation ou la consommation d'alcool et de tabac sera naturellement moins résistant contre les maladies, les facteurs génétiques ou autres. Reconnaître une fatalité en répétant sans cesse : « Je sais que j'aurai cette maladie parce que ma mère, et même ma grand-mère l'ont eue », affaiblit notre résistance physique. Le corps entend ces paroles pleines de désespoir et y répond. Développer une relation d'amour avec nous-mêmes, afin d'accepter notre vie et de la soutenir en dehors de toute crainte de ce qui pourrait se passer dans l'avenir, forge en nous une meilleure résistance et une plus grande souplesse, notamment d'adaptation.

4. Le facteur mystère

Il convient de parler de facteur *mystère* lorsque, après avoir éliminé toutes les autres explications possibles, nous ne parvenons pas réellement à comprendre pourquoi une maladie s'est développée. Il est important de reconnaître ce facteur inconnu comme réel, car il appartient au mystère de la vie – tout ne peut pas être étiqueté, catégorisé ou connu. La nature représente en fait un extraordinaire mystère. Où va le parfum qui émane d'une rose ? Comment se développe l'instinct ? Comment le cerveau pense-t-il ?

En acceptant de ne pas tout savoir, de ne pas tout connaître, on renonce en partie à vouloir tout maîtriser, tout cadrer dans un esprit logique, et à apporter des réponses à toutes nos questions. Mais, là aussi, notre attitude devant le mystère est de première importance. Si nous baissons les bras pour verser dans le désespoir et l'impuissance – par une attitude d'abandon –, cela pourra rapidement nous mener à la dépression ; une spirale nous entraînant vers le bas jusqu'à ce que nous incarnions un véritable rôle de victime. En revanche, si nous renonçons à tout connaître pour permettre aux plus grandes forces de l'univers de nous pénétrer, alors nous honorons l'inconnu. Le choix nous appartient : nous pouvons décider de cesser de vivre jusqu'à accéder à la mort, ou encore préférer participer au grand mystère de la vie de toutes les manières possibles.

5. Nous devenons ce que nous pensons

S'il est vrai que quatre-vingt-cinq pour cent des maladies – et même si ce chiffre est inférieur – sont provoquées par nos comportements et nos styles de vie, il devient alors plus que nécessaire de les étudier très scrupuleusement. Le mode de vie adopté révèle de nombreuses informations sur nous-mêmes. Tout peut être révélateur : le temps que nous consacrons à l'exercice physique pour l'entretien de notre corps, si nous nous sentons concernés par notre alimentation, si nous fumons ou buvons, combien de temps de relaxation et de loisirs nous nous octroyons, et si nous nous traitons avec respect ou sans égards. Tous ces facteurs peuvent subtilement accroître ou affaiblir notre résistance à la maladie. En fait, nos styles de vie sont à l'image de ce que nous ressentons pour notre vie : soit nous la vivons aussi pleinement que possible et avec vigueur, soit nous avons un comportement peu enthousiaste et simplement résigné devant la souffrance et la douleur.

Les sentiments que nous nous portons sont également très importants. Même si nous prenons le plus grand soin de nous-mêmes – en courant par exemple huit kilomètres par jour, en mangeant des aliments pauvres en matières grasses et riches en fibres, en méditant régulièrement... – mais que nous ne nous aimions pas réellement, que nous nous sentions sans intérêt, laids, peu désirables ou que nous ayons honte de nous-mêmes, tous ces sentiments négatifs auront invariablement au bout d'un certain temps des effets négatifs. Nos sentiments les plus secrets, notre manière de nous considérer, de juger nos actes et de nous dévaloriser constamment peuvent saper tous nos efforts de construction pour une bonne santé. Nous devenons ce que nous pensons – nos pensées, nos faits et gestes sont comme des graines qui germent et grandissent. Notre état de santé dévoile nos pensées intérieures – les graines s'enracinent puis commencent à influencer et à façonner nos muscles, nos hormones, nos nerfs et notre circulation sanguine.

Nos propres opinions sur notre état de santé ont apparemment beaucoup plus d'influence sur notre longévité que tous les symptômes, les examens médicaux et les tests de laboratoire. Dans son livre[1], le Dr Larry Dossey démontre, sur une période de vingt mois, qu'il y a deux fois plus de décès chez les fumeurs que chez les non-fumeurs, tandis que les personnes affirmant avoir une mauvaise santé sont sept fois plus nombreuses à mourir que celles se réclamant d'une santé « excellente ».

Les patients dotés d'un esprit combatif, qui veulent à tout prix reprendre pied dans la vie, ont beaucoup plus de chances de recouvrer la santé que ceux ayant une attitude passive et déses-

1. Dr Larry Dossey : *Healing Breakthroughs.*

pérée. Quand nous pensons à la maladie – ou même à la vie – comme à quelque chose de totalement hors de notre contrôle, ou comme à un obstacle insurmontable, notre énergie n'est pas employée dans le sens de la guérison, et aucun message « vivant » ne peut atteindre notre corps. En revanche, quand la maladie – ou la vie – est considérée comme une expérience dont nous avons beaucoup à apprendre, comme une opportunité pour approfondir notre relation avec nous-mêmes, alors notre énergie est entièrement consacrée à la guérison. « La plus grande découverte de tous les temps, disait Albert Schweitzer, est que les êtres humains peuvent modifier leur vie en modifiant l'attitude de leur esprit. »

6. Les images du corps

Peu d'entre nous aiment et respectent véritablement leur propre corps. Nombreux sont ceux qui préféreraient être plus minces ou plus musclés, plus grands ou avoir moins de taches de rousseur. Si vous le demandiez à vos amis, combien pourraient honnêtement répondre qu'ils aiment leur corps, qu'ils s'aiment tels qu'ils sont ? Sans doute aucun. Encore une fois, ces sentiments ne sont pas sans conséquences. Ces pensées créent une énergie qui se diffuse dans l'ensemble du corps.

Par exemple, peut-être n'aimez-vous pas vos jambes ? Au cours des vingt dernières années, vous n'avez cessé d'espérer qu'elles fussent différentes – elles auraient moins de cellulite, seraient plus fines et plus sveltes –, mais chaque fois que vous vous regardez dans la glace, tout ce que vous voyez, ce sont les mêmes jambes laides et grosses. Ce que j'écris vous rappelle-t-il quelque chose ? Maintenant, imaginez un instant que vous *êtes* vos jambes. Imaginez qu'au cours des vingt dernières années vous n'avez jamais cessé d'entendre que vous étiez grosses et laides. Pendant toute cette période, vous vous êtes battues pour être acceptées et aimées mais, au lieu de cela, vous avez été confrontées à un rejet perpétuel. Imaginez combien ces jambes-là doivent se sentir seules et perdues ! Tout cela peut vous sembler futile mais, dans la réalité, c'est un problème qui peut devenir très sérieux.

Evy McDonald travaillait comme nourrice lorsqu'on lui diagnostiqua une atrophie musculaire latérale à évolution rapide, ce qui signifiait en clair que ses muscles étaient tout simplement en train de dépérir. Confinée dans une chaise roulante avec guère plus de six mois d'espérance de vie, Evy souhaitait simplement connaître un amour inconditionnel avant son décès. Pour cela, elle savait qu'il lui fallait commencer par s'aimer elle-même – et son propre corps –, mais, lorsqu'elle se regardait dans la glace, elle ne pouvait s'empêcher de ressentir de la répulsion devant son image. Les mois qui suivirent furent pour elle exténuants.

La première chose que je fis fut de noter journellement par écrit toutes les pensées négatives, mais aussi toutes les pensées positives, qui traversaient mon esprit à propos de mon corps. Chaque jour, je distinguais un aspect de mon corps physique qui devenait acceptable... Je ne pouvais pas vraiment saisir à quel moment le changement se produisait mais, un jour, j'ai remarqué que je n'avais plus de pensées négatives à propos de mon corps, et que je pouvais maintenant me regarder nue dans le reflet d'un miroir et être honnêtement impressionnée par ma beauté.

C'est à ce point que le corps d'Evy cessa de se détériorer et commença à recouvrer la santé.

Quand nous examinons notre corps et que nous ressentons de la répulsion, c'est parce que nous le comparons à des stéréotypes communément admis comme beaux. La société nous conditionne afin que nous nous conformions à une image particulière et que nous l'adoptions. Si nous voulons développer une réelle appréciation de nous-mêmes, nous avons besoin de nous voir sans nous juger, de nous toucher sans peur, d'explorer notre corps, comme un enfant dans un monde nouveau. Il est important d'être réellement honnête avec ses sentiments, de s'accepter sans culpabilité ni honte. Quoi que nous ressentions, nos sentiments ne doivent poser aucun problème. Plus nous serons capables de nous accepter tels que nous sommes, plus nous deviendrons sympathiques et charmants.

7. Les sentiments influencent notre forme

Nos sentiments, qui déterminent si nous sommes tendus et contractés, ou relaxés et ouverts, ne sont pas sans lien avec la formation et la structure de nos muscles. Que ces derniers soient raides ou flasques, fins ou surdéveloppés, que nos jointures s'articulent facilement ou avec raideur et douleur – tout cela reflète notre histoire émotionnelle. Le Dr Ashley Montague a démontré, dans son livre[1], que les enfants qui n'avaient pas reçu suffisamment d'amour, qui n'avaient pas connu de tendresse physique ou avec qui leurs parents n'avaient jamais communiqué avaient souvent des problèmes de croissance. La radiographie a prouvé que les périodes de croissance osseuse minimale ou nulle correspondaient aux périodes d'isolement ou de solitude dans la vie de l'enfant. S'il n'est pas rassuré par l'amour ou la sécurité émotionnelle, le corps cesse tout simplement de grandir. « Je suis parvenu à comprendre que les expériences émotionnelles, les choix psychologiques, les comportements et les images de soi n'affectaient pas seulement le fonctionnement du corps, mais influençaient également fortement la manière dont il se forme et se structure », écrit Ken Dytchwald[2].

Notre image de soi se forme habituellement au cours de nos premières années, au travers des messages inconscients que nous recevons lorsque nous sommes enfant. Peu de gens grandissent dans un environnement qui encourage la libre expression des sentiments ; bien au contraire, la plupart d'entre nous apprennent à réprimer leurs sentiments pour se conformer aux normes de la société. Les sentiments réprimés peuvent avoir pour résultat un faible amour-propre ou un irrépressible désir de sexe, d'argent ou de pouvoir, lesquels ont généralement des influences dévastatrices sur la santé. Caroline Myss, une praticienne médicale américaine, dit que « notre biographie devient notre biologie ».

1. Dr Ashley Montague : *Touching.*

2. Ken Dytchwald : *Bodymind.*

ESSAYEZ VOUS-MÊME

Aimez votre corps

Cet exercice est difficile, mais il mettra votre honnêteté à l'épreuve !

- Commencez par vous déshabiller et tenez-vous nu debout devant un miroir en pied. Puis, en vous regardant droit dans les yeux, dites : « Je t'aime. »
- Faites cela durant au moins dix minutes chaque jour pendant une semaine. Au départ, ce ne sera pas facile. En fait, cette affirmation vous paraîtra probablement fausse et idiote, et elle fera certainement resurgir toute l'aversion que vous ressentez pour votre corps. Dans ce cas, notez vos sentiments en prenant garde à ne pas vous écarter de votre sujet. Sans porter aucun jugement, tentez de rester le plus objectif possible. Restez imperturbable, et continuez à répéter ces mots : « Je t'aime », en essayant peu à peu de vivre véritablement ce sentiment autant qu'il vous sera possible. Observez alors les changements qui se produisent en vous un peu plus chaque jour.
- Au bout de cette semaine, focalisez-vous uniquement sur toutes les parties de votre corps que vous aimez particulièrement – même si elles sont peu nombreuses. Peut-être commencerez-vous seulement par un ongle de la main ou par la couleur de vos yeux. Mais, chaque jour, essayez de trouver une nouvelle part de vous-même que vous aimez. Et focalisez-vous totalement sur elle pour l'aimer complètement. Faites cela autant de jours qu'il faudra pour passer en revue toutes les parties de votre corps. Puis différenciez les parties de votre corps que vous appréciez de celles que vous parvenez tout de même à considérer comme pas trop mal. Voyez ensuite si vous pouvez transformer le sentiment d'estime en un sentiment d'amour, simplement en observant votre corps

sans jugement, en ouvrant votre cœur et en vous disant : « Je t'aime. »

• Après avoir travaillé sur toutes ces parties de votre corps, retrouvez une vision d'ensemble dans un miroir. Reste-t-il beaucoup de parties pour lesquelles vous ressentez toujours une réelle aversion ? Regardez-vous ces parties objectivement, sans jugement, ou les comparez-vous encore à ce que la société nous dit d'aimer et de trouver beau ?

• Tant que vous éprouverez des difficultés pour vous aimer, restez debout devant le miroir, en vous disant : « Je t'aime. » Regardez ce qui se passe alors. Donnez-vous la permission de changer.

Le cardiologue Dean Ornish avait remarqué que nombre de ses patients ayant subi des pontages coronariens devaient retourner subir une deuxième, voire une troisième opération. Ses études démontraient que plus de cinquante pour cent des patients devaient subir cette nouvelle opération dans les cinq années qui suivaient – les artères étant simplement de nouveau obstruées. Les propos de Dean Ornish sont cités dans le livre de Marc Ian Barasch[1] :

Les véritables problèmes s'appuient davantage sur la chaîne causale qui mène au stress chronique, puis aux maladies du cœur... Les malades ont le sentiment de ne pas être aimés et que la seule manière d'obtenir de l'amour est de l'acheter d'une manière ou d'une autre avec des gages extérieurs (argent, pouvoir, célébrité, possessions). Bien sûr, ils se retrouvent généralement ensuite dans une situation pire que la précédente.

Ce que nous ressentons à propos de nous-mêmes, de nos partenaires, de nos enfants, de nos parents et des autres personnes qui interviennent dans notre vie est un élément essentiel pour

1. Marc Ian Barasch : *The Healing Path.*

notre bien-être. Remarquez comment, lorsque vous êtes en colère, votre cœur se met à battre plus rapidement, votre estomac se noue, vous avez des bouffées de chaleur et vos muscles se raidissent. Si ces sentiments ne sont pas exprimés ni pris en compte, avec l'espoir de les voir disparaître au plus profond de nous-mêmes, ils peuvent mener à une dépendance à la drogue, à l'alcool, à la nourriture ou au pouvoir ; ils peuvent être à l'origine de migraines, d'accidents ou d'un affaiblissement du système immunitaire, et peuvent inciter à des relations proscrites et abusives, voire violentes.

La suppression de ses véritables sentiments avait presque mené Karuna King à se détruire :

Ma mère avait quatre enfants, dont j'étais l'aînée. Parmi mes cadets, il y en avait toujours un qui nécessitait plus d'attention que moi, et bien que nos besoins aient été satisfaits, j'avais l'impression durable que mes besoins émotionnels n'étaient pas comblés. Je devins ainsi de plus en plus introvertie et « déconnectée ». Lorsque j'ai eu dix-huit ans, j'ai décidé de rejoindre un couvent, par désir de faire quelque chose de spirituel, mais sans trop savoir quoi exactement, ni comment.
Au couvent, j'ai commencé à perdre le lien avec ma propre réalité intérieure. Je me sentais désespérée, culpabilisée et complètement seule. La nourriture m'apparut comme quelque chose sur laquelle je pouvais exercer un contrôle. Je vivais un désespoir si profond que j'envisageai même de mourir, car il me semblait que c'était pour moi la seule manière de m'en sortir. Je devins anorexique. Cela créait des conflits permanents entre les autres sœurs et moi, et c'est à cette époque que j'ai peu à peu commencé à m'enfermer dans un monde lugubre et sans couleurs. Personne, au travers de toute mon enfance et au couvent, ne m'avait jamais dit : « Je t'aime » ; j'avais l'impression que l'on ne m'avait pas embrassée ni touchée avec tendresse et affection depuis des années. J'avais désespérément besoin d'être aimée. En rejetant la nourriture, je ne faisais qu'extérioriser le rejet que je ressentais à l'intérieur de moi-même.

On me persuada bientôt de quitter le couvent, car j'étais devenue terriblement maigre et si bloquée émotionnellement que je ne parvenais plus à savoir quels étaient mes véritables sentiments. Les deux psychiatres que je rencontrai à ce moment-là ne parvinrent à rien d'autre qu'à me rendre encore plus muette qu'auparavant. Le moment fatidique arriva lorsqu'un jour je lus qu'une jeune femme s'était volontairement donné la mort en refusant de s'alimenter. Je compris alors que moi aussi je pouvais mourir. Finalement, quelque chose en moi commença à se réveiller.

Recouvrer la santé fut quelque chose de terriblement éprouvant. Je devais tout d'abord briser toutes les structures fausses que j'avais dressées autour de moi. Je devais retrouver la volonté de me nourrir par égard pour moi-même, puisque personne d'autre ne semblait faire attention à moi. Finalement, tomber amoureuse s'avéra être la meilleure de toutes mes thérapies. Je m'accrochai alors à toutes mes peurs et anxiétés, mais mon compagnon restait imperturbable devant tous les arguments que j'avançais pour lui prouver l'impossibilité de notre relation. Son amour me permit d'ouvrir progressivement mon cœur et, ainsi, je retrouvai peu à peu un irrésistible désir de vivre.

Mon anorexie m'a enseigné qu'il faut toujours respecter ses sentiments et ne jamais se laisser distraire par les devoirs et les obligations ; aujourd'hui, manger signifie pour moi s'aimer, se nourrir et respecter sa vie.

L'amour et le soutien apportés par les autres nous aident à développer notre capacité à nous en sortir, en plus du fait de nous apprécier et de nous reconnaître une valeur. Un enfant négligé peut avoir une croissance osseuse retardée ainsi que d'autres problèmes physiques, alors qu'un bébé caressé et massé grandit plus rapidement. Les humains sont des animaux sociaux. Nous avons besoin les uns des autres. Nous avons besoin d'être touchés, d'être aimés, désirés, qu'on nous porte de l'attention, tout comme nous avons besoin d'aimer et de prendre soin des autres. Ce n'est pas uniquement pour nous sentir meilleurs, mais également pour assurer notre survie. Dans une étude de l'université de l'Ohio concernant les effets de l'alimentation sur les maladies du cœur, des lapins furent nourris avec une alimentation à haute teneur en cholestérol. On constata chez tous les lapins un accroissement rapide de l'obstruction des artères, excepté dans un groupe d'animaux qui montraient des symptômes moins importants de soixante pour cent. Après maintes recherches, on découvrit la raison de cette différence : la personne chargée de s'occuper de ce groupe particulier de lapins les prenait et les caressait chaque matin avant de les nourrir.

L'histoire de Margaret Bird illustre davantage le lien étroit qui existe entre l'amour et la santé :

J'ai commencé par tousser et cracher du sang. Au départ, j'ai pensé qu'il devait probablement s'agir d'une simple quinte de toux un peu trop violente. Mais, deux jours plus tard, je me suis mise pour de bon à cracher du sang et fus immédiatement admise à l'hôpital, où on diagnostiqua un collapsus pulmonaire partiel.

L'année précédente avait été pour moi très triste et très difficile à vivre. Mon plus jeune fils se détachait de plus en plus de moi et j'étais à de nombreuses reprises entrée dans de violents conflits avec mon ex-mari, avant que celui-ci ne meure subitement. J'avais été licenciée et n'avais plus aucun moyen de subsistance. Un de mes amis les plus chers avait déménagé, notre paroisse accueillait maintenant un nouveau prêtre, décidé à provoquer de multiples changements que j'avais du mal à accepter. Bref, ma mentalité de victime était florissante !

Être soignée à l'hôpital me fit comprendre combien j'avais besoin de l'amour humain, combien je me sentais seule et mal aimée. C'était comme si je me sentais émotionnellement oppressée. Le collapsus pulmonaire me confronta à de nombreuses questions sur la signification d'être en vie – voulais-je continuer à vivre, à respirer? À force d'y penser et de prier, la réponse vint à moi : «Oui!» C'est alors seulement que je suis lentement entrée dans le processus de la guérison, j'ai accepté la joie de vivre et d'être simplement dans le moment présent. Peu à peu, je me suis à nouveau aimée et j'ai développé une confiance plus profonde en la vie.

La solitude, un divorce ou un deuil peuvent tous nous mener vers une mort plus rapide, comme si nous mourions littéralement parce que notre cœur est brisé. En 1988, David Gelman écrivait[1] :

> *Les résultats des études [...] montrent que les taux de maladies sont les plus forts parmi les gens qui ont récemment perdu une compagne ou un compagnon. Le même phénomène s'applique chez les personnes qui se sentent socialement isolées... Les recherches montrent que, quels que soient l'âge et le sexe des personnes, la mortalité est trois fois plus importante chez celles qui ne vivent que peu ou pas du tout de relations intimes.*

À l'hôpital du Mont-Sinaï à New York, les tests indiquaient que le fonctionnement immunitaire des personnes dont le partenaire était malade était bien meilleur avant que ce partenaire ne finisse par décéder. Mais, après sa mort, la résistance du système immunitaire chutait de manière alarmante et ne pouvait être maîtrisée. Les cellules immunitaires, bien qu'en nombre normal, ne fonctionnaient tout simplement plus. Et cela continuait ainsi pendant plusieurs mois. « Il est évident que dans les six premiers mois qui suivent la perte d'un compagnon ou d'une compagne, un partenaire vit dans le danger croissant et permanent de succomber à une maladie fatale », écrivait Colin Murray Parkes[2], l'un des premiers psychiatres-consultants du Royal London Hospital. Quand Federico Fellini décéda, sa femme fut assaillie d'un immense chagrin; elle mourut cinq mois plus tard. Quand le présentateur de télévision Leonard Parkin décéda, sa femme le suivit à peine quatre semaines plus tard. L'un de leurs amis déclara : « Elle semblait avoir simplement renoncé à la

1. David Gelman : *Newsweek.*

2. Dans le *Times.*

vie. » C'est comme si les cellules ressentaient elles-mêmes le chagrin et la solitude, transmis du cerveau vers le système immunitaire.

8. Qui crée notre réalité ?

Si notre comportement et notre style de vie sont responsables approximativement à quatre-vingt-cinq pour cent de nos maladies, il devient facile de penser que nous sommes responsables de *tout* ce qui nous arrive et, par extension logique, que c'est nous qui sommes à blâmer si nous tombons malades – nous sommes les seuls responsables de notre état. Il est communément admis que nous créons notre propre réalité, que nous sommes responsables à cent pour cent de tout ce qui se produit dans notre vie, et que chacune de nos pensées détermine notre avenir, qu'il soit bon ou mauvais. Cette idée n'est pas entièrement fausse, car elle peut parfois nous permettre, si nous n'en sommes pas immédiatement conscients, de voir les difficultés supplémentaires que nous nous créons nous-mêmes. Elle peut nous apprendre comment cesser de blâmer les autres ou les événements extérieurs pour nos propres problèmes et, à la place, nous permettre de mieux comprendre notre attitude, afin de prendre les responsabilités de nos propres actes. Elle peut également nous montrer que nous ne pouvons pas véritablement changer les autres ni le monde, mais que nous pouvons travailler sur nous-mêmes et nos comportements.

Cependant, dès que nous commençons à penser que nous sommes responsables de notre propre réalité dans sa totalité, nous développons une idée « grossie » du soi et nous avons tendance à croire que nous avons tout pouvoir sur notre vie. Cela génère de l'égocentrisme, qui peut s'accompagner dans le même temps d'un sentiment de culpabilité, de honte ou d'échec. Nous blâmer lorsque nous sommes malades revient à nous reprocher à nous-mêmes de ne pas toujours aller bien. Nous nous sentons coupables de réprimer notre colère et, par conséquent, de développer un cancer ou une tumeur, car nous croyons que nous devrions être un exemple irréprochable, et plein d'espoir, pour le genre humain. Se dire que nous sommes totalement responsables de notre réalité signifie que nous assimilons notre santé physique avec notre développement spirituel ou psychique. Ainsi, si nous tombons malades, nous le vivons comme un échec spirituel. Une telle assimilation a été réfutée à maintes reprises, notamment par les maîtres spirituels qui sont morts d'un cancer ou de maladies auxquelles on attribue un lien avec l'esprit.

Croire que nous créons notre propre réalité – qu'il s'agisse de la cause ou du résultat – implique que « je » contrôle entièrement ma vie. Mais un individu ne contrôle jamais complètement sa vie ; il y a toujours des facteurs extérieurs en présence. Nous ne sommes pas seuls sur terre. Au contraire, chacun de nous est un composant essentiel d'un ensemble interactif qui est constamment en évolution et en mouvement. La réalité est cocréée au travers de nos dépendances mutuelles ; et c'est cette relation intime avec les autres et avec les choses qui donne à la vie sa profondeur et sa beauté.

C'est ce que dit Treya Killam Wilber[1] :

Alors que nous pouvons contrôler nos réactions à tout ce qui nous arrive, nous ne pouvons pas contrôler tout ce qui nous arrive. Nous sommes tous trop liés les uns aux autres – la vie est trop merveilleusement complexe – pour qu'une théorie comme « Vous créez votre propre réalité » soit aussi simplement vraie. Croire que je contrôle et que je crée ma propre réalité tend à évincer toute la richesse, la complexité et le mystère de ma vie... pour dénier l'infinité de relations qui, quotidiennement, nous nourrissent, moi et chacun d'entre nous.

Nous sommes responsables de nos propres attitudes et de nos sentiments, de la manière dont nous traitons le monde et nous-mêmes, mais nous ne pouvons pas déterminer le résultat ; tout comme nous ne pouvons pas faire briller le soleil, garder la Terre en orbite ou faire tomber la pluie. Nous ne créons pas notre propre réalité ; en fait, nous sommes plutôt responsables *pour*

1. Citée dans le livre de Ken Wilber : *Grace and Grit.*

notre réalité. *Nous ne pouvons pas diriger le vent, mais nous pouvons ajuster nos voiles.* Nous sommes responsables de la paix qui règne dans notre esprit, mais nous pouvons encore avoir besoin de suivre des séances de chimiothérapie. La résolution et la guérison de notre être intérieur relèvent de notre contrôle, et nous pouvons certainement influencer la guérison de notre corps physique. Mais, si cela ne marche pas, nous ne devons pas nous sentir coupables de l'échec.

Il est vital de nous souvenir de cela car, bien que nous soyons intimement impliqués dans nos maladies et notre état de santé, quoi que nous fassions, nous ne sommes pas responsables de l'ultime résultat. Nous pouvons agir sur nos attitudes et notre comportement, travailler sur nos émotions et nos craintes réprimées, chercher à développer l'indulgence et la bonté, mais le résultat de tout cela est au-delà de notre emprise personnelle. En aucun cas nous ne devons ressentir un échec si notre état de santé n'est pas à la hauteur de nos attentes.

Stephen Levine[1] se souvient d'une femme qui souffrait d'un cancer en phase terminale et qui était convaincue d'avoir créé sa propre maladie. Voyant qu'elle ne parvenait pas à atteindre la rémission, elle perdit toute confiance en elle-même. « Je ne suis pas la personne que je croyais être. Pas surprenant que je sois malade », disait-elle. Levine lui demanda alors si elle pensait être la seule créatrice de sa propre réalité. « Elle resta un instant bouche bée, envahie par la confusion et l'impuissance, puis un sourire commença à se dessiner sur ses lèvres. Elle dit : "Non, je suppose que non après tout. Mais je dois certainement y être pour une grande part." »

Par le biais de la maladie, le corps nous envoie un message et nous dit que quelque chose ne va pas et n'est pas en équilibre. Il ne s'agit en aucun cas d'une punition pour un quelconque mauvais comportement; il s'agit plutôt d'une manière « naturelle » de chercher à retrouver un équilibre. En écoutant attentivement les messages que nous envoie notre corps, nous

1. Stephen Levine : *Healing Into Life and Death.*

avons la chance de contribuer à notre propre santé, de participer avec notre corps à retrouver un état d'équilibre pour l'ensemble de notre être. Alors, plutôt que de nous blâmer en disant : « Pourquoi ai-je un cancer ? », nous pouvons nous demander : « Comment est-ce que je choisis d'*appréhender* cette maladie ? » Car nous pouvons nous en servir – quelles que soient les difficultés auxquelles nous sommes confrontés – afin d'apprendre et de grandir, pour nous libérer des vieux modèles

ESSAYEZ VOUS-MÊME

La conscience du corps

• Au cours d'une prochaine semaine, exercez-vous à observer les effets physiques de différentes situations, pensées ou sentiments sur votre corps. Vous pourriez également noter ces changements physiques dans un carnet.

• Par exemple, soyez conscient du nombre de fois où vous vous sentez irrité ou frustré, et prenez note de la situation dans laquelle vous avez ressenti ces sentiments dans votre corps. Si vous êtes bloqué dans un embouteillage, si un client est en retard à un rendez-vous, si un de vos enfants vient interrompre votre conversation avec un ami, que se passe-t-il au niveau de vos épaules, de votre dos et de votre estomac ?

• Que se passe-t-il dans votre corps lorsque vous êtes anxieux ou inquiet à propos de quelque chose, peut-être un enfant qui tarde à rentrer à la maison, ou une présentation que vous devez donner, ou encore le résultat des tests sanguins de votre partenaire ? Où se loge votre anxiété ? Quels effets physiques produit-elle ? Est-ce que la peur de l'avenir vous crée une douleur dans l'estomac ? Ou plutôt dans les jambes ?

• Si votre employeur ou votre partenaire vous tance, que se passe-t-il dans votre cœur, votre tête, votre corps ? Avez-vous un mal de tête dû au fait de vous être fait disputer, ou parce que vous vous sentez insécurisé et en colère ? Que faites-vous de vos sentiments de colère ? Les exprimez-vous, ou cherchez-vous à les dissimuler d'une manière ou d'une autre ? Éprouvez-vous des difficultés à avaler, vos muscles se contractent-ils ou allez-vous plutôt vous retrouver constipé ?

• Que se passe-t-il si vous vous souvenez de vos histoires d'amour passées, ou des gens qui vous étaient chers ? Vous sentez-vous détendu et ces souvenirs vous réchauffent-ils le cœur, ou êtes-vous soudainement triste et peut-être nerveux ? Portez une attention particulière sur ce qui se passe lorsque vous vous remémorez des souvenirs peu réjouissants – peut-être quand vous étiez battu par un parent ou persécuté à l'école. Avec l'émergence de ces souvenirs, observez quelles sont les réactions de votre corps.

• Repensez à vos maladies passées et aux différentes fois où vous avez été blessé. Notez les parties de votre corps qui étaient impliquées. Votre estomac est-il toujours noué, vos maux de tête vous reviennent-ils subitement, votre douleur resurgit-elle à l'endroit où votre corps était blessé ? Soyez attentif à vous-même ; observez vos réactions et celles de votre corps. En faisant cela, vous commencerez à comprendre combien les différentes parties de votre être sont liées et interactives, à la fois sur les plans physique et psychoémotionnel.

de négativité, pour approfondir notre compassion, notre indulgence et notre perspicacité. Nos difficultés peuvent alors se transformer en pierres de gué le long de notre chemin plutôt que d'être des pierres d'achoppement. Au lieu d'être submergés par le désespoir et la culpabilité et de nous sentir responsables de tout ce qui nous arrive, nous pouvons transformer la maladie en une réelle occasion de nous éveiller. De cette manière, la maladie peut être une chance de nous trouver.

Chapitre III

Le langage de la maladie

Le corps nous parle à travers les symptômes. Les symptômes nous disent que quelque chose ne va pas, soit à travers la nature du symptôme, soit à travers ses effets ou les changements qu'il impose. Le mot « symptôme » vient du grec *syn*, qui signifie « ensemble », et *piptein*, qui signifie « tomber ». En d'autres termes, les troubles, les difficultés et les conflits peuvent avoir été présents pendant des jours, des mois, voire des années, avant de finalement « tomber ensemble » et de créer un symptôme. En prenant garde à la fois à l'histoire du symptôme et à ses effets, nous commençons à découvrir des causes plus profondes et plus subtiles, lesquelles détiennent invariablement la clef de notre guérison.

Pour cela, nous avons besoin de comprendre le langage de notre propre *intelligence du corps* car, de même que nous avons tous une manière unique de parler, chaque corps a ses propres moyens d'expression. Par exemple, sentir que nous n'obtenons pas le soutien dont nous avons besoin ou que nous croulons sous le poids des responsabilités peut se manifester par des problèmes de dos, de genoux ou de chevilles – par les articulations qui supportent le poids du corps. C'est différent pour chacun de nous. Découvrir notre propre intelligence du corps signifie faire attention à de tels détails et apprendre à écouter les messages du corps. Voici ce que Christine Evans décrit :

J'essaie juste de m'observer, sans jugement. Je constate que je me sens malade quand mon ancien compagnon me téléphone. Je remarque que je me sens triste quand on me caresse le bas du dos. Je remarque que l'espace dans le haut du dos, entre mes omoplates, est douloureux quand je suis fatiguée ou que je me sens tendue. Je remarque que je n'accepte jamais la sensation d'être malade, les haut-le-cœur et les vomissements, que je ne crois jamais avoir le droit de ressentir quelque sensation maladive que ce soit.

Un symptôme physique est habituellement la première indication que quelque chose est en déséquilibre, mais la relation avec des questions psychologiques et émotionnelles n'est pas toujours évidente. En fait, il semble souvent que le problème physique, plutôt que de surgir d'une réponse psycho-émotionnelle, la provoque. Si on recherche plus en profondeur, la relation interactive devient plus claire. Barbara Hoberman Levine[1] nous explique sa réaction lorsqu'on lui diagnostiqua une tumeur au cerveau :

> *Je me suis demandé ce qui est venu d'abord, la pensée que j'étais à bout de nerfs ou bien la sensation de la perte de toute énergie mentale et physique. Au début, je croyais que mes incapacités physiques me porteraient vers une vision craintive du monde. Ma condition physique était littéralement et symboliquement déconcertante. Aujourd'hui, je peux affirmer que ma condition physique m'encourageait à ressentir les émotions inconscientes et la peur qui avaient toujours été en moi. J'étais désormais capable de réaliser combien j'avais toujours eu peur.*

Un symptôme n'est jamais un phénomène isolé ; il est lié au passé, car il résulte des événements et des conditions antérieurs, et est relié au présent par ses conséquences immédiates ; il a un effet tangible sur le futur, étant donné son pronostic. Il a également des influences et des liens avec les autres parties de notre être.

---

1. Barbara Hoberman Levine : *Your Body Believes Every Word You Say.*

1. Les traumatismes accumulés

En explorant nos symptômes, nous pouvons constater que certains viennent de très loin, alors que d'autres sont plus récents. L'une des premières périodes à observer est celle qui remonte entre deux et vingt-quatre mois avant que le symptôme ne se déclare. Louis Proto écrit[1] :

À l'université de médecine Albert-Einstein dans le Bronx, nous avons constaté que les enfants atteints de cancer avaient récemment vécu au moins deux fois plus de périodes de crise que les autres enfants... Au cours des deux années précédant le diagnostic, trente et un des trente-trois enfants soignés pour des leucémies avaient vécu une perte traumatique ou un déménagement.

Et le Dr John Ball de préciser[2] :

Très souvent, les aspects physiques de la maladie, c'est-à-dire la pathologie, peuvent être influencés d'une certaine manière par l'approche scientifique, mais dans la plupart des cas la manifestation physique est seulement l'expression finale d'un processus qui est entamé depuis très longtemps.

Prenez un peu de temps pour essayer de vous souvenir si vous avez vécu un traumatisme émotionnel : peut-être l'un de vos enfants a-t-il quitté la maison, vous donnant ainsi la sensation de rester seul et désœuvré ; peut-être un parent ou un ami proche est-il décédé ; peut-être avez-vous vécu quelque conflit familial. Mais le problème peut également être lié à votre travail : vous aviez par exemple trop de pression ou trop d'insécurité, ou peut-être le réel désir de faire quelque chose de différent, mais votre peur de tous ces changements vous a donné le sentiment d'une mort intérieure. Vous avez besoin de considérer véritablement tout ce que vous avez accepté ou tout ce qui est mort avec vos réponses intérieures. Il n'est pas sim-

1. Louis Proto : *Self-Healing.*

2. Dr John Ball : *Understanding Disease.*

plement question de voir un événement et de lui donner une étiquette « cause de la maladie » ; vous avez besoin de vous concentrer sur les sentiments les plus profonds liés à ces événements.

Lorsque vous repensez aux mois et aux années passés, vous comprenez parfois que le problème peut remonter à une période très lointaine, comme celle de votre enfance, mais que cela peut être aussi un événement du passé plus immédiat qui a fait remonter à la surface ces problèmes liés à l'enfance. Les enfants ensevelissent facilement leurs sentiments de confusion, de peur ou de tristesse dans leur inconscient, afin de ne pas conserver trop longtemps la réalité de leur douleur. Les symptômes sont une manière de nous aider à retrouver ces sentiments ensevelis. Ils sont les messagers de l'inconscient.

Reconnaître les traumatismes passés nous renvoie à une sensation que nous n'aurions jamais pleinement acceptée : des sentiments profonds jamais exprimés, des peurs et des anxiétés restées enfermées à l'intérieur de nous-mêmes. Le symptôme nous pousse à reconnaître nos sentiments, et retrouver le contact avec ces sentiments nous ouvre les portes de la guérison. C'est ce qui s'est passé pour Cheryl :

Lorsque j'étais enfant, mon père a abusé de moi, constamment. Il me violentait au moins une fois par semaine. Après que j'ai pu m'éloigner de lui, je me suis mise à boire. Je suis devenue une alcoolique. Ainsi, dès que ma douleur devenait trop lourde à supporter, j'avais juste à prendre un petit verre pour avoir le sentiment de voir s'envoler toutes mes peines. J'avais l'impression d'aller bien. Les années s'écoulaient doucement, jusqu'à ce que je reçoive une lettre de mon père me demandant de le rencontrer. Deux semaines plus tard, je me suis saoulée et me suis réveillée dans un hôpital après avoir eu un accident de voiture. J'étais paralysée, et les médecins ont déclaré que je ne remarcherais probablement jamais. Rester à l'hôpital m'a obligée à redevenir sobre. Ce fut sans doute pour moi la période la plus pénible. Je n'avais plus rien derrière quoi cacher mes

sentiments. C'est alors que j'ai commencé à comprendre qu'une seconde chance s'offrait à moi. Le message de mon corps était clair : il m'indiquait que je n'irais nulle part en restant dans les vieilles directions, et qu'il était temps pour moi d'entamer un nouveau départ. Et je savais, quelque part à l'intérieur de moi, que la paralysie de mon bassin était due au fait que je ne voulais pas laisser émerger tous les sentiments et tous les souvenirs sexuels restés bloqués à ce niveau; et que, si je souhaitais un jour remarcher, il me faudrait les laisser émerger et, surtout, pardonner à mon père. C'est ce que je fis, jour après jour, semaine après semaine.
Finalement, c'est bien en marchant que je suis sortie de l'hôpital et, aujourd'hui, j'enseigne la danse.

Il est possible de perdre des années à nier nos sentiments et à nous convaincre, nous-mêmes autant que les autres, que nous allons très bien. Déterrer nos sentiments les plus cachés peut nous sembler impossible. Nous pouvons même avoir effacé l'événement de notre mémoire. Dans ce cas, il peut être utile de demander à un membre de notre famille ou à un ami intime de tenter de se souvenir et de nous parler des événements qui lui semblent nous avoir particulièrement marqués et que nous aurions depuis « oubliés ». La négation est un mécanisme de protection de notre esprit, notamment si l'événement a été particulièrement traumatisant ou douloureux.

Donner une voix aux sentiments cachés est une étape importante dans le voyage qui mène à la guérison. Nous pouvons soigner un problème, mais atteindre la guérison demande beaucoup de courage et d'honnêteté. Cela signifie qu'il faut observer objectivement et clairement non seulement les symptômes extérieurs, mais également ce que nous ressentons intérieurement. Quels sentiments sont restés ignorés, déniés ou considérés comme complètement idiots et sans aucune importance? À quoi n'avons-nous jamais le temps de nous consacrer? Quelles sont les différentes pièces qui, réunies, finissent par former un symptôme?

2. Décoder le langage

Un indice important dans la recherche des origines du symptôme est la fonction spécifique de la partie de notre corps qui ne va pas – car les questions psychologiques ou émotionnelles sous-jacentes sont habituellement reliées à la fonction de cette partie affectée. Tentez de redécouvrir la partie de votre corps concernée, et toutes les utilisations différentes qui s'y rapportent. Quelle est la fonction de cette partie de votre corps ? Quel rôle joue-t-elle dans le mécanisme de l'ensemble de votre corps ? Quel lien cette fonction a-t-elle avec ce qui arrive dans votre vie ?

Par exemple, les genoux nous permettent de marcher, de courir et de danser avec grâce et fluidité, de nous baisser et de nous redresser ; s'agenouiller est un acte de soumission à une plus grande force ou à un pouvoir, un acte d'humilité. Le proverbe « Péché d'orgueil ne va pas sans danger » montre combien l'orgueil et le manque d'humilité nous rendent froids et obstinés ; nous ne bougeons pas facilement de nos positions et, quand les genoux perdent de leur flexibilité, nous trébuchons ou tombons. Les genoux portent également le poids du corps – chaque fois que nous nous redressons, ils portent ce poids sans autre appui. Si à cause des genoux nous nous redressons difficilement, est-ce parce que le poids devient trop lourd à porter, ou parce qu'il y a une pression psychologique ?

Autant que la fonction de la partie affectée de notre corps, nous avons besoin d'explorer la *nature* de la maladie ou du problème. S'agit-il d'une entorse ou d'un os brisé, d'une infection ou d'une maladie, d'un problème nerveux, d'un problème digestif ou de troubles sanguins ? Chacun de ces symptômes a une implication différente. Par exemple, une infection signifie qu'un élément extérieur (une bactérie ou un virus) vous a *affecté*, provoquant en vous de la fièvre ou un rhume, une septicémie ou une inflammation. Cela signifie que quelque chose a trouvé en vous de quoi faire sa place et provoquer des perturbations. En réaction, vous devenez rouge, vous avez chaud, vous êtes enflammé – tous les symboles de la colère, des sentiments inexprimés et de l'accumulation émotionnelle. Si nous considérons qu'il y a en permanence autour de nous des millions de germes, que s'est-il passé qui pourrait avoir affaibli notre système immunitaire ? Avez-vous été soumis à un stress excessif ? Vous êtes-vous senti particulièrement vulnérable, dépressif, seul ou en colère ? Qu'est-ce qui vous affecte si profondément ?

Si votre gorge enfle et que vous avez du mal à avaler, pourquoi ne pas vous demander ce que vous trouvez si difficile à avaler ? Qu'est-ce qui vous rend si triste ou que vous avez autant de mal à exprimer ? Si vous ne pouvez pas vous baisser ou tourner votre tête, pouvez-vous trouver l'endroit où vous êtes devenu enfermé dans votre pensée au point de ne plus pouvoir accepter un autre point de vue ? Si vous éprouvez des difficultés à entendre, est-ce parce que vous n'avez jamais entendu personne, ou y a-t-il quelque chose que vous ne voulez pas entendre ?

Si vos yeux se couvrent d'un voile ou que vous ne voyez plus aussi bien qu'auparavant, est-ce parce que vous redoutez ce qui reste à venir dans votre vie ? Ou, si vous en avez trop vu, avez-vous besoin de chasser certaines images de votre esprit ? Si vous avez une mauvaise toux, existe-t-il quelque chose que vous avez besoin de libérer, de partager ou de dire ? Ou peut-être avez-vous avalé quelque chose qui vous irrite et vous perturbe ? Si soudainement vous êtes démangé, y a-t-il quelque chose ou quelqu'un qui vous énerve comme si vous l'aviez littéralement sous la peau ? Si vous avez froid aux pieds, est-ce parce que vous avez peur d'avancer ? Si vous avez du mal à digérer, peut-il y avoir autre chose que la nourriture qui vous a contrarié ou qui vous mine à l'intérieur ? Avez-vous pleinement digéré la signification de quelque chose, ou absorbé toutes ses implications ? Si vous êtes endolori, y a-t-il quelque chose ou quelqu'un qui vous a blessé ? Ou vous êtes-vous blessé vous-même ?

Jenny Briton, une kinésithérapeute, se souvient d'un de ses clients venu pour des problèmes de dos qui avaient très clairement une profonde signification émotionnelle :

David était venu pour un massage, se plaignant d'une douleur dans le bas du dos, sur le côté gauche. Lorsque je me mis à masser son dos, il commença à me dire qu'il venait juste d'annuler son mariage, initialement programmé deux mois plus tard. L'église était pourtant déjà réservée, la robe cousue, sa fiancée et lui avaient même acheté une maison ensemble. Il me dit qu'il voulait continuer à vivre avec elle, mais qu'elle exigeait qu'ils se marient, sans quoi elle refusait de continuer à vivre avec lui.

En l'écoutant, je pensais que le côté gauche est généralement relié à la nature féminine et que David était là, dans mon cabinet, en train de me parler de sa fiancée et de la fin de leur relation. Le bas du dos parle de nos relations et du moyen de nous créer une place dans le monde. David avait fait un pas en avant, ce qui ne s'était pas fait en toute facilité et avait impliqué une grande souffrance émotionnelle. Sa douleur dans le dos était également liée avec le bassin. Le bassin nous permet de tenir debout. David me dit qu'il avait déménagé du domicile de sa mère directement pour aller vivre avec sa fiancée. À la fin de la séance de massage, il réalisa qu'il avait mal parce qu'il avait besoin de trouver sa propre place pour commencer à voir par lui-même et à se tenir debout en toute indépendance.

Les symptômes peuvent être subtils, insaisissables et indéfinissables. Dans ces cas-là, les mots que vous employez pour décrire les symptômes peuvent être des indices vitaux pour les problèmes plus profonds. Demandez-vous comment vous ressentez les symptômes à l'intérieur : est-ce chaud, froid, dur, doux, affaiblissant, dynamique, raide ou flasque ? Si vous avez des crampes musculaires, comment les ressentez-vous ? Est-ce les mêmes mots qui décrivent la rigueur et la restriction que vous ressentez dans votre vie ? Si vous avez l'impression qu'un marteau vous tape dans la tête, avez-vous l'impression que quelqu'un vous tape sur le système ? Ou est-ce vous-même qui vous martelez la tête ? L'une de vos articulations est raide et douloureuse : quel effet cette raideur a-t-elle sur vous ? Vous sentez-vous tiré ou poussé ? Éprouvez-vous des réticences pour bouger, préférant garder les choses telles qu'elles sont ? Ou opposez-vous des résistances pour exprimer vos sentiments intérieurs ?

Quelle est la *température* de cette partie de votre corps ? Quelle *couleur* a-t-elle ? Que représentent ces sentiments en vous ? Voyez si vous pouvez vous mettre à l'intérieur de la partie du corps qui est blessée. Que ressentez-vous en imaginant être une tête prise par la migraine ? Que ressentez-vous si vous vous mettez à la place d'une articulation douloureuse ou d'un estomac ulcéré ? Que ressent votre nez lorsqu'il coule ?

Mettre par écrit ce que vous ressentez à l'intérieur peut vous aider, notamment si ensuite vous étudiez attentivement les mots que vous avez employés. Ces mots peuvent-ils également servir à décrire ce que vous ressentez psychologiquement ou émotionnellement ? Avez-vous l'impression d'être une marionnette, dont quelqu'un d'autre tirerait les ficelles ? Comment votre maladie vous apparaît-elle ? Quelles sont ses caractéristiques ? À la fin de ce chapitre, vous trouverez un exercice qui vous aidera à comprendre les messages de votre corps.

3. Quelques effets tout de même bénéfiques

Si nous observons un instant l'histoire et les antécédents de nos symptômes, nous pouvons également constater que la maladie peut parfois avoir des effets bénéfiques. Cela peut paraître complètement fou – comment peut-on vouloir tomber malade, ou même tirer quelque bénéfice que ce soit d'une maladie ? Et pourtant, il s'avère qu'une maladie n'est pas toujours une expérience entièrement négative.

La maladie est très « distrayante ». Elle peut effacer tous les autres problèmes, toute notre énergie étant concentrée résolument sur nous-mêmes. D'un côté, cela peut être extrêmement bénéfique, car nous avons ainsi la chance de nous détacher de toutes les choses triviales et inutiles. Tous les problèmes superflus sont soufflés comme des fétus de paille par le vent, et nous nous retrouvons face à l'essentiel de nous-mêmes et de nos principes moraux. La vie devient très précieuse, car elle nous paraît fragile et avec ses limites dans le temps. Aussi, les choses auxquelles nous accordons du temps et de l'attention doivent être fondamentales. Si nous sommes véritablement capables de nous concentrer sur l'essentiel, alors la maladie ouvre notre cœur et nous relie à ce qui est réellement important, à nos véritables priorités.

Mais, généralement, nous avons plutôt tendance à nous focaliser sur l'aspect « pauvre de moi » de la maladie. Le mot « invalide » signifie quelqu'un qui est souffrant, qui n'est pas valide – qui est « vide » ou en « mauvais état ». Mais quelle est vraiment la situation initiale : une personne clouée au lit et qui se sent impuissante, inutile et sans intérêt, ou une personne qui se sent non reconnue, exclue et incompétente, et qui par la suite devient malade ? La maladie sape-t-elle votre propre estime de vous-même ?

La maladie peut vous permettre d'éviter une situation difficile et de vous décharger de certaines responsabilités. Votre situation vous conduit-elle à ne plus vous occuper que de vous-même ? Vous donne-t-elle le moyen d'éviter vos sentiments ? Les symptômes vous permettent-ils d'éviter de vous lancer dans quelque engagement ? Une migraine peut, en effet, nous éviter de lire à voix haute en classe ou de rendre visite à nos beaux-parents, une jambe cassée nous oblige parfois à remettre à plus tard un mariage ou des vacances, une grippe signifie garder le lit pendant une semaine, alors que l'herpès nous oblige à garder une certaine distance avec toute forme d'intimité. De quelle manière votre maladie ou ses difficultés modifient-elles votre situation ? Quels bénéfices pouvez-vous en tirer ?

Être malade peut nous donner la sensation d'être très spécial, différent, voire important. Quand les enfants ne se sentent pas bien, leurs mères leur témoignent habituellement davantage d'attention et d'amour qu'en d'autres circonstances plus habituelles. Est-ce différent lorsque ce sont les adultes qui sont malades ? Votre maladie peut-elle être simplement une demande inconsciente de ces preuves d'amour, un désir d'être soigné et nourri ? Pouvez-vous dire aux gens qui vous entourent que vous avez besoin que l'on fasse attention à vous ? Luttez-vous avec vous-même, afin de réussir à vous débrouiller seul sans devenir une nuisance pour les autres ? Ou attendez-vous d'eux qu'ils sachent ce dont vous avez besoin sans qu'il soit nécessaire de le leur dire et de le formuler verbalement ?

La maladie nous donne de quoi occuper nos journées et reste un des sujets de conversation favoris. Demandez à quelqu'un comment il va et s'ensuivra aussitôt une longue liste de jérémiades, de visites chez les médecins, d'examens médicaux, de prescriptions et de diagnostics. Nous aimons parler de nos maladies et, bien que ce soit une manière très naturelle d'obtenir du réconfort de la part d'autrui, il peut également arriver que nous devenions dépendants d'elles pour obtenir le soutien dont nous avons besoin.

Y a-t-il quelque chose de mauvais à ce que nous cherchions à nous rendre plus importants et même plus « aimables » ? Seriez-vous aussi « sympathique » si vous n'étiez pas malade ? Vos parents et amis prendraient-ils autant soin de vous si vous n'étiez pas « à plaindre » ? Craignez-vous les changements que pourrait provoquer, dans vos relations, le simple fait d'être en bonne santé ? Votre maladie soutient-elle l'attention et l'amour que vos proches vous portent ? Ou, finalement, vous empêche-t-elle de cultiver de véritables relations intimes avec les autres ?

Les relations fondées sur une véritable et mutuelle honnêteté ne sont pas faciles à maintenir. Trop souvent, nous avons tendance à nous renfermer sur nous-mêmes et à entrer dans de silencieux conflits de volonté. Quelles sont les relations qui risquent de se briser lorsque vous tombez malade ? Avez-vous peur de perdre quelqu'un ? Les enfants, et parfois même les adultes, usent de la maladie pour réclamer de l'attention. Comment se fait-il que vos enfants soient soudain pris d'une forte fièvre alors même que vous vous apprêtez à partir au théâtre ? Il est essentiel que nous nous interrogions alors pour savoir si nous ne jouons pas en fait avec les sentiments de culpabilité et de responsabilité. Ne ressentons-nous pas un léger sentiment de satisfaction si notre compagnon, ou notre compagne, qui avait initialement prévu de sortir pour quelque affaire se sent contraint de rester à la maison pour prendre soin de nous ? Ou peut-être la maladie nous donne-t-elle l'occasion d'être alors plus proches et plus « affectueux » avec lui ?

Mais la maladie peut également faire émerger un sentiment de honte et d'aversion de soi. Ressentez-vous cet étrange mais profond sentiment de culpabilité qui vous ronge ? Avez-vous fait quelque chose de mal au point que vous vous sentiez accablé par la honte ? Avez-vous parlé de cela à quelqu'un, ou préférez-vous enfouir ces sentiments à l'intérieur de vous-même de manière que personne ne puisse les percevoir ? Avez-vous le sentiment qu'être malade n'est qu'une forme de rétribution de cette mauvaise action ? Avez-vous l'impression qu'il vous est impossible de vous sentir bien parce que vous vous sentez trop sale, trop mauvais et que la maladie est en fait tout ce que vous méritez ?

La vie peut quelquefois sembler beaucoup trop stressante pour que l'on puisse la supporter. La maladie peut vous offrir une occasion « respectable » de ne pas aller au bout de vos propres attentes et de ne pas répondre aux demandes des autres, si celles-ci vous paraissent trop importantes. Si la maladie est due au stress, alors pourquoi vous traiter si durement ? Essayez-vous de prouver quelque chose à quelqu'un ? À vos parents ? Quelle valeur peut-on accorder au succès si vous n'êtes pas suffisamment bien dans votre peau pour vous en réjouir ? La maladie traduit-elle un désir de fuite, d'éviter quelque chose ? Se pourrait-il que la maladie cache la peur d'un échec ? Avez-vous perdu votre amour-propre ?

Lorsque nous tombons malades, nous renonçons à contrôler l'avenir – l'avenir doit s'occuper de lui-même pendant un certain temps. C'est une pause, un temps pour respirer et nous reconnecter, un temps pour nous souvenir de qui nous sommes réellement. La maladie nous permet de faire des choses qu'en d'autres circonstances nous ne nous serions pas accordées, comme peindre ou écrire. La maladie octroie un espace pour réfléchir, prendre soin de nous-mêmes, apprendre, nous réévaluer d'une manière qui nous était jusque-là impossible. Elle nous offre la chance d'en apprendre davantage sur nous-mêmes. Ce sont là des bienfaits extraordinaires.

4. Les maladies infantiles

Généralement, les maladies infantiles, comme la varicelle ou la rougeole, sont des étapes essentielles dans la construction de notre système immunitaire pour le reste de notre vie. Elles sont relativement sans conséquences importantes quand nous sommes enfant mais, si nous ne sommes pas immunisés, elles peuvent être beaucoup plus graves à l'âge adulte. Il est intéressant de noter que de telles maladies se déclarent généralement à un moment où l'enfant a particulièrement besoin de beaucoup d'attention et d'amour. Répondez à son besoin et vous verrez qu'il recouvrera rapidement la santé.

Les autres maladies infantiles, comme celles développées dès la naissance ou pendant le premier âge, sont beaucoup plus difficiles à expliquer. Certaines écoles de pensée attribuent ces maladies à des problèmes liés aux parents, comme par exemple le fait de fumer ou de consommer des drogues durant la grossesse, ou encore les conflits émotionnels existant entre les parents – peut-être justement sur la question d'avoir un enfant. D'autres considèrent qu'elles sont dues à des problèmes irrésolus dans l'enfance d'une vie antérieure ; ou encore à la combinaison des problèmes antérieurs à la fois des parents et des enfants, et dont la solution doit se trouver dans cette vie. Selon la situation, tout ou partie de ces théories peut être vrai. Mais, au-delà de ces explications, nous devons admettre que nous sommes confrontés au facteur mystère – nous avons besoin d'accepter le fait qu'il n'est pas toujours possible de trouver des réponses.

Néanmoins, le plus important est d'apprendre à regarder la maladie dans une autre perspective – quels bienfaits offre-t-elle et quels enseignements pouvons-nous tirer de cette situation ? Il arrive bien souvent qu'un enfant malade ou infirme soit blâmé pour tous les problèmes que rencontre la famille. Mais blâmer l'enfant ou la condition dans laquelle se trouve la famille n'apporte malheureusement aucune solution. C'est précisément là que nous avons besoin d'étudier au plus près nos propres attitudes, nos comportements et nos sentiments, et de déterminer dans quelle mesure ils peuvent affecter, en bien ou en mal, l'enfant ou la dynamique de la famille. Il est essentiel de créer une possibilité pour l'enfant d'exprimer ses sentiments – peut-être même, si ce n'est directement aux parents, à un conseiller ou à un enseignant.

5. Les accidents

Certaines personnes considèrent qu'un accident, ou tout autre événement qui se produit, n'a pas forcément de signification ou de dessein particulier. Mon opinion est qu'aucun accident ne survient par hasard et que nous pouvons apprendre beaucoup de leurs résultats et conséquences. Les accidents surviennent souvent à des moments particuliers, comme par exemple lors de périodes de chaos ou de stress dû à quelque bouleversement dans notre vie. Nous avons souvent tendance à faire moins attention à nous-mêmes et à ignorer les messages que nous envoie notre corps. Nous sommes distraits et devenons plus prompts aux mésaventures, aux chutes et aux troubles physiques.

Si vous avez eu un accident au cours des dernières années, explorez les parties de votre corps qui ont été les plus affectées en utilisant les questions de l'exercice : *Explorez les messages de votre intelligence du corps* (p. 66). Essayez de vous souvenir des tensions qui ont pu exister juste avant que ne survienne cet accident. Voyez si des liens peuvent être faits. Certaines parties de votre corps se trouvaient-elles déjà dans un état passablement affaibli ? Cet accident vous a-t-il empêché de faire quelque chose ? A-t-il transformé votre vie d'une manière ou d'une autre ? En avez-vous tiré quelque bénéfice ?

John Taylor nous décrit justement les bienfaits qu'il a su tirer d'une telle expérience :

Me briser le dos et les six mois qui ont suivi durant lesquels j'ai dû rester couché sont la meilleure chose qui me soit arrivée de toute ma vie ! J'avais désormais une excuse pour m'arrêter, pour prendre davantage le temps de me connaître et de parler avec mes enfants. Nous avons ensemble eu de longues conversations, ce qui ne nous était jamais arrivé auparavant ! Toutes mes défenses étaient caduques, j'étais faible et vulnérable, ce qui laissait mes enfants libres de se rapprocher de moi. Auparavant, j'étais toujours bardé de protections pour éviter que ne transparût le moindre de mes sentiments. À cette époque, je sentis que, si je remarchais un jour, ce serait pour moi comme une renaissance, que ma vie tout entière serait changée. Cet accident fut pour moi une véritable bénédiction !

6. Les symptômes engagent une transformation

Bien que nous soyons capables de voir tout à fait clairement ce que veulent exprimer nos symptômes, ou même de supposer intuitivement leur signification, accepter leur véritable sens n'est pas facile. Après tout, un symptôme exprime souvent un problème que nous ignorons, que nous nions ou que nous réprimons. Aussi, en accepter le sens signifie accepter cette partie de nous-mêmes que nous refusions jusque-là de reconnaître. Quelquefois, il semble plus facile de vouloir rester le même, de ne rien changer, même si nous devons y perdre la santé. George Melton décrit[1] comment il passa d'une maladie sexuellement transmissible à une autre, car il refusait jusque-là d'écouter le message que son corps voulait lui transmettre :

Je me suis un jour réveillé avec le sida... la seule maladie que mon corps manifestait et qui ne pouvait être guérie avec une simple pilule. Cela me força à dépasser le niveau physique pour m'interroger sur les choses qui se trouvaient en moi – la peur et la haine de moi. En réalité, cela faisait très longtemps que j'étais en train de mourir.

Un jeune homme qui souffrait d'une vive douleur alla consulter le Dr Joan Borysenko, qui dirigeait un groupe de recherche sur les liens entre le corps et l'esprit au New England Deaconess Hospital. Cette douleur, qui s'était déclarée alors que ce jeune homme vivait encore chez ses parents, l'avait jusque-là empêché de se lancer pleinement dans sa carrière et d'avoir une relation affective. Comme il devenait de plus en plus expérimenté dans la relaxation et le contrôle de la respiration, la douleur commença à diminuer. Cependant, il se trouva alors confronté à une situation de loin beaucoup plus difficile. « Je ne

1. Dans le livre de Marc Ian Barasch : *The Healing Path.*

sais pas quoi faire de ma vie, disait-il. J'ai vingt-sept ans et je n'ai jamais quitté le domicile de mes parents. Je ne sais pas comment entrer en relation avec les femmes. Je devrais certainement retourner à l'école, mais cela me fait bien trop peur. J'ignore comment vivre autrement que sous la pression de ma douleur. Je pense que je veux inconsciemment que ma douleur revienne. »

La maladie nous donne la chance d'étudier notre comportement et notre manière de vivre, mais également de découvrir nos véritables sentiments et ce que nous voulons en faire. Reconnaître les significations de nos symptômes renvoie à entamer un voyage, à effectuer le premier pas vers une plus profonde compréhension de nous-mêmes. Nous devons réellement vouloir aller mieux. Le corps doit essayer de recouvrer la santé, de guérir, de se retrouver. Mais cette démarche de guérison sera entravée si, inconsciemment, nous tenons à rester malades pour des raisons plus subtiles. S'engager sur le chemin de la guérison nous donne le courage de changer.

ESSAYEZ VOUS-MÊME

Explorez les messages de votre intelligence du corps

Cet exercice vous aidera à comprendre les messages que vous envoie votre corps :

- Trouvez un endroit où vous pourrez ne pas être dérangé pendant au moins une demi-heure. Si vous le souhaitez, n'hésitez pas à mettre une musique douce en fond sonore. Ayez près de vous du papier et un crayon.
- Commencez par vous asseoir confortablement, et fermez les yeux. Avec votre esprit, parcourez toutes les par-

ties de votre corps, des pieds à la tête, pour vous libérer de toutes les tensions et obtenir le relâchement. Puis, prenez de profondes inspirations. Pendant quelques minutes, concentrez-vous uniquement sur le va-et-vient de votre souffle dans votre corps.

• Lorsque vous êtes prêt, portez votre attention sur la partie de votre corps que vous voulez comprendre plus profondément. Posez-vous toutes les questions suivantes, numérotées de 1 à 10, et permettez aux réponses d'émerger spontanément. Écrivez les réponses qui vous viennent à l'esprit, même si elles vous paraissent triviales ou insensées. (Vous pouvez vous référer aux chap. X à XXI pour vous aider à comprendre la fonction de cette partie de votre corps ou la nature de votre affection.)

1. Quelle est la fonction de cette partie du corps ? Que fait-elle ? Quelle relation entretient-elle avec les autres parties du corps ? Que vous rend-elle capable de faire ?

2. De quel côté du corps se trouve la difficulté (s'il y en a une), et quels sont tous les aspects liés à ce côté (voir chap. X) ?

3. Quelle est la nature du problème ? Décrivez-la avec vos propres mots. Comment ressentez-vous cette partie de votre corps ? Est-ce douloureux ? Raide ? Chaud ? Ankylosé ? Puis, décrivez la sensation à l'intérieur de votre corps. Pouvez-vous la localiser ? Demandez à votre douleur ou à votre blessure ce qu'elle ressent.

4. Décrivez la couleur de cette partie de votre corps ; sa température et sa texture. Ces éléments peuvent-ils varier ? Vous rappellent-ils autre chose ?

5. Comment votre condition physique affecte-t-elle votre vie ? Que ne pouvez-vous plus faire ? Que faites-vous à la place ? Avez-vous la sensation d'une perte ? Ou êtes-vous plus heureux ?

6. Maintenant souvenez-vous de ce qui s'est passé au cours des semaines, des mois, voire des années précédentes. Quels événements majeurs se sont produits? Pensez-vous réellement avoir accepté tous les sentiments que vous ont inspirés ces événements? Reste-t-il des sentiments plus subtils et moins tangibles sous la surface? Y a-t-il un traumatisme issu du passé qui resurgit d'une manière ou d'une autre? Y a-t-il eu un anniversaire douloureux – de divorce ou de décès – ou une tout autre forme de traumatisme? Avez-vous eu des problèmes avec vos enfants? Avec vos parents? Avez-vous eu des soucis au travail? Y a-t-il des situations génératrices de colère que vous essayez de contrôler? Ou un sentiment de perte, d'abandon émotionnel, de rejet ou d'abus?

7. Avez-vous déjà eu cette sorte de maladie auparavant? Avez-vous ressenti des émotions similaires à cette époque? Essayez d'écrire un bref synopsis de votre vie, notez chaque problème physique que vous avez rencontré, chaque maladie, tous les traumatismes et toutes les émotions que vous avez vécus à la même époque.

8. Que signifie la maladie pour vous? S'apparente-t-elle à un échec? Ressentez-vous une culpabilité? Conservez-vous suffisamment de temps pour vous-même? Signifie-t-elle que vous ne deviez plus travailler, ni faire face à vos responsabilités? Vous éloigne-t-elle de sentiments plus profonds, comme la peur ou l'insécurité? Quel effet a-t-elle sur vos relations? Vous évite-t-elle d'effectuer une corvée? Ou, finalement, est-ce la meilleure chose qui vous soit arrivée?

9. Tirez-vous quelque bienfait de votre mauvais état de santé? Avez-vous le sentiment d'être « spécial » ? Vous sentez-vous entouré d'amour et d'attention? Les personnes qui vous entourent se sentent-elles coupables de la manière dont elles vous traitent, par exemple si elles ne vous prodiguent pas suffisamment d'attention? Avez-vous le sentiment d'être puni pour un mauvais comportement? Avez-vous besoin de cette maladie?

10. Êtes-vous capable de vous imaginer allant bien ? Si vous êtes contraint de vous déplacer avec une chaise roulante, pouvez-vous vous imaginer remarchant un jour ? Si vous êtes dépressif, pouvez-vous vous imaginer heureux, des rires plein la voix ? Comment vous sentiriez-vous si quelqu'un vous proposait un traitement qui permettrait de recouvrer la santé instantanément ? Soyez honnête avec vous-même – c'est important. Accepteriez-vous ce traitement ? Si vous pouviez complètement vous rétablir dès maintenant, quel effet cela aurait-il sur la suite de votre vie ?

• Observez maintenant avec réalisme et objectivité la manière dont vous vous êtes décrits, votre corps et vous, et permettez aux mots de prendre tout leur sens. Ont-ils d'autres significations ? Ont-ils des implications avec les autres aspects de votre vie ? Sont-ils en relation avec d'autres personnes ou d'autres problèmes ? Posez-vous plus de questions, toutes celles dont vous avez besoin, et écoutez, tranquillement et sereinement, les réponses qui en découlent.

• Considérez tout ce que vous avez écrit. Pouvez-vous voir ce que votre corps a essayé de vous dévoiler ? Avez-vous appris quelque chose ? Vous sentez-vous capable de cerner à partir de quoi vous avez besoin de commencer à travailler sur vous-même, quels sont les questions et les sentiments qui ont besoin d'être ramenés à la surface ? Êtes-vous prêt pour entamer ce voyage en vous-même ? Vous sentez-vous prêt à laisser votre problème se soigner ?

CHAPITRE IV

Soigner un symptôme ou guérir une vie ?

Avant d'aller plus loin, une importante distinction doit être faite entre les termes « soigner » et « guérir ». *Soigner* renvoie à résoudre un problème particulier. L'allopathie – médecine occidentale – en est l'experte : elle propose des médicaments et une chirurgie qui permettent à la maladie, à l'affection et au problème physique d'être réprimés, éliminés ou de subir une ablation. Le rôle de l'allopathie est vital et inestimable pour le soulagement de la souffrance, pour sauver des vies et apporter une aide curative. Cependant, l'Organisation mondiale de la santé (O. M. S.) définit le terme de *guérison* comme une rémission et un bien-être complets sur tous les plans, tant physique, que mental et social. *Guérir* implique un profond sentiment de bien-être qui va bien au-delà du simple fait de soigner un problème particulier.

C'est ainsi que nous entrons dans le domaine de la guérison. « Si vous ne dépassez pas le simple fait de vous débarrasser de ce qui est mauvais, vous ne pourrez jamais comprendre ce qui a poussé votre vie à effectuer un arrêt, dit un patient dans le livre de Marc Ian Barasch[1]. Ce dont vous voulez guérir est ce sur quoi vous devez vous concentrer pour apprendre quelque chose. » Alors que nombre de patients restent passifs lorsqu'une personne leur prodigue des soins, la guérison implique une acti-

1. Marc Ian Barasch : *The Healing Path.*

vité intérieure, moins dépendante des circonstances extérieures que du travail que nous devons faire en nous-mêmes. Beaucoup de médecins savent cela. Ils savent que l'allopathie est limitée dans son action. Dans son livre[1], le Dr Bernie Siegel explique que : « C'est le corps qui guérit, pas la médecine. »

Guérir signifie devenir *entier*. Mais c'est une chose impossible à faire si nous nous sentons seulement concernés par la partie malade de notre corps, celle qui a besoin d'être soignée. « Le mot salut vient du latin *salvus*, qui signifie *guéri* et *entier*, écrit Paul Tillich[2]. Le salut est basiquement et essentiellement une guérison, le rétablissement d'un entier qui était brisé, perturbé et désintégré. » Devenir entier signifie laisser émerger à la lumière tout ce qui est en nous, ne rien laisser dans l'obscurité, si difficile et douloureux que cela puisse être. Il nous faut avant tout reconnaître toutes les parties de nous-mêmes que nous avons ignorées, déniées, que nous avons essayé de rejeter ou d'éli-miner. Guérir signifie accepter tout cela dans notre esprit conscient, dans notre cœur, dans notre vie. Aussi longtemps que nous rejetterons certaines parties de nous-mêmes, nous ne serons pas entiers.

« La guérison peut se produire, même si nous ne sommes pas soignés physiquement, écrivait Bill Moyers[3]. C'est accepter l'inévitable, une grâce de vivre qui nous échappe si nous sommes simplement passifs face au problème. » La guérison survient lorsque nous faisons le choix de travailler sur notre vulnérabilité, de nous ouvrir en misant sur le fait de changer. C'est un voyage perpétuel, une chance de nous découvrir toujours plus profondément.

1. Déterminer nos priorités

Guérir est un voyage que nous partageons tous car, à notre manière, nous sommes tous blessés, que notre blessure soit

1. Dr Bernie Siegel : *Peace, Love and Healing.*
2. Paul Tillich : *The Meaning of Health.*
3. Bill Moyers : *USA Today* (1993).

visible ou non – chacun de nous a sa propre histoire. Une blessure psychologique n'est pas différente d'une blessure physique, les coups émotionnels sont réels et bien souvent aussi douloureux, si ce n'est plus. La plupart d'entre nous trouvent plus judicieux de cacher leurs blessures, non seulement aux autres, mais également à eux-mêmes. Quand les problèmes physiques émergent, nous nous mettons invariablement en quête d'un soin tout en continuant à réprimer notre douleur intérieure. Mais le voyage ne peut réellement être entamé que si nous voulons mieux nous connaître et devenir entiers.

Cela nous demande d'abord de développer notre sens de l'observation et de nous interroger sur nos priorités – les choses qui nous sont réellement importantes et qui comptent le plus dans notre vie. Nombre de personnes sentent que leur priorité essentielle est le bien-être et la sécurité de ceux qu'elles aiment mais, au-delà, leurs priorités paraissent de prime abord un peu vagues. Pour certains, gagner de l'argent et réussir dans leur carrière se trouvent presque au sommet de la liste de leurs priorités ; pour d'autres, ces objectifs se trouvent pratiquement en fin de liste. Certains privilégieront la religion et les activités religieuses, alors que d'autres ne penseront même pas à mentionner cet aspect de la vie. Mais au-delà de la famille, du travail et de la religion, qu'y a-t-il d'autre ? Nous-mêmes ?

La société comporte en elle deux aspects extrêmement contradictoires et pourtant profondément ancrés dans nos comportements. D'un côté, nous devrions canaliser toute notre énergie dans l'intention de prendre soin des autres, mais de l'autre, nous devrions toujours penser à nous-mêmes en premier, être égoïstes et égocentriques. Ce second comportement peut s'avérer extrêmement destructeur. Il peut nous mener à la culpabilité, à des confrontations et à des jeux de pouvoir, à de terribles erreurs, et à un sentiment de honte et de ressentiment. Néanmoins, en mettant les autres en avant et nous-mêmes en arrière-plan, nous créons une situation d'où nous risquons de sortir épuisés, mal à l'aise et incapables de donner ; c'est alors que nous reprocherons aux autres notre propre insatisfaction.

L'attitude alternative est de *toujours* penser à nous-mêmes en premier, en concentrant notre vie sur l'assouvissement de nos propres besoins. Cela pourra fonctionner si, après avoir satisfait cette priorité, nous portons notre attention sur les besoins des autres afin de les aider et de les soutenir. Malheureusement, les choses ne se passent habituellement jamais ainsi. Le syndrome du « moi d'abord » inclut les autres et se fonde plutôt sur la cupidité, l'égoïsme, le préjudice et la manipulation. D'où l'apparition presque inévitable de sentiments de colère, de solitude et de peur.

Pour que la guérison se mette en place, nous devons nous-mêmes nous mettre sur la liste de nos priorités – non pas d'une manière égocentrique, mais plutôt comme un acte d'altruisme. En nous inscrivant sur cette liste (nous pouvons, par exemple, partager la première place avec ceux que nous aimons), nous affirmons que notre amour pour les autres est si fort que nous voulons être capables de réellement donner en étant dans la meilleure forme possible. Dans ce sens, guérir devient la chose la plus altruiste que nous puissions faire.

Le texte qui suit est une note écrite par Irène, une femme que mon mari a rencontrée et à qui j'ai donné quelques cours. Elle ne pouvait pas parler, suite à une opération de la gorge, mais ses yeux en disaient long :

Bonjour, je suis Irène. J'ai été extraordinairement malade et j'ai manqué mourir à maintes occasions. J'ai toujours été très bonne pour les autres, sans jamais pour autant faire attention à moi. Cette année, je me suis déjà sentie complètement heureuse à trois reprises. J'ai maintenant une panoplie complète de sentiments, tels la douleur, la peur, l'amour, le bonheur, la vie et la mort. J'aimerais, une nouvelle fois, pouvoir revivre ma vie, exactement telle que je l'ai vécue. J'ai ressenti tant d'amour de la part des autres pendant que j'étais malade que j'ai pu commencer à m'aimer.

Réfléchir sur nos priorités implique que nous nous demandions pourquoi nous sommes réellement sur terre et quels sont les buts de nos vies. S'agit-il simplement d'assumer une famille et un travail, de gagner de l'argent, puis de prendre sa retraite et de jouer avec ses petits-enfants, et c'est tout ? Il n'y a rien de mal à tout cela, et nous pourrons certainement en tirer beaucoup de joie. Mais cela peut également nous laisser une douloureuse sensation de vide intérieur, due à nos doutes, à nos craintes, à nos peurs, à nos sentiments d'insécurité, à nos désirs et à nos rêves restés sans réponse. Qu'est-il arrivé au jeune adolescent athlétique qui aimait courir à travers champs et qui est maintenant enfermé dans son excès de poids, ne permettant que trop rarement à son corps de faire de l'exercice ? Qu'est-il arrivé aux peintures que vous n'avez jamais faites, à l'instrument de musique que vous n'avez jamais appris, au livre que vous n'avez jamais écrit ? Qu'est-il arrivé à la douleur que vous avez ressentie lorsque votre mère est morte ? Qu'est-il advenu de la colère que vous ressentiez envers l'oncle qui vous caressait d'un peu trop près ? Pourquoi est-ce si dur de passer du temps seul ?

La maladie nous confronte avec nombre de ces questions. Nous avons le choix : nous pouvons avaler une pilule et nous porter comme avant ; nous pouvons nous faire opérer et réprimer nos sentiments ; ou nous pouvons commencer à devenir entiers. Si nous nous contentons d'avaler une pilule et de nous faire opérer, alors nous ignorons la merveilleuse opportunité que nous offre notre corps pour accéder à d'autres niveaux plus profonds de joie et de liberté. Acceptons-nous de nous pardonner pour nos erreurs passées, ou est-il plus facile de nous sentir coupables et de souffrir de maux de dos chroniques ?

Guérir nous oblige à nous libérer de nos résistances, de nos barrières, de toutes nos formes de protection, de nos modèles de pensée et de comportement, de nos contrôles répressifs sur nos sentiments et de nos habitudes pour tenir le coup quelles que soient les circonstances. Tous les comportements habituels : mettre les besoins des autres avant les siens, ne jamais penser à soi, être si occupé qu'on n'a plus le temps d'être seul, ou se focaliser sur les aspects financiers et matériels de la vie, tout cela doit être remis en question. La guérison nous libère de toutes les influences. « Poursuivre notre chemin, et notamment celui de la guérison, nous oblige à le dégager de tout ce qui l'entrave, écrit Stephen Levine[1]. Guérir ne consiste pas à forcer le soleil à briller, mais à nous libérer de toutes les entraves personnelles, des images de soi, des résistances au changement et à l'évolution, de la peur et de la colère, de la confusion qui, ensemble, forment une armure opaque autour du cœur. »

ESSAYEZ VOUS-MÊME

Retrouvez votre objectif

Trouvez un endroit où vous pourrez ne pas être dérangé pendant au moins une demi-heure. Ayez près de vous du papier et un crayon.

- Commencez par vous asseoir confortablement et fermez les yeux. Concentrez-vous sur votre respiration, sur le va-et-vient naturel du souffle dans votre corps. Puis, silencieusement, répétez trois fois : « Je suis ici pour retrouver mon objectif. »

- Offrez la possibilité aux questions suivantes de pénétrer votre cœur. Aspirez chaque question jusqu'à ce qu'elle imprègne le cœur de votre être, et laissez-la vous envahir avant de penser à la réponse et de l'écrire. Ne cherchez pas de réponse logique et rationnelle, mais accueillez celle qui émerge du plus profond de votre cœur. Ne laissez surtout pas votre tête vous donner la réponse !
  1. *Quand est-ce que je ressens que ma vie a le plus de sens ?*
  2. *Qu'est-ce qui me rend le plus heureux ?*
  3. *Qu'est-ce qui éveille en moi le plus de passion ?*

- Quand vous sentez que vous vous êtes laissé pénétrer par toutes ces questions, recevez et comprenez chacune des réponses, puis poursuivez :

1. Stephen Levine : *Healing Into Life and Death.*

4. Si je pouvais vivre encore, que ferais-je différemment ?
5. Si je pouvais faire dès maintenant tout ce que je voulais, que ferais-je ?
6. Qu'est-ce que je regretterais le plus si je le défaisais ?

• Prenez du temps pour répondre à chacune de ces questions. Elles peuvent permettre de faire émerger d'autres questions encore. Laissez votre cœur parler. Lorsque vous êtes prêt, poursuivez :
7. Quelles sont mes trois principales priorités dans la vie ?
8. Suis-je capable de faire aujourd'hui ces choses, et sinon, pourquoi ?
9. Quelles choses pratiques puis-je faire dès maintenant et dans les deux prochains mois pour honorer mes priorités ?

• Respectez chacune des réponses que vous avez écrites et engagez-vous à les mettre en pratique. Cet engagement favorisera votre propre guérison.

2. La rémission du cœur

Guérir signifie retrouver l'ensemble de notre être, rassembler toutes nos voix perdues et les parties de nous-mêmes oubliées, découvrir ces parties de notre être qui ont trop longtemps été cachées et déniées. C'est un voyage de confiance, de découverte de notre force intérieure, qui nous demande un engagement total et inconditionnel.

Mais quand nous rassemblons toutes ces parties de notre être, il se produit une chose merveilleuse : nous découvrons que notre voix perdue peut chanter une douce chanson, et que ce qui en nous-mêmes a été oublié veut danser et rire. En sortant de l'obscurité et en apaisant nos blessures intérieures, nous nous éveillons à un avenir différent qui laisse émerger une nouvelle priorité : celle de notre salut, de notre liberté ; une découverte de notre véritable potentiel.

L'interprétation originale du mot « sens » (donner du sens) était de réciter, de dire, de destiner ou de désirer. Cela suggère que sans sens, la vie est une page blanche – qu'il n'y a aucune histoire à raconter, rien à réciter. Mais le sens implique également une signification et un objectif, sans lesquels il n'existe aucune direction ni aucune mission. Aucune histoire ni aucun objectif n'équivaut à dire qu'il n'existe aucune raison d'être ici. Vivre « sans sens ni raison » peut nous mener à la léthargie, à la dépression, au désespoir et à la maladie. Trouver du sens donne une direction et une motivation, une raison d'être qui stimule la créativité, l'optimisme, la force et le bien-être.

Le mot *rémission* n'est pas non plus sans intérêt, car il est employé pour décrire une période de rétablissement, lorsqu'une maladie ou une affection diminuent. Un patient est décrit comme étant en rémission lorsque ses symptômes régressent. Mais ce mot peut également être lu comme une « ré-mission », que l'on interprète alors comme re-trouver un objectif ou se reconnecter avec lui. En d'autres termes, la maladie peut diminuer lorsque nous trouvons un sens ou un objectif plus profond à notre vie. La rémission signifie également pardonner, et implique le fait que la guérison n'est véritablement possible que si nous sommes capables de nous accepter, nous-mêmes et nos comportements, de libérer notre culpabilité, de pardonner aux autres et de libérer tous nos ressentiments.

Mais la rémission ne peut intervenir qu'à travers un subtil mélange de responsabilité et de passivité. Il est essentiel que nous devenions responsables de nos comportements, de nos actes, de nos paroles, de nos pensées et de notre mode de vie. Personne d'autre n'est en mesure de faire cela à notre place. Prendre nos responsabilités signifie également reconnaître que la guérison vient de l'intérieur. Ce n'est qu'alors que nous pouvons travailler avec les autres pour trouver la meilleure manière de favoriser notre guérison. Cela peut, bien entendu, impliquer de prendre des médicaments et de subir des interventions chirurgicales, mais cette démarche doit s'accompagner de temps de méditation, de thérapie de groupe ou, pourquoi pas, de cours de danse. La seule différence est que nous répondons à nos besoins personnels. Être responsable signifie *être capable de répondre* : entendre ces voix perdues et se souvenir de ce que nous avons oublié de nous-mêmes.

Mais l'action a également besoin d'être équilibrée par l'inaction : le *faire* remplacé par l'*être.* Nombre d'entre nous ont complètement oublié comment il est si simple d'être présent et tranquille quelle que soit la nature des événements. Les enfants ont cette capacité – vivre chaque moment tel qu'il se présente, sans souci de le supporter ou d'essayer de le contrôler. Mais, à mesure que nous vieillissons, nous cherchons à nous accrocher au contrôle et au pouvoir – nous cessons d'*être* pour commencer à *faire.* Très souvent, ceux qui ont vécu une maladie suivie d'une rémission ont tendance à libérer leur volonté de contrôle pour s'ouvrir aux événements tels qu'ils se présentent – ils renouent avec cette confiance et cet esprit de découverte du moment présent tels qu'ils existent chez les enfants. Peut-être avons-nous besoin de cesser d'être des êtres humains *qui font* pour devenir de véritables *êtres* humains.

Cette attitude et ce souci d'être, et non de faire, nous permettent d'abandonner nos résistances pour nous laisser gagner par la confiance; de nous libérer des contraintes de notre esprit logique pour nous ouvrir sur notre intuition et nos sentiments intérieurs; de nous reconnecter avec l'univers et nous-mêmes, sans avoir nécessairement besoin de garder un contrôle sur tout. Il ne s'agit pas de nous laisser envahir par le sentiment d'être une victime de la fatalité, un sentiment dont nous souffrons déjà tous beaucoup. Il s'agit plutôt d'une reconnaissance de l'interdépendance et des relations intrinsèques qui existent entre tous les aspects de l'univers, dont nous faisons partie. « Capituler signifie prendre la décision de cesser de combattre le monde pour, à la place, commencer à l'aimer, écrit Marianne Williamson[1]. Cela signifie se libérer de la douleur. Mais cette libération n'implique pas que nous nous échappions de quoi que ce soit; il s'agit plutôt de laisser la place à qui nous sommes réellement. »

Treya Wilber[2], l'épouse de Ken Wilber, raconte son expérience de guérison d'un cancer. Durant ce long processus, elle

1. Marianne Williamson : *A Return to Love.*

2. Dans le livre de Ken Wilber : *Grace and Grit.*

en est venue à s'interroger profondément afin de comprendre et de trouver un équilibre entre ces deux aspects, le faire et l'être, pour finalement atteindre un état de « sérénité passionnée » qu'elle décrit comme étant « totalement passionnée par tous les aspects de la vie, par sa propre relation avec l'esprit, pour atteindre la profondeur de l'être, sans pour autant chercher à laisser de trace, à s'accrocher ou à prendre ». Plus tard, Ken, son mari, explique comment Treya est parvenue à concilier sa passion et sa sérénité dans chaque aspect de sa guérison : « Être et faire. Se soumettre et vouloir. Une acceptation totale et une furieuse détermination. Deux aspects de son âme avec lesquels elle s'est débattue toute sa vie et qu'elle est finalement parvenue à concilier dans un ensemble harmonieux. »

DEUXIÈME PARTIE

Le pouvoir de guérison de l'intelligence du corps

CHAPITRE V

Guérir à travers l'esprit

Le pouvoir de l'esprit est extraordinaire, voire infini. Mais ce même pouvoir peut aussi bien miner et affaiblir notre santé qu'entraîner notre force et notre rémission. Aux États-Unis, on proposa à un groupe d'enfants âgés de cinq ans et en bonne santé de regarder au travers d'un microscope magique comment les cellules du corps combattaient les germes ; un film mettant en scène des marionnettes tenant les rôles des différentes cellules dans le système immunitaire fut alors projeté. Puis, tous les enfants s'allongèrent et se relaxèrent. Les expérimentateurs leur demandèrent alors d'imaginer les cellules immunitaires comme des policiers chargés de combattre les germes. La salive des enfants fut collectée avant et après l'expérience afin d'être analysée. Après l'expérience, il s'avéra que la salive était saturée de substances immunitaires au même taux que celui nécessaire pour combattre une infection. Simplement grâce à ce film, les enfants avaient réussi à activer leur système immunitaire. L'exercice des « mains chaudes » à la page suivante vous démontrera le pouvoir de votre propre esprit.

Si, en réalisant cet exercice, vous remarquez que vos mains deviennent tour à tour chaudes puis froides, vous pourrez alors constater le pouvoir autogène de votre esprit pour transformer votre corps. Bien sûr, vous aurez réalisé cet exercice de manière consciente, mais le même phénomène se produit en permanence de manière inconsciente. Nos pensées et nos sentiments influent constamment sur notre corps et, par conséquent, sur notre état de santé. En mettant en œuvre notre pouvoir mental, nous pouvons réaliser consciemment ce processus inconscient.

Nous pouvons employer des techniques similaires pour ralentir une accélération de notre rythme cardiaque ou aider nos jambes à se décongestionner.

ESSAYEZ VOUS-MÊME

Les mains chaudes

Trouvez un endroit confortable où vous asseoir et où vous ne serez pas dérangé pendant quelques minutes.

• Fermez les yeux, prenez une profonde inspiration et relaxez-vous. Observez pendant quelques instants le va-et-vient de votre respiration, sentez comme vous êtes de plus en plus détendu et tranquille à chaque inspiration.

• Concentrez-vous maintenant sur votre main droite. Ne faites rien et ne pensez à rien – mettez simplement toute votre énergie dans votre main droite. Puis imaginez que cette main devient de plus en plus chaude. Cela peut vous aider d'imaginer que le soleil déverse toute la chaleur de ses rayons sur votre main ou que vous tenez un morceau de charbon ardent. Concentrez toute votre attention sur la sensation que votre main devient de plus en plus chaude. Vous pouvez même remarquer qu'elle commence à transpirer. Faites cela pendant au moins quatre ou cinq minutes.

• Maintenant, imaginez que votre main droite se refroidit. Elle devient de plus en plus froide, comme si vous teniez de la glace ou de la neige dans votre paume. Faites cela pendant quelques minutes. Puis prenez une profonde inspiration et ouvrez les yeux.

Nous avons vu les effets du stress (chap. I) : il accroît notre tension artérielle, perturbe notre sommeil, nous fait perdre l'appétit, provoque des migraines, des ulcères à l'estomac, des diarrhées, des troubles de l'humeur, et encourage la dépression, la colère et l'anxiété. Dans ce chapitre, nous verrons comment notre esprit peut également résoudre tous ces problèmes, en diminuant notre tension artérielle, en nous offrant un sommeil plus profond, en réduisant nos montées d'adrénaline, en renforçant notre immunité et en nous aidant à créer une vision plus positive de la vie.

Comme nous l'avons constaté, les principales causes de stress ne sont généralement pas les grands problèmes auxquels nous avons à faire face, mais tous les petits, c'est-à-dire les difficultés quotidiennes apparemment insignifiantes, comme par exemple un embouteillage, un enfant qui brise son verre de jus de fruits, ou la perte d'un bouton de veste. Mais, en accroissant notre tranquillité intérieure et notre facilité de relaxation, nous sommes moins perturbés par ces problèmes. Nous apprenons à nous arrêter, à prendre une profonde inspiration et à créer un espace entre la situation et nous. Est-ce vraiment si important et si désespérant? Peut-on voir le côté amusant de tout cela? Faire une pause et observer nous permet d'avoir une meilleure vision de l'ensemble de la situation, de nous détendre et d'alléger tous ces petits problèmes individuels. Nous acquérons ainsi une plus grande conscience du moment présent, car l'environnement extérieur a moins d'influence sur nous. Se libérer du stress intérieur crée un espace pour atteindre des niveaux de guérison toujours plus profonds.

Il existe de nombreuses façons de travailler avec notre esprit pour générer une plus grande conscience et favoriser notre guérison. En apprenant à faire attention et à développer notre concentration, nous devenons plus conscients des choses que nous provoquons et qui nous affectent. Au travers des pensées et des affirmations positives, nous réorientons nos modèles comportementaux; grâce à la visualisation créative, nous envoyons des images salvatrices et de l'énergie vers chaque partie de notre corps; au travers de notre conscience intérieure, de la relaxation et de la méditation, nous libérons toutes les couches de stress intérieur et permettons à une paix plus profonde d'émerger.

1. L'attention et la conscience de soi

Avoir conscience de nos agissements, de nos actes, de nos pensées et de nos sentiments nous permet de prendre une certaine distance pour les observer et de comprendre tous les comportements que nous adoptons soit pour saboter, soit pour encourager notre guérison. Nous entamons un processus extrêmement simple qui va nous aider à devenir conscients, à regarder et à observer. Bien sûr, cette démarche peut nous paraître difficile au départ – mais cette appréhension est seulement due au fait que nous n'avons encore jamais auparavant été conscients comme nous l'entendons ici. En vérité, beaucoup de gens éprouvent des difficultés à développer une conscience de soi. Ce que nous faisons est véritablement devenu présent dans tout notre être, nous observons enfin comment cet être fonctionne, où se cachent nos forces et nos faiblesses, comment nos énergies augmentent ou diminuent, où se trouvent nos limites et nos résistances, et comment parvenir à les dépasser.

Regardez la manière dont vous traitez votre corps, la manière dont vous bougez, respirez, marchez, faites de l'exercice ; observez votre attitude envers vous-même. Mangez-vous très rapidement ? Êtes-vous conscient de la nourriture dans votre bouche, de son goût et de sa texture ? Si vous fumez, quand l'envie d'une cigarette vous prend-elle ? Est-ce lorsque vous avez besoin de réconfort ? Ou est-ce plutôt lorsque vous craignez de dire certaines choses ? Lorsque vous faites des exercices pour entretenir votre corps, observez vos réactions. Êtes-vous conscient des mouvements de votre corps, de la circulation et des effets des énergies ? Lorsque vous faites la vaisselle, êtes-vous conscient des bulles de savon et du jeu de l'eau ? Si vous êtes en retard à un rendez-vous, votre conscience et votre attention passent-elles soudain par la fenêtre ? Vous souvenez-vous toujours de la nécessité de vous laver les dents ? Vous souvenez-vous de ce que vous avez regardé à la télévision hier soir ? À cet instant précis où vous lisez ces pages, êtes-vous conscient de votre corps et de ce qu'il ressent ?

Prêter attention signifie écouter, regarder, remarquer, sans pour autant associer d'autres commentaires – cela ne signifie pas juger, critiquer, ni ressentir une quelconque culpabilité. Nous avons besoin de voir ce que nous sommes, et nullement de nous sentir atterrés, ni d'éprouver plus de sentiments négatifs. Tout jugement, toute critique est fondé sur des attentes et sur nos croyances au sujet des pensées des autres. Guérir signifie nous accepter tel que nous sommes, complètement. Être conscient de soi, c'est également être conscient de la manière dont nous-mêmes portons des jugements et des critiques – sans pour autant juger notre propension à juger. Ce n'est pas une activité égocentrique. Faire attention à nous ne signifie pas être obsédés par nous-mêmes. Il s'agit simplement de regarder et de constater.

Concentrez votre attention sur votre esprit en observant vos pensées ; cela vous renvoie dans le moment présent. « L'attention de soi est le miracle par lequel nous pouvons nous souvenir, dans un flash, de notre esprit dispersé et le restituer dans son ensemble alors que nous pouvons vivre chaque minute de la vie », écrit Thich Nhat Hanh[1]. Chaque jour, ou aussi souvent que possible, peut-être pendant une heure, arrêtez-vous et écrivez les pensées qui traversent votre esprit. Notez vos pensées et vos habitudes. Prenez conscience de vos modèles de pensée, de vos jugements qui émergent. Prenez conscience de votre rapidité à vous juger et à juger les autres. Regardez les effets que vos pensées ont sur votre corps : peut-être une augmentation de température, une quinte de toux ou une crise d'anxiété. L'esprit est dans un constant état de trouble. Observez les excuses qu'il impose, les peurs et les doutes qu'il laisse émerger, le dialogue interne qui vous semble ne mener nulle part. Observez, mais ne portez aucun jugement.

Vous remarquerez probablement que vous serez toujours tenté de vous soustraire à cet exercice, notamment lorsque vous aborderez certaines questions plus sensibles que d'autres. Voyez comme vous serez souvent tenté de changer de sujet, vous vous sentirez nerveux, vous vous souviendrez soudainement d'une chose urgente que vous avez à faire, ou encore, vous pourrez subitement vous sentir très fatigué ; vos journées se trouveront

1. Thich Nhat Hanh : *The Miracle of Mindfulness.*

soudainement remplies de choses à faire, sans plus aucune période de temps libre ; inopinément, vous serez pris d'une furieuse envie de discuter et de passer tout votre temps à rencontrer vos amis. Si, par exemple, vous avez l'habitude de lire un journal quotidien, essayez de ne pas l'acheter pendant une semaine et voyez ce que vous pouvez faire de ce temps libre habituellement consacré à la lecture. Ou décidez de passer une semaine sans regarder la télévision. Et observez alors comment vous réussissez à passer avec vous-même tout ce temps libre pendant une semaine.

Soyez particulièrement attentif à vos sentiments lorsque vous observerez la manière dont vous réagissez aux différentes situations et personnes qui se présentent à vous. Observez vos anxiétés et vos craintes. Laissez-les prendre l'espace dont elles ont besoin sans pour autant les favoriser ni prétendre qu'elles sont différentes. Respirez en elles. Notez vos désirs et la manière dont vous manipulez les événements et les gens pour parvenir à assouvir vos désirs. Voyez comme vos sentiments peuvent en influencer d'autres et stimuler différentes réponses. Observez, mais gardez-vous bien toujours de juger.

Avec le développement de votre conscience, vous pourrez vous trouver confronté à d'anciens modèles de comportement ou à des souvenirs perdus qui ont façonné votre pensée. Prendre conscience de ce qui jusque-là était resté caché, nié ou ignoré permet à vos énergies de sortir de l'obscurité pour entrer dans la lumière – c'est justement parfois tout ce qui est nécessaire. Donner de la lumière sur ce qui était resté caché signifie le reconnaître, l'accepter, l'intégrer à l'ensemble de son être.

Devenir conscients de nous-mêmes tels que nous sommes est le commencement de notre propre acceptation. Nous ne pouvons accepter quelque chose dont nous ne sommes pas conscients, et nous ne pouvons devenir conscients sans prêter attention, sans regarder ni écouter. Nos sentiments et nos pensées les plus profonds sont bien souvent ceux que nous ignorons le plus. Devenir conscients de notre douleur intérieure et l'accepter nous apporte de la chaleur, de la douceur et nous libère. Pourtant, cette démarche intérieure peut s'avérer parfois très difficile. Il peut même être très tentant de revenir en arrière et de vouloir à nouveau couvrir sa douleur. Mais ces moments difficiles nous aident également à évoluer. Des détritus, nous retirons le compost, et le compost aide les fleurs à pousser. La maladie nous oblige à répondre aux événements tels qu'ils se produisent. Nous ne pouvons nous accrocher à ce qui était, ni aux anciennes manières d'être dont nous avions l'habitude. Être présents avec ce qui est maintenant, et avec qui nous sommes désormais, nous offre l'opportunité de vivre chaque moment dans sa plénitude.

2. Respirer pour guérir

Le processus de respiration s'effectue de manière automatique grâce à notre système nerveux, ce qui signifie que nous respirons sans avoir rien de plus à faire consciemment. Cependant, notre manière de respirer correspond directement à nos émotions : les états de stress et d'anxiété s'accompagnent habituellement d'une respiration courte et superficielle, haute en poitrine; mais lorsque nous sommes calmes et relaxés, notre respiration est longue et profonde et se centre davantage au niveau du ventre. N'avez-vous pas la sensation de haleter lorsque vous êtes en colère ou triste?

La colère rend la respiration courte et rapide, mais la peur la rend encore plus rapide. La tristesse nous fait hoqueter et respirer de manière irrégulière. Lorsque nous respirons profondément, les poumons bien ouverts, c'est que nous ressentons alors de la joie et que nous sommes libres de toute tension intérieure. Kariba Ekken, un soufi du VIIe siècle, a écrit :

Si vous voulez développer un esprit calme, commencez tout d'abord par respirer régulièrement; lorsque votre respiration est sous contrôle, le cœur tend à s'apaiser. En revanche, si votre respiration est spasmodique, votre rythme cardiaque commence à s'accélérer. Par conséquent, avant tout, commencez par respirer régulièrement, et vous verrez que votre humeur s'adoucira et que votre esprit se sentira plus calme.

ESSAYEZ VOUS-MÊME

Respirez avec le ventre

Prenez quelques minutes pour vous asseoir tranquillement et observer votre respiration. Puis, allongez-vous, les jambes légèrement écartées, les bras de chaque côté le long du corps ou, si vous préférez, droit sur une chaise, les pieds posés à plat sur le sol, les mains relaxées. Fermez les yeux.

- Commencez d'abord par observer votre respiration sans chercher à la modifier, ni à la contrôler. Pendant quelques minutes, observez simplement l'air pénétrer et quitter votre corps.
- Cherchez maintenant à délimiter l'endroit où votre respiration se concentre normalement. Est-ce le haut de votre poitrine qui monte et descend ? Est-ce le milieu de votre poitrine qui se gonfle ? Ou est-ce plutôt au niveau de votre ventre que se canalise votre souffle ? Essayez d'apposer une main sur votre poitrine et une autre sur votre ventre pour mieux sentir le mouvement. Gardez toujours les yeux fermés.
- La respiration ventrale est une manière d'approfondir votre souffle. Pour cela, commencez à respirer avec la partie la plus haute de votre poitrine. Respirez de cette manière pendant quelques minutes jusqu'à ce que vous deveniez pleinement conscient de cette forme de respiration. Gardez votre main en haut de votre poitrine, au niveau de vos clavicules. Votre respiration sera probablement courte et rapide. Notez au passage toutes les émotions et tous les sentiments qui apparaissent lorsque votre respiration se situe à ce niveau.
- Puis déplacez votre respiration et votre conscience vers le milieu de votre poitrine, au niveau de votre cœur. Posez votre main à cet endroit et respirez consciemment à ce niveau. Faites comme si votre souffle allait directe-

ment dans votre cœur. Votre souffle deviendra plus lent et plus profond. Remarquez comme vos sentiments et vos émotions changent. Concentrez-vous sur le va-et-vient de votre poitrine. Restez ainsi pendant quelques minutes.

• Maintenant, faites descendre votre respiration jusqu'à votre ventre. Mettez votre main sur votre ventre, juste en dessous de votre nombril, pour sentir votre ventre se gonfler et se détendre avec chaque inspiration. Au début, cela pourra ne pas vous sembler naturel, comme si vous tentiez délibérément de gonfler votre ventre. Relaxez votre mouvement et respirez lentement et profondément. (Le diaphragme est une forte membrane musculaire qui sépare les poumons des organes abdominaux. Plus il se gonfle durant l'inspiration, plus vos poumons se remplissent d'air.) Expirez profondément et sentez votre main bouger avec votre abdomen. Prenez quelques inspirations. Remarquez comme votre stress et votre tension vous abandonnent à mesure que vous respirez plus profondément. Comment votre état émotionnel a-t-il évolué ?

• Maintenant, recommencez à respirer normalement, et voyez si votre mode de respiration n'a pas changé. Pratiquez cet exercice aussi souvent que possible, notamment si vous vous sentez particulièrement stressé.

Nous pouvons délibérément adopter un état d'esprit plus calme et détendu en changeant consciemment nos modèles de pensée par une respiration plus profonde « au niveau du ventre ». Cela tranquillise le système nerveux et influence notre réponse physiologique au stress en calmant à la fois le corps et l'esprit. Développer la conscience de la respiration et apprendre comment changer nos habitudes de respiration sont des outils qui favorisent la guérison et libèrent le stress afin qu'il ne se transforme pas en détresse physique. (Pour vous aider, vous trouverez l'explication de cette pratique dans les pages précédentes.)

Nous pouvons utiliser la respiration pour libérer nos tensions, approfondir notre concentration et tranquilliser notre douleur, qu'elle soit physique ou psychologique, bien que certains préfèrent encore s'échapper à travers la distraction et en prenant des médicaments. Mais il existe une autre manière, il s'agit simplement d'être de plus en plus ouvert à notre douleur. De cette manière, la respiration réduit l'intensité de notre douleur et libère nos tensions. Elle aide également à séparer la douleur physique des tensions émotionnelles et des peurs qui l'accompagnent, ce qui nous permet de travailler directement avec les questions plus complexes. Pour faire cela, dirigez consciemment votre respiration vers l'endroit de votre douleur, vous sentirez celle-ci s'apaiser, se dissoudre et se libérer un peu plus avec chaque inspiration.

La respiration marque déjà notre entrée dans le monde. Dès que nous ne sommes plus reliés physiquement à notre mère, nous sommes propulsés dans notre propre existence. Au cours des premiers instants de la vie, l'air est douloureux, car les poumons sont encore fragiles. Vous pouvez employer votre respiration pour créer plus d'espace en vous. Utilisez votre respiration pour garder votre souffle en vous et dépasser toutes vos résistances. Votre respiration peut vous donner du courage et de l'intrépidité pour vous ancrer dans votre réalité. Votre respiration est votre plus grande amie, toujours présente, toujours là pour vous aider et vous soutenir.

Souvenez-vous de la phrase « ventre décontracté » et répétez-la intérieurement chaque fois que vous en avez besoin : si votre ventre est décontracté, vous êtes plus détendu et moins nerveux, et le fait de répéter ces mots vous incite à vous relaxer et à respirer.

Décontracter votre ventre atténue vos résistances, vos limites et votre tension intérieure. Faites cet exercice chaque fois que cela vous sera possible, qu'importe l'endroit, les yeux ouverts ou fermés. Vous pouvez par exemple le faire lorsque vous êtes dans un train, si vous vous sentez stressé et fatigué – décontractez votre ventre et respirez. Si vous vous trouvez devant un évier dans lequel s'amoncelle un tas de vaisselle sale et que vous vous sentez agacé par les cris d'un bébé… décontractez votre ventre et respirez. Avant de subir une opération chirurgicale... décontractez votre ventre et respirez. Sur le chemin d'une rencontre importante... décontractez votre ventre et respirez.

La respiration a un rythme qui n'est autre que celui de l'univers : le rythme des marées, des saisons, du Soleil et de la Lune. Chaque organisme vivant respire. C'est notre respiration qui nous lie ensemble les uns aux autres, car nous respirons le même air, nous partageons chaque souffle avec toutes les formes de vie. Observer notre respiration (comme dans l'exercice : *La méditation par la conscience du souffle,* p. 109) nous permet de nous relier au rythme de l'univers. La respiration est la vie. À travers la conscience de notre respiration, nous pouvons initier un renouveau dans notre vie, un regain de rythme.

3. Les affirmations et la pensée positive

Les affirmations sont une bonne manière de faire évoluer nos modèles de pensée fixes ou cachés. Il ne s'agit en aucun cas de faire paraître quelque chose comme merveilleux ou d'essayer d'atteindre des objectifs irréalistes. Nos affirmations nous aident plutôt à passer d'un sentiment comme le désespoir ou l'impuissance à une force intérieure et à une attitude plus opportune et plus affectueuse.

Nous avons habituellement davantage tendance à employer l'affirmation lorsque nous sommes négatifs et inconscients – pour affirmer notre manque d'amour ou d'argent, notre faiblesse ou notre stupidité, pour dire des choses comme « Je ne peux pas faire cela » ou « Il me semble que je n'ai jamais assez d'énergie », ou encore « Je ne comprends jamais rien ». Même en disant « Je ne me mettrai jamais en colère », nous affirmons l'existence d'une colère. C'est de cette manière qu'un modèle de pensée ou de comportement est créé pour maintenir une pensée initiale.

Les affirmations conscientes nous aident à reprogrammer notre pensée, car elles canalisent l'énergie dans différentes directions. Au lieu de soutenir l'état d'esprit « Je me sens mal aimé », nous pouvons retourner cette attitude en disant « Je suis entouré de tout l'amour dont j'ai besoin ». Faire cela peut nous sembler très superficiel au départ, comme si nous répétions des platitudes dans le but de ne pas admettre la réalité (notamment si nous ne nous sentons pas bien et que nous souffrons). Vous ne pouvez compter que sur votre confiance en vous, même si cela doit prendre un peu de temps. Il peut sembler beaucoup plus facile de tomber dans les vieux modèles de pensée et de se laisser glisser dans la dépression et la pitié de soi. Les affirmations et les pensées positives sont comme les barreaux d'une échelle, elles nous permettent de monter plus haut, de retrouver une raison, de nous accepter tels que nous sommes et d'être en bonne santé. En agissant, vous cessez d'être une victime. Il est très encourageant de dire : « Je vais changer. Je fais suffisamment attention à moi pour faire cet effort. »

Les affirmations ne créent pas seulement une pensée alternative positive, elles nous rendent également capables de voir plus clairement en nous. Par exemple, si vous voulez perdre du poids, vous pouvez créer une pensée positive en disant : « Chaque jour, je vois mon corps mince et svelte émerger. » Si vous vous répétez cela tout au long de la journée, vous constaterez que vous devenez plus conscient et que vous êtes par conséquent moins tenté devant un biscuit ou une tablette de chocolat – cela met en évidence le fait qu'il n'existe aucune harmonie entre le comportement que vous affirmez et l'acte de manger ce chocolat. Vous remarquerez également que vous vous sentez mieux, parce que vous affirmez et soutenez ainsi votre désir de changer.

Pour créer une affirmation, choisissez un sujet simple sur lequel vous pourrez vous concentrer (il serait trop compliqué d'essayer de travailler dès le départ sur plusieurs sujets à la fois). L'affirmation doit nécessairement être une phrase positive, comme par exemple « Je ressens beaucoup d'amour et de tolérance pour John », plutôt qu'une phrase négative comme « Je ne dois plus ressentir de colère envers John ». Votre phrase doit être courte et parfaitement au point. Elle devra être répétée silencieusement, aussi souvent que vous le voulez. Elle peut être formulée spontanément dès que vous vous sentez pénétré par une pensée négative.

Nous pouvons tout d'abord commencer par accepter d'abandonner nos problèmes. En effet, beaucoup d'entre nous veulent inconsciemment conserver leurs problèmes, même si consciemment ils affirment le contraire. Dans ce cas, vous pouvez commencer par affirmer « Je suis prêt à changer mon comportement », ou « Je suis prêt à laisser tomber mon besoin... (d'alcool/de nourriture/d'état d'esprit autodestructeur) ». Puis vous pourrez passer au « Je suis lucide et libre de tout... (produit toxique/d'autodestruction) ».

4. La visualisation créative

La visualisation créative est une manière extrêmement efficace d'employer la force de l'esprit pour provoquer la transformation à l'intérieur du corps. De la même manière que nous sommes capables de changer la température de nos mains, nous pouvons employer la visualisation créative pour donner de la force à notre corps, diriger la guérison vers certaines de ses parties, communiquer avec lui ou intégrer un état d'esprit calme et paisible. Herbert Benson écrit[1] :

> *Toutes les pensées et les images créées par l'esprit affectent notre corps. Lorsque, par exemple, vous rêvez que vous êtes poursuivi ou assailli, ou que vous tombez, les battements de votre cœur s'accélèrent, vous vous mettez à trembler et pouvez même commencer à transpirer. Bien que le rêve ne soit pas une réalité mais seulement une série d'images mentales, la réaction physiologique est réelle et mesurable. Le pari devient alors d'utiliser toute cette imagerie pour favoriser la guérison et le bien-être.*

Il reste important de se souvenir que la visualisation créative n'est pas un soin médical. Elle crée des images auxquelles le corps répond, mais si vous ne croyez pas complètement à ces images, l'effet de la visualisation sera bouleversé par une autre

---

1. Herbert Benson : *The Wellness Book.*

partie de l'esprit. Nous devons absolument redoubler d'intenses efforts pour croire à ce processus de tout notre cœur, sans jamais lui opposer le moindre doute. Pratiquer la visualisation une demi-heure par jour et passer le reste de sa journée à s'inquiéter de son état de santé et du développement de sa maladie est sans doute ce qu'il y a de pire, car la visualisation créative n'a ainsi aucune chance de fonctionner – elle est court-circuitée par l'inquiétude et la culpabilité.

Utiliser la visualisation créative pour modifier l'état de santé de notre corps nous aide à comprendre la structure et la fonction de chacune des parties impliquées. Des images très différentes peuvent être employées pour construire le système immunitaire ou aider un os brisé à se reconstituer – l'un travaillera avec les cellules rebelles, et l'autre à relier les tissus ensemble. Avant que vous ne commenciez, prenez un peu de temps pour savoir ce qui se passe réellement dans la partie du corps qui vous préoccupe et, à votre avis, quels actes sont nécessaires.

Il est également très important de trouver les images qui fonctionnent le mieux pour vous, et d'éviter celles qui ont tendance à vous mettre mal à l'aise. Par exemple, dans l'imagerie susceptible de favoriser la guérison d'un cancer, il s'est avéré qu'une image de type guerrier ou chevalier en armure brillante semblait être plus forte que l'image d'animaux féroces et tueurs d'hommes comme les requins ou les alligators. Mais l'un des inconvénients majeurs de l'utilisation d'images « de chasseur et de chassé » est que cela donne au chassé l'image d'une « chose étrangère » qui doit être éliminée ou tuée. Encore une fois, chaque partie de notre corps doit absolument être intégrée à l'ensemble de notre être, même les cellules cancéreuses. Un des patients cités dans le livre de Stephen Levine[1] se souleva contre ce problème :

Comme mon système immunitaire devenait de plus en plus « féroce » et que je le voyais attaquer les tumeurs, il me semblait seulement intensifier la raideur de mes entrailles. Plutôt que d'utiliser l'agression pour encourager le système immu-

1. Stephen Levine : *Healing Into Life and Death.*

nitaire, visualiser des alligators blancs (les lymphocytes) en train d'engloutir des hamburgers avariés (les tumeurs cancéreuses) – j'ai bientôt commencé à penser à des images prodiguant de l'amour. C'est un soulagement de ne plus stimuler la haine au sein de mes entrailles, et de ne plus avoir peur de moi-même.

Une image qui fonctionne particulièrement bien chez certains patients consiste à imaginer les cellules du système immunitaire comme des cœurs blancs qui remplissent chaque cellule cancéreuse avec de l'amour sous forme d'un liquide pur et blanc. De cette manière, les cellules cancéreuses ne sont pas considérées comme des ennemis, mais comme des cellules rebelles qui ont tout simplement oublié d'aimer. Le Dr Bernie Siegel[1] suggère des visualisations créatives dans lesquelles les cellules malades sont ingérées comme une source d'évolution et nutritive. Cela nous encourage à voir la maladie comme une partie de nous-mêmes qui a besoin d'être intégrée comme un élément potentiellement bénéfique.

Récemment, un abcès dentaire m'a donné l'occasion de me mettre à l'écoute de mon système immunitaire. Lorsque je me suis concentrée sur mes cellules immunitaires, l'image qui m'est instantanément venue était une foule de femmes obèses, toutes vêtues de grandes robes blanches. Les bactéries étaient en revanche représentées par un groupe de jeunes hommes superficiellement résistants. À la vue de ces fortes femmes tout habillées de blanc, les hommes eurent peur, se mirent à trembler et tombèrent à genoux. Ensuite, de jeunes adolescentes emmenèrent les hommes saisis d'effroi. Cette image m'indiquait que ma propre énergie était en train de vivre un grand bouleversement. J'étais en train de passer une phase de pensée dans laquelle je me disais pouvoir faire ce que je souhaitais, en avoir la capacité. Tout ce dont j'avais besoin, c'était d'être véritablement capable de demander de l'aide et de laisser mes qualités féminines apparaître. L'abcès me montrait simplement combien j'avais du mal à faire appel à cette aide.

---

1. Dr Bernie Siegel : *Peace, Love and Healing.*

Les images positives peuvent favoriser la reconstitution d'un os brisé, le dégagement d'artères obstruées, la cicatrisation de blessures, ou l'apaisement d'ulcères de l'estomac. Dans tous les cas, vous pouvez visualiser la partie de votre corps qui souffre et vous concentrer sur le mode de guérison nécessaire. Par exemple, vous pouvez vous-même visualiser la désinfection d'une blessure avec des tampons de coton, et les points de suture qui suivent. Imaginez la plaie fermée et la peau guérie sans la moindre cicatrice. Ou concentrez-vous sur une partie enflammée de votre corps, imaginez-vous en train de vous masser avec un baume aux plantes et aux ingrédients apaisants, votre douleur se calme et votre colère se libère. Si vous avez d'importantes tensions musculaires, visualisez votre tension, ressentez le stress et la douloureuse raideur, puis imaginez que vous vous relaxez. Peut-être vous imaginez-vous en train de vous appliquer une pommade chauffante et de vous détendre les muscles dans un bon bain chaud. Voyez toutes vos tensions commencer à se dissoudre. Visualiser un mouvement dans un membre paralysé peut même rendre le mouvement physique possible.

Nous pouvons utiliser la visualisation pour communiquer avec différentes parties de notre corps et extérioriser ce qui se produit et ce qui est nécessaire. Quelquefois les images sont évidentes, d'autres fois plus obscures mais, chaque fois, elles offrent une indication pour la guérison. Au cours d'un exercice de visualisation, une femme qui ne pouvait se passer de consommer des sucreries pensa à son pancréas. Elle vit un grand robinet, fixé sous son organe, qui débitait du pur sucre blanc. Cela l'alerta sur la gravité de sa dépendance. Un homme qui souffrait de stress et de surmenage commença à visualiser son cerveau. Il vit alors des étincelles électriques se décharger dans toutes les directions et réalisa qu'il était très proche de la panne de courant (une panne nerveuse). Steve (dont l'histoire du syndrome d'irritation intestinale est racontée chap. I) visualisa ses intestins :

Je vis l'intérieur de mes intestins incrusté de cristaux. Ces cristaux étaient très beaux, mais ils me causaient une terrible gêne. Néanmoins, une énorme quantité d'énergie était enfermée en eux. Je savais qu'ils représentaient toutes mes vieilles blessures et mes colères contenues, je compris enfin que je pouvais récupérer toute cette énergie, que je pouvais la convertir pour l'utiliser de manière positive.

Certaines personnes trouvent qu'elles ne réagissent pas aux images visuelles, mais plutôt à des sensations, comme par exemple la chaleur de la lumière du soleil ou l'écoute de différents sons. Un homme écoutait le bruit de l'écoulement de l'eau pour l'aider à faire passer un calcul rénal logé dans son urètre. Toutes ces sensations peuvent être utilisées pour stimuler le changement.

La visualisation créative peut également créer des états psychologiques de paix et d'équanimité. Imaginer une belle et paisible scène peut déclencher la libération d'endorphines et intensifier notre sentiment de tranquillité. Dans le même temps, elle peut diminuer la tension artérielle, libérer les tensions musculaires et stimuler le système immunitaire. Dans cet état, nous pouvons retrouver nos qualités les plus profondes comme la compassion, le pardon, la force intérieure ou le courage. Renouer le contact avec ces énergies de cette manière nous permet de les ramener à l'esprit conscient.

Comme pour la relaxation et la méditation, l'efficacité de la visualisation créative dépend de la régularité avec laquelle elle est pratiquée – de préférence quotidiennement pendant une demi-heure, voire plus longtemps et plus souvent si vous le souhaitez. Vous pouvez avoir envie d'écouter de la musique douce. Mais assurez-vous qu'elle ne vous perturbera pas. Vous pouvez rester assis ou vous allonger – choisissez la position dans laquelle vous êtes le plus confortablement installé. Relaxez-vous pendant quelques minutes en observant votre souffle pénétrer et quitter votre corps, ressentez chacune des parties de votre corps se détendre. Puis commencez à créer les images et les visualisations qui fonctionnent le mieux pour vous, selon l'endroit vers lequel vous voulez axer votre guérison. Utilisez la visualisation créative pour générer une sensation de paix intérieure et d'équilibre.

5. La relaxation de la conscience intérieure

Une profonde relaxation est essentielle pour guérir, que nos blessures soient intérieures ou extérieures. Si vous êtes dans un état de tension et que vous vous sentez nerveux, à cran, irritable, inquiet, anxieux, opprimé, non soutenu ou incapable de vous débrouiller, alors il devient très difficile pour le corps ou l'esprit de favoriser votre guérison. Nous avons besoin de créer un espace pour la relaxation, il s'agit non pas simplement de s'allonger les pieds en l'air, de regarder la télévision ou de se relaxer de manière superficielle, mais de nous relaxer consciemment et profondément jusqu'à atteindre les niveaux intérieurs de stress. Tant qu'existera une tension psychologique, il y aura une tension musculaire. Boire un verre ou regarder un film peut momentanément diminuer notre stress mais, à long terme, nous devons fournir des efforts plus importants pour connaître un véritable et profond soulagement.

ESSAYEZ VOUS-MÊME
La visualisation créative

Commencez par adopter une position confortable, que vous soyez allongé avec les jambes légèrement écartées, les bras le long du corps, ou assis sur une chaise, les mains sur les genoux. Fermez les yeux. Prenez une profonde inspiration et… allez-y.

- Prenez tout d'abord conscience de vos pieds puis, lentement, devenez conscient de chacune des parties de votre corps en remontant tout doucement le long de votre corps. Détendez-vous et respirez avec chacun de vos membres. Vos jambes… vos hanches… votre dos… votre abdomen… votre diaphragme… votre poitrine… vos mains… vos bras… vos épaules… votre cou… votre tête. Regardez pendant quelques minutes le va-et-vient de votre respiration dans votre corps. Sentez comme avec chaque souffle vous êtes de plus en plus détendu, vous devenez de plus en plus calme et serein.

• Imaginez-vous dans un très bel endroit où tout semble extrêmement paisible. Il peut s'agir d'un lieu que vous connaissez déjà, mais vous pouvez également laisser votre imagination créer tous les détails. Comment est cet endroit ? Marchez-vous sur de la terre, sur de l'herbe, ou encore sur du sable ? Comment ressentez-vous le sol sous vos pieds ? Vous trouvez-vous près d'un cours d'eau, y a-t-il des arbres et des fleurs autour de vous ? De quelles qualités cet endroit est-il comblé ? Quelles sont les couleurs qui vous entourent ? Y a-t-il des émanations de parfum, peut-être de fleurs ou d'encens ? Entendez-vous des chants d'oiseaux, le bruissement de l'eau qui s'écoule, ou le son d'une musique douce ? Pouvez-vous ressentir le soleil sur votre corps ou une douce brise ? Explorez cet endroit paisible et laissez l'émerveillement pénétrer votre être.

• Maintenant, détendez-vous ; asseyez-vous ou allongez-vous. Vous pouvez avoir envie de vous asseoir sous un vieil arbre ou au milieu de l'herbe ; vous pouvez vous allonger sur le sable chaud ou dans un vieux bateau flottant sur l'eau. Faites votre place et relaxez-vous pendant quelques minutes, laissez-vous envahir par toute la sérénité et la paix qui règnent tout autour de vous. Visualisez-vous à l'endroit où vous aimeriez être – parfaitement guéri, parfaitement apaisé, rayonnant de joie. Laissez cette image vous pénétrer. Ressentez combien vous êtes rempli de lumière et d'amour, et restez ainsi pendant quelques minutes.

• Puis, lentement, prenez une profonde inspiration et commencez à laisser les images se dissoudre. Vous pourrez revenir à cet endroit aussi souvent que vous le voudrez. Reprenez conscience du siège ou du sol sur lequel vous êtes assis et de la pièce dans laquelle vous vous trouvez, étirez doucement votre corps et, lentement, ouvrez les yeux.

Pratiquer une profonde relaxation libère lentement les nœuds intérieurs et nous rend capables d'aller au plus profond de nous-mêmes pour retrouver notre raison et notre paix intérieure. Cela nous permet d'observer toutes choses avec plus de distance et de perspective. La relaxation ralentit les palpitations nerveuses, approfondit le sommeil, diminue la tension artérielle, équilibre l'appétit, renforce le système immunitaire, libère la tension musculaire, diminue les niveaux de cholestérol et augmente l'afflux du sang dans le cœur. Elle apaise également le stress mental et émotionnel, la dépression et l'anxiété, et augmente par là même vos ressources et votre souplesse intérieures. Chaque partie de votre être en tire des conséquences bénéfiques. C'est la *réponse relaxation* opposée à la *réponse stress* décrite plus haut.

La technique la plus recommandée est appelée la « relaxation de la conscience intérieure ». Elle se fonde sur les anciens systèmes du yoga et a été pratiquée et testée pendant plusieurs centaines d'années. Elle implique un état intérieur relaxé qui, lorsque la relaxation est pratiquée régulièrement, influence l'ensemble de notre vie. Si nous ne sommes pas en phase avec nous-mêmes, alors nous imposons cet état de stress – notre irritation, notre frustration, notre contrariété – à ceux qui nous entourent, créant alors plus de souffrance, de confusion et de chaos émotionnel. Quand nous nous relaxons, même la maladie qui menace notre vie devient plus facile à traiter, car nous nous libérons de toutes les tensions suscitées par la maladie. Les sentiments de faute et de culpabilité s'estompent au profit d'une profonde acceptation de nous-mêmes tels que nous sommes.

Vous pouvez pratiquer cette forme de relaxation juste quelques minutes, peut-être plusieurs fois par semaine. Ou bien encore une demi-heure tous les jours, ou seulement quelques jours par semaine. L'accumulation, et par conséquent la densité, est importante. Plus vous pénétrerez souvent les niveaux les plus profonds de la sérénité, plus cette pratique deviendra partie intégrante de votre être et moins vous serez susceptible de succomber au stress.

Vous pouvez tout à fait faire cet exercice seul ou trouver plus intéressant et bénéfique de le faire avec un partenaire ou un ami. Si vous le faites une fois par jour, il faut que ce soit à un moment où vous vous sentez parfaitement éveillé et que vous vous assuriez de ne pas être perturbé. Certaines personnes sont plutôt du matin, alors que d'autres préfèrent le soir. Expérimentez différents moments de la journée jusqu'à ce que vous déterminiez le meilleur pour vous. Cela peut vous inciter à vous lever un peu plus tôt qu'à l'habitude dans le but d'avoir un moment tranquille pour vous-même, mais le jeu en vaut bien la chandelle. Les bénéfices ne tarderont pas à se faire sentir.

Quoi que vous fassiez, ne jugez pas vos progrès en matière de relaxation. Si, lors d'une séance, vous êtes incapable de vous relaxer, si bien allongé que vous soyez, votre esprit ne cesse d'être traversé par toutes sortes de pensées, ou même si vous vous endormez, cela ne signifie pas pour autant que vous êtes véritablement incapable de vous relaxer et que vous n'êtes pas concerné par ce qui est décrit ici. Toutes les bonnes choses mettent du temps à se développer. Accordez-vous ce temps ; soyez patient et persévérez. Cette technique n'a pas pour intention de créer davantage de tension !

6. La méditation

La méditation est une expérience de silence et de paix intérieurs complets, où le « Je » individuel se dissout dans l'ensemble universel ; et seules la technique et la pratique aident à atteindre cet état. Nous sommes nombreux à connaître la méditation tout à fait naturellement, lorsque nous sommes concentrés, habituellement autour d'un projet créatif, ou lorsque nous sommes tranquillement assis au milieu de la nature. C'est ce moment où la pensée s'efface, où nous sommes totalement et complètement dans le présent, où tout sens de la séparation se dissout et où il y a une unité complète avec tous les êtres et toutes les choses – l'oiseau qui vole au-dessus, la terre en dessous, la fleur dans notre main. C'est un moment où nous ne sentons aucune séparation d'une manière ou d'une autre avec chaque chose qui constitue le monde. Nous pouvons très bien avoir déjà vécu cette expérience, sans avoir nécessairement réalisé ce qui se produisait. Maintenant, à travers la pratique de la méditation, nous pouvons commencer à revivre ces instants, mais cette fois-ci, avec davantage de conscience.

ESSAYEZ VOUS-MÊME

La relaxation de la conscience intérieure

Vous pouvez pratiquer ce petit exercice n'importe où – au travail, assis sur le banc d'un parc, à la maison ou même dans un train. Simplement, ne le faites surtout pas au volant d'une voiture ou en travaillant sur une machine !

- Commencez par trouver un endroit confortable où vous allonger ou vous asseoir. Vous pouvez décider d'être accompagné d'une musique calme et douce, mais assurez-vous qu'elle ne perturbera en rien votre relaxation. Si vous voulez être assis, essayez de trouver une chaise et de vous asseoir le dos bien droit, vos pieds posés à plat sur le sol (pas croisés) et vos mains sur vos cuisses, les paumes tournées vers l'extérieur. Si vous êtes allongé, écartez légèrement vos pieds et laissez vos bras le long de votre corps, les paumes des mains toujours tournées vers l'extérieur. Vous pouvez vous couvrir d'une légère couverture. Fermez les yeux.
- Commencez par prendre conscience du rythme de votre respiration. Suivez simplement pendant quelques instants le mouvement de votre souffle, le va-et-vient qui s'effectue dans votre corps.
- Maintenant, concentrez-vous sur votre pied droit. Contractez les muscles de votre pied, tenez, puis relâchez complètement. Faites la même chose avec votre mollet droit – concentrez-vous sur cette partie de votre jambe, contractez ses muscles, maintenez, puis relâ-

chez. Puis remontez lentement de votre mollet à votre cuisse droite, et ainsi systématiquement tout le long de votre corps... le pied gauche... le mollet gauche... puis la cuisse gauche. Viennent ensuite la fesse droite et la fesse gauche – contractez, maintenez, relâchez. Travaillez ensuite en remontant sur l'ensemble de votre dos. Puis le bas du ventre... le diaphragme... la poitrine. Puis votre main droite... l'avant-bras et le bras... puis l'épaule droite. Ensuite la main gauche... l'avant-bras... le bras et l'épaule gauche – contractez, maintenez et relâchez. Faites de même avec votre cou... avec tous les muscles de votre visage. Sentez enfin comme l'ensemble de votre corps est détendu.

• Maintenant, repassez une nouvelle fois à travers chacune des parties de votre corps, mais simplement en vous concentrant. Comme auparavant, commencez par votre pied droit... votre jambe droite... votre pied gauche... votre jambe gauche... les fesses... le dos... l'abdomen... la poitrine... la main droite... les bras, les épaules... la main gauche, le bas, les épaules... le cou et la tête.

• Répétez-vous silencieusement : « Mon corps est lourd et détendu, il s'enfonce dans le sol ; mon rythme cardiaque est normal ; je respire facilement ; mon esprit est calme et paisible ; mon cœur est ouvert. » Observez le flux de votre respiration pendant quelques minutes. Laissez-vous envahir par le rythme naturel de votre respiration quand elle pénètre et quitte votre cœur. Lorsque vous êtes prêt, prenez une profonde inspiration et expirez lentement. Puis ouvrez doucement les yeux et étirez-vous.

La méditation est un outil inestimable pour favoriser la guérison – les yogis traditionnels qui pratiquent les techniques de relaxation et de méditation sont connus pour réduire leurs risques de maladies nerveuses et cardio-vasculaires jusqu'à quatre-vingts pour cent. Le Dr James Gordon, professeur de pratique clinique à l'université de médecine de Georgetown, dit : « Je "prescris" presque toujours certaines formes de méditation [à mes patients] parmi tous les médicaments que j'ai possibilité de leur donner. *Méditation* et *médecine* sont issues de la même racine : "prendre soin" et "guérir". »

Il existe différentes techniques de méditation, mais toutes ont la même base. Chacune est un moyen de tranquilliser et de calmer l'esprit en concentrant l'attention de celui-ci sur une pensée ou un objet particulier. Il peut s'agir de notre respiration, d'une bougie, d'un *mantra*, d'un son, d'une visualisation ou du développement d'une émotion particulière comme l'affection, la gentillesse ou le pardon. Cela donne à l'esprit quelque chose à faire, si bien que la constante agitation de pensées et de soucis commence à s'apaiser. Sous ces pensées se trouvent toujours les niveaux plus profonds de quiétude intérieure, d'énergie créative et de clarté.

Le but de la méditation est juste de voir, d'être un témoin de nous-mêmes, mais sans attachement. Quelquefois, nous pouvons avoir la sensation d'assister à une gigantesque pièce de théâtre, fertile en événements ; à d'autres moments, tout peut nous sembler tranquille et nous avons la sensation d'entendre un silence différent qui vient de l'intérieur. L'essentiel étant d'être un simple témoin, afin que toute notre énergie se concentre sur le moment présent. Rien d'autre n'a d'importance, rien d'autre n'existe. Dans cet espace, tout est très joyeux. Il ne doit plus exister aucune forme de résistance, aucune prise sur le chaos.

Au cours de la méditation, nous nous rencontrons d'une manière entièrement nouvelle, car nous n'avons nulle part où nous cacher. Cela mène à un accroissement de la conscience et du respect de soi, à une libération de toutes les peurs et des jugements que l'on porte sur soi, et à une plus grande capacité de gérer des questions comme la culpabilité et le chagrin. À travers le développement des plus subtiles énergies de l'amour, de la compassion et du pardon, nous sommes capables de nous confronter avec les endroits où sont réunis nos traumatismes antérieurs et de libérer nos douleurs. La méditation crée un espace d'où nous pouvons voir notre esprit fonctionner et la façon dont les pensées et les sentiments vont et viennent. Au lieu de nous impliquer dans les événements et de nous sentir ensuite mal à l'aise, nous pouvons développer une plus grande objectivité. Nous n'avons plus besoin de nous identifier aux événements. Nous sommes libres de trouver et d'extérioriser qui nous sommes réellement.

Cependant, comme la relaxation, la méditation ne s'effectue pas toujours facilement au début, elle réclame également beaucoup de persévérance et de pratique. Prendre quelques minutes pour se relaxer avant de méditer peut être une aide non négligeable, car aucun stress ni aucune tension ne doit provoquer de perturbation lorsque vous commencez à vous focaliser sur votre intérieur. L'esprit est particulièrement doué pour toujours trouver de multiples raisons qui vous inciteront à ne pas méditer ; si votre corps commence à s'ankyloser ou à ressentir des fourmillements, faites quelques mouvements, mais tâchez de rester ferme avec votre esprit : « Tu es ici – seulement pour quelques instants – pour être tranquille et te focaliser sur l'intérieur. »

Il n'y a pas de bonne ou de mauvaise manière de pratiquer la méditation. Aussi n'y a-t-il aucune raison de vous reprocher de ne pas avoir effectué une « bonne » méditation, parce que trop de pensées vous auront traversé l'esprit, ou que vous aurez éprouvé des difficultés à rester tranquille, ou encore parce que vous aurez été distrait. Toutes ces choses se produisent pour tout le monde à différents moments. Considérez tout ce que vous avez vécu comme une partie de la séance – observez simplement la liste de courses ou la conversation qui vous vient à l'esprit, puis laissez-la aller. Ce n'est pas une catastrophe. Essayez simplement de toujours revenir au centre de la méditation. C'est pourquoi il est essentiel de trouver un endroit tranquille, car méditer et tenter de calmer son esprit au milieu du bruit sont impossibles ; ce serait comme si vous tentiez d'attraper le vent. L'esprit ne devient tranquille en lui-même que lorsque nous cessons de lutter.

Ainsi, il est également très important de trouver un endroit où nous ne serons pas dérangés et où nous nous sentons à l'aise. Beaucoup de gens créent un endroit spécial pour se consacrer à la méditation, car cela les aide à concentrer leur énergie. Avoir un endroit spécialement consacré à la méditation signifie que vous respectez la méditation comme une activité importante. Chaque fois que vous vous trouvez en cet endroit, cela vous rappelle vos sentiments de paix et vous relie avec votre moi profond.

Trouvez un endroit pour vous asseoir dans lequel vous vous sentiez bien, que ce soit sur une chaise droite ou les jambes croisées sur un tapis recouvrant le sol. Mais s'asseoir le dos droit est essentiel, parce que cela maintient la concentration et l'éveil de l'esprit. Cependant, si vous ne pouvez vous tenir droit, il vaut mieux pratiquer la méditation en position allongée que pas du tout. Choisissez ensuite un moment qui vous convient le mieux. Pour de nombreuses personnes, le moment élu se situe tôt le matin (avant que le reste de la famille ne se réveille), plus tard dans la matinée si vous êtes libre de vos journées, ou en début de soirée. Certains préfèrent tard dans la soirée alors que d'autres se trouvent trop fatigués à ce moment-là pour être capables de pleinement se concentrer. Il est important de pratiquer la méditation chaque jour si vous le pouvez. Considérez que c'est un moment à part pour être avec vous-même.

Il est recommandé de commencer par méditer dix à quinze minutes par jour. Lorsque vous deviendrez plus accoutumé à la position et à la technique, alors vous pourrez rester plus longtemps, jusqu'à vingt ou trente minutes. Beaucoup de gens aiment méditer en groupe, au moins occasionnellement – effectivement, cela peut parfois véritablement intensifier votre expérience. L'exercice ci-contre pourra vous aider à commencer à vous consacrer à la méditation.

ESSAYEZ VOUS-MÊME

La méditation par la conscience du souffle

Asseyez-vous confortablement sur un siège ou sur le sol, le dos bien droit. Fermez les yeux :

• Prenez une profonde inspiration, puis expirez lentement. Prenez quelques minutes pour détendre votre corps – s'il existe la moindre tension dans n'importe quelle partie de votre corps, respirez en vous concentrant dessus et sentez-la se relâcher.

• Concentrez-vous maintenant sur le va-et-vient naturel de votre respiration. N'essayez pas de modifier ou de forcer votre souffle – observez simplement votre respiration à son rythme le plus naturel. Portez votre attention sur l'espace qui se trouve au centre de votre poitrine – l'espace du cœur – et concentrez votre attention sur son mouvement d'inspiration et d'expiration. Contentez-vous simplement de l'observer.

• Silencieusement, répétez les mots « en » à chaque inspiration et « hors » à chaque expiration. En... hors... en... hors. Concentrez-vous simplement sur votre respiration, au niveau de votre cœur, au centre de votre poitrine, et suivez son mouvement intérieur et extérieur. Si certaines pensées vous traversent l'esprit, voyez-les simplement comme des pensées, étiquetez-les, et laissez-les s'envoler. Si vous trouvez que vous avez tendance à vous distraire, concentrez-vous sur le mot distraction, puis laissez-le aller, et revenez toujours à votre souffle. En... hors... en... hors. Comme vous devenez plus concentré, votre esprit se tranquillise et l'intervalle entre deux pensées s'espace.

• Continuez ainsi aussi longtemps que vous vous sentez bien – de dix à trente minutes. Puis prenez une profonde inspiration, expirez lentement. Ouvrez lentement les yeux et étirez vos jambes. Prenez conscience de ce que vous ressentez. Affichez votre plus beau sourire sur votre visage.

CHAPITRE VI

Guérir avec le cœur

Nous passons de nombreuses années à construire un mur autour de notre cœur dans le but de le protéger et qu'il ne soit jamais blessé. Mais, de cette manière, nous nous barricadons et nous nous coupons également de nos propres sentiments de douleur et de passion. Finalement, nous devenons isolés, nous nous enfermons dans une séparation et nous devenons incapables de vivre notre propre vitalité et de ressentir les désirs de notre propre cœur. Guérir notre cœur signifie l'ouvrir complètement, que ce soit à nos blessures ou à notre amour.

La douleur émotionnelle est aussi réelle que la douleur physique, et peut même parfois être plus envahissante. Le ressentiment, la colère, l'amertume, la peur, la culpabilité, la honte, tous ces sentiments jouent leur rôle en affectant notre santé et en limitant la libre circulation de l'énergie. Nous pouvons nous sentir honteux ou coupables de quelque chose que nous avons ou n'avons pas fait, éprouver du ressentiment ou un désir de vengeance pour quelque chose que nous avons subi ; nous avons parfois la sensation de ne rien valoir, nous manquons de confiance en nous, sommes submergés par la peur ou la panique, et nous nous sentons désespérés, dépressifs ou remplis de tristesse. Tous ces sentiments pèsent lourdement sur notre cœur. Nous sommes incapables d'aimer par peur d'être blessés, incapables de pardonner à cause de nos ressentiments passés, incapables d'atteindre le succès par crainte de l'échec. Tous ces sentiments ne sont évidemment pas sans effet sur notre corps et notre santé.

Nous pouvons néanmoins considérer qu'ils existent pour nous aider à devenir plus forts et plus sages, à condition que nous nous reconnaissions et que nous nous acceptions tels que nous sommes. Cela ne signifie pas que nous devons nous laisser envahir ou obséder par notre douleur – nous n'avons pas besoin de faire de nos problèmes émotionnels des croix à porter –, mais nous avons besoin d'écouter les messages que nous envoie notre corps, afin de la transformer et de la convertir en liberté. L'expérience de Sheila décrite ci-dessous nous montre les conséquences du fait d'ignorer notre propre cœur :

Une relation amoureuse longue de quatre ans s'arrêta brutalement. Je croyais à l'époque que je devais absolument rester, tout au moins en apparence, calme et équilibrée sans me préoccuper de ce que je ressentais à l'intérieur. Tout au long de mon enfance, j'ai toujours gardé pour moi mes pensées et mes sentiments, et j'ai toujours essayé de garder sous contrôle l'image extérieure que je laissais transparaître. Toute ma vie est devenue une vraie ruche d'activités et je faisais de plus en plus d'efforts pour éviter de me pencher sur mes problèmes intérieurs, mentaux, sentimentaux ou émotionnels. Et pourtant, je savais que mon cœur était en larmes.

L'hémorragie commença au moment de la rupture. Chaque mois, j'espérais que cela irait mieux le mois suivant. Puis, je suis allée me faire examiner et on diagnostiqua un fibrome dans l'utérus à l'origine de mes fortes hémorragies.

Je compris immédiatement pourquoi la tumeur s'était développée. Mon état psychologique et émotionnel était en totale contradiction avec l'apparent « Tout va bien » que je ne cessais d'afficher. Pendant des années, j'avais décidé de ne pas montrer mes sentiments intérieurs pour me transformer en « petite fille insignifiante » qui avait appris à rester tranquille dans l'intention de ne déranger personne. Puisque les larmes étaient contenues, mon corps était contraint de pleurer à travers son cœur féminin, mon utérus. Le sang représentait les larmes de mon être intérieur.

Quand j'ai finalement parlé à mon ancien compagnon, que j'ai exprimé mes sentiments, que j'ai partagé ce que mon cœur contenait, l'hémorragie s'arrêta. C'était comme si mon corps savait que mes larmes étaient enfin reconnues.

1. Nous accepter tels que nous sommes

Pour nous guérir à l'aide du cœur, nous devons commencer par nous accepter tels que nous sommes. Si nous ne sommes pas en phase avec nous-mêmes, nous nous rendons mal aimés, inacceptables et particulièrement désagréables, incapables de percevoir n'importe quel message, tant ceux envoyés par notre propre corps que ceux des personnes qui nous entourent. Si vous avez pour principe : « Aime ton voisin comme toi-même », commencez par essayer de découvrir comment vous vous aimez.

Après avoir essayé chaque forme de traitement du cancer, Carl alla rencontrer un maître spirituel pour lui demander conseil. « Sais-tu ce que ma tumeur veut me dire ? », lui demanda-t-il, nous dit le livre de Stephen Levine[1] :

> *« Aime-toi simplement toi-même. » Cette phrase m'alla droit au cœur... Ces mots étaient les plus difficiles que je n'avais jamais entendus, mais ils étaient la clef de ma guérison... Je compris immédiatement que ce n'était qu'en examinant cette peur d'aimer, et en la laissant s'exprimer, que je pourrais guérir un jour.*

Le processus d'acceptation et de reconnaissance de soi n'est pas aussi facile et paisible que l'on pourrait le croire. Nombre d'entre nous grandissent en se sentant décalés, pas suffisamment bien ou suffisamment beaux, pas assez grands ou assez intelligents. Nous ne devons pas seulement accepter notre corps physique, mais l'ensemble de notre être, intérieur et extérieur. D'ailleurs, en ce moment même, vous pouvez avoir envie de

1. Stephen Levine : *Healing Into Life and Death.*

refermer ce livre pour ne pas aborder ce sujet, car il peut vous mettre mal à l'aise !

Nous devons absolument ouvrir notre cœur et nous mettre à l'écoute de nous-mêmes. Cela signifie nous ouvrir à nos sentiments de culpabilité, de honte, de médiocrité et de doute. À l'origine de ces sentiments se trouvent généralement nos propres jugements positifs ou négatifs à notre propos. Et les sentiments se répercutent les uns sur les autres. Par exemple, la culpabilité nous prouve que nous sommes mauvais, ce qui entraîne que nous méritons de souffrir, ce qui prouve que nous ne pouvons être aimés. Nous nous raccrochons à nos douleurs, à nos regrets, à nos erreurs, à nos hontes et à notre impuissance ; nous passons notre vie à nous haïr, ce qui accroît encore notre douleur. Nous pouvons susciter notre propre sentiment de culpabilité de même que nous pouvons cultiver notre propre respect de nous-mêmes. C'est un pari à tenir. Nous devons développer une relation intime avec chaque partie de nous-mêmes, et pas seulement avec celles que nous aimons. Nous devons avant tout cesser de nous juger et de nous critiquer, regarder simplement chacune de ces parties pour ce qu'elle est, sans préjugés. L'objectif n'est pas de réprimer ou de nier nos sentiments, mais de devenir plus fort en acceptant d'être soi-même.

Notre corps a besoin d'être reconnu, nos souvenirs enfouis depuis très longtemps ont besoin de resurgir à la surface et nos « péchés » passés d'être pardonnés ; chaque partie de notre être a besoin d'être aimée et nous avons besoin d'aimer chaque partie de nous-mêmes. Sans cet amour, nous nous sentons perdus, seuls, abandonnés et indésirables. En revanche, avec cet amour, nous sommes acceptés, vivants, aimés et reliés à autrui. « Je suppose que c'est la chose la plus importante pour atteindre la guérison, que nous guérissions physiquement ou pas – pour ouvrir et apaiser notre cœur. C'est toujours la même question, n'est-ce pas ? », écrivait Treya Wilber[1], alors qu'elle se trouvait en phase finale de son cancer.

---

1. Dans l'une de ses chroniques journalistiques qui fut reprise dans *Grace and Grit* de Ken Wilber.

Lorsque nous nous débarrassons de nos jugements, de nos hontes et de tout ce qui finalement nous embarrasse, nous découvrons une beauté intérieure naturelle. Nous n'avons pas besoin d'être parfaits pour être beaux ; nous ne devons pas être d'abord acceptables pour les autres avant de nous accepter nous-mêmes. Nous mettre en colère ne nous rend pas mauvais pour autant ; faire quelque chose dont nous avons honte ne nous rend pas inévitablement mal aimables. En nous se trouve une profonde beauté, qui recèle également la clef de notre guérison.

2. Accepter et reconnaître notre colère

Nous accepter tels que nous sommes signifie ne réprimer aucun de nos sentiments. Ils ont besoin d'émerger à la lumière. Cela nous aide également à reconnaître qu'ils ne représentent pas l'ensemble de notre être, mais seulement une partie. Par exemple, imaginez une scène où vos enfants vous ont particulièrement irrité. Vous vous mettez alors en colère contre eux et leur dites d'aller dans leur chambre. À la suite de cela, vous culpabilisez et avez honte de les avoir ainsi réprimandés. À ce moment-là, vous vous sentez n'être rien d'autre qu'une personne désespérée et toujours en colère. Mais cela est totalement faux. Bien sûr que vous ressentez de la colère, mais ce n'est pas là l'*ensemble* de votre être. Il existe en vous d'autres aspects qui, eux, ne sont pas en colère, mais qui aiment et sont affectueux. Il est important de vous en souvenir, car cela vous permet de prendre de la distance avec votre colère.

Ainsi, en adoptant un mode différent, vous pouvez reconnaître d'où sont issus vos sentiments et pourquoi vous avez eu besoin de vous mettre en colère pour les exprimer. Vos parents agissaient-ils de la même manière avec vous ? Vos enfants appuient-ils sur un bouton qui se trouve en vous et qui provoque des sentiments de culpabilité et d'insécurité ? Vous sentez-vous menacé ? Voyez quels sentiments, autres que la colère, vous inspirent réellement toutes ces questions. Puis prenez quelques minutes pour complètement vous pardonner d'avoir réagi de cette manière et, si vous le pouvez, demandez également à vos enfants de vous pardonner. Vous ne devez pas nier le fait de vous être mis en colère, sachez simplement avoir une profonde appréciation et respecter votre propre humanité.

La colère, en elle-même, n'est pas nécessairement mauvaise. C'est une forte et puissante énergie qui s'exprime à travers la confusion et le désespoir, une force qui apparaît pour nous empêcher d'être utilisés ou abusés, comme un serpent qui garde l'entrée d'une cave. Les patients qui sont en colère et qui ont un esprit combatif sont connus pour réagir plus rapidement que ceux qui sont passifs et prêts à tout subir sans la moindre réaction. Reconnaître sa colère et son ressentiment est indispensable pour guérir – la colère contre le fait d'être malade, contre l'injustice, contre les médecins. Découvrir notre capacité de colère peut être un moment de pure révélation, la découverte d'une voix perdue depuis trop longtemps – et sans laquelle nous sommes faibles et sans défense.

Mais est-ce nous qui utilisons la colère ou la colère qui nous utilise ? Car la colère peut également être une arme terrible qui détruit tout sur son chemin – une simple allumette peut être à l'origine d'un feu de forêt. Voyez comment s'exprime votre colère. Observez ses effets sur votre corps, votre esprit, votre cœur, votre famille et vos amis. Essayez de voir si elle crée une séparation, une crainte, une solitude ou une perte. En reconnaissant nos propres sentiments, nous avons besoin de nous assurer que nous ne causons pas de torts et que nous ne blessons personne. Se mettre en colère et crier peut nous donner la sensation de nous libérer, mais cela peut en revanche laisser aux autres la sensation de s'être fait rouler dessus par un camion. De cette manière, la colère peut être très nuisible. Et nous sommes là pour guérir, pas pour provoquer plus de souffrance. Si vous avez besoin d'être en colère, essayez tout au moins que la colère ne dépasse pas son expression naturelle. Nul besoin de rendre votre partenaire malade pendant trois jours parce qu'il ou elle a fait quelque chose qui ne vous plaisait pas. Acceptez votre colère, laissez-la s'extérioriser à sa juste mesure, puis laissez courir.

Vivez pleinement vos sentiments, mais ne vous attachez pas à eux. Ne croyez pas qu'ils représentent l'ensemble de votre être. Essayez de trouver une manière d'employer cette énergie, qui ne devienne pas destructrice. La colère est un pouvoir, elle peut vous donner la force de faire une marche ou une course. Écrivez votre colère, dansez votre colère, chantez votre colère. Voyez ce qu'elle dit, ce qu'elle veut réellement dire. C'est la source d'une extraordinaire passion. Laissez vos sentiments circuler. Souvenez-vous toujours de respirer profondément – la colère est source de tensions qui peuvent instantanément être libérées grâce à une profonde inspiration.

Nous sommes seuls à l'origine de notre colère, nous ne pouvons l'attribuer à personne d'autre. Personne ne nous « met » en colère – la colère est notre réponse à ce qui nous est fait ou à ce que nous vivons. C'est pourquoi il est meilleur d'exprimer ses sentiments en disant « Je ressens de la colère parce que... », plutôt que de blâmer une autre personne. Nous devons prendre la responsabilité de notre colère et accepter de la considérer et de la laisser s'exprimer. Il est inutile de vouloir la réprimer ou d'en vouloir au monde entier. Cela signifie qu'au lieu d'être une victime de notre colère nous devons la contrôler. « Prendre la responsabilité de notre colère signifie établir un rapport avec elle plutôt que la subir, écrit Stephen Levine[1]. Être responsables de notre colère, c'est la soumettre à notre volonté. La subir, c'est accepter d'enfermer notre vie dans l'action mécanique de notre esprit sans liberté. »

Après avoir reconnu notre colère, nous commençons souvent à comprendre qu'elle ne sert en fait que de masque. Elle cache bien souvent des sentiments de perte, d'abus, d'insécurité, de peur, d'intense chagrin ou de honte. Dénichez ces sentiments, donnez-leur une voix et voyez ce que devient votre colère. Allez chercher au plus profond de vous-même. Vous ne tarderez pas à trouver votre cœur. La force nécessaire pour soigner le cœur se trouve dans le cœur lui-même. Il ne s'agit plus seulement d'une douleur ou d'une blessure passées. Le cœur est le dépôt de la compassion, du courage, du pardon et d'un amour inconditionnel.

---

1. Stephen Levine : *Healing Into Life and Death.*

3. Le courage et la peur

La peur est une réponse instinctive lâchée quand notre survie est menacée, quand ce en quoi nous croyons est détruit, quand le sol devient instable et que nous n'avons nulle part où nous réfugier pour nous sentir sains et saufs. Les peurs saines représentent une part importante de notre mécanisme de défense : elles maintiennent notre vigilance en alerte pour nous protéger du danger ; elles nous forcent à faire attention. Mais une anxiété névrotique, qui génère un sentiment d'inquiétude, de panique et de tension sans raison particulière, le syndrome du « Que se passera-t-il si... », est une maladie malsaine. Les signes physiques comprennent des tremblements, des suées, des insomnies, de la fatigue, des palpitations du cœur, une respiration courte et des vertiges. Si ces symptômes se poursuivent, ils ont un effet néfaste sur la santé.

Les peurs malsaines nous paralysent. Chaque mouvement en avant est remis en cause par un doute, la peur de ne pas être assez bien, la peur de ce qui s'est passé et de ce qui pourrait se passer, la peur de ne pas être aimé, la crainte d'avoir le cœur brisé et, pire encore, celle de pas être capable de le supporter. Nous avons peur de guérir, de ne plus avoir de raison d'être soutenus et acceptés. Nous éprouvons des difficultés à abandonner certaines choses – même des mauvais souvenirs – par crainte de ne plus mériter d'amour. « Si je renonce à une relation qui ne me mènera à rien, peut-être qu'aucune autre relation meilleure ne se présentera à moi. Si je cherche un nouvel emploi, peut-être ne trouverai-je que des emplois encore moins intéressants, écrit Joan Borysenko[1]. Si je me dépars de mes soupçons, peut-être que les gens en profiteront pour me blesser et me déstabiliser. C'est la peur qui se fait passer pour un besoin de contrôle, la peur qui nous prive de la chance d'être libres. » La peur aide à maintenir notre ego et à nous garder prisonniers de notre propre esprit.

Trouvez votre peur malsaine – découvrez où elle se cache dans votre corps, où elle se trouvait dans votre passé, où elle se trouve

---

1. Joan Borysenko : *Minding the Body, Mending the Mind.*

dans votre présent et où elle se trouvera dans votre avenir. Reconnaissez-la. Respirez-la. Ne l'ignorez pas et ne vous cachez pas d'elle. Chaque fois qu'elle apparaît, regardez-la en face, sentez-la, entendez-la, touchez-la et goûtez-la. Comment vous affecte-t-elle ? Que vous empêche-t-elle de faire ? Et que vous force-t-elle à faire ? Suivez-la et interrogez-la. D'où vient-elle ? Que veut-elle ? Trouvez sa source et donnez-lui un nom. La peur maintient un contrôle et une influence en restant anonyme. Combien de fois avez-vous déjà ressenti cette peur sans être capable d'identifier de quoi vous aviez peur exactement ? Définissez-la. Et souvenez-vous de respirer – doucement et avec le ventre.

Permettre aux peurs malsaines d'avoir un pouvoir sur nous signifie que nous résistons au changement, alors que le changement est l'essence même de la vie. Le courage ne signifie pas être sans peur. La peur fait naturellement partie du fait d'être en vie, et ne ressentir absolument aucune peur signifierait être sans amour ni joie, sans émotions ni aucun sentiment du tout. Le courage signifie être capable de ressentir de la peur en l'admettant et en l'acceptant, tout en ne lui laissant aucune influence ni aucune emprise sur nous. Nous ne devons pas inviter la peur à nous pénétrer. Nous devenons plus forts en cessant de donner notre pouvoir à la peur. C'est une ouverture du cœur au courage et à la force intérieure : ressentir de la peur, tout en conservant notre courage. Puis l'amour, la compassion et la douceur apparaissent – en fait, nous ne devons pas combattre la peur, mais plutôt l'accepter et la reconnaître.

La peur rend notre respiration plus courte et superficielle ; elle crée une tension intérieure qui nous empêche d'être capables de respirer profondément. Pourtant, si vous respirez profondément, avec le ventre, et que vous vous relaxez, votre peur se libère. Et, une fois qu'elle se trouve hors de vous, vous pouvez la voir et tenter de la résoudre.

Nous pouvons méditer avec la peur : nous asseoir tranquillement, attendre qu'elle se manifeste, respirer en elle, et simplement observer comment elle nous affecte ; être un témoin sans pour autant être attaché et émotionnellement impliqué, sans jugement. De cette manière, nous pouvons observer la peur objectivement et voir qu'elle n'a aucune prise dans la réalité, mais qu'elle est exacerbée par des projections mentales et des suppositions. Respirer notre peur nous permet de retrouver nos repères et de réduire son emprise dans notre vie – nous pouvons goûter à la liberté.

« Plus vous pratiquerez la méditation, plus vous serez à l'aise dans votre propre peau, écrit Jon Kabat-Zinn[1]. Plus vous vous sentirez bien, plus vous serez proche de comprendre que votre anxiété et vos peurs ne sont pas vous et qu'elles ne doivent pas régir votre vie. » Nous ne sommes pas seulement nos peurs – nous les ressentons, mais elles ne nous représentent pas dans notre ensemble. En focalisant notre attention sur nos peurs, nous oublions et ignorons tout des autres aspects de nous-mêmes. Souvenez-vous de cela, la peur doit être considérée avec de la distance. Ce n'est qu'ainsi qu'elle ne devient rien d'autre qu'un état émotionnel qui a besoin d'être accepté et transformé. Elle ne doit pas contrôler chaque partie de notre vie.

Récemment, Eddie, mon mari, a demandé à un jeune moine bouddhiste âgé de vingt-huit ans quelle était pour lui la chose la plus difficile à supporter dans sa vie, et celui-ci a répondu : « L'incertitude. » Quelques semaines plus tard, nous nous trouvions avec une femme âgée de soixante et onze ans qui possédait quelques biens matériels, mais qui n'avait aucune maison véritablement à elle. « J'aime l'incertitude !, nous dit-elle en riant. Cela rend la vie tellement plus intéressante. » Si nous résistons à l'incertitude, elle devient source de peur ; mais si nous la reconnaissons et l'acceptons, elle nous apporte la sécurité dans la connaissance du fait que chaque chose est toujours en perpétuelle mutation. L'inconnu peut nous faire peur ou représenter un pari. Nous ne savons combien de temps nous vivrons – la vie elle-même est incertaine –, mais nous pouvons décider de vivre dans la peur ou dans la joie, et d'être ouverts à chaque instant de la vie qui s'offre à nous. Lorsque nous cessons de nous accrocher à ce qui est acquis pour sauter dans l'inconnu, nous reconquérons notre pouvoir.

---

1. Jon Kabat-Zinn : *Full Catastrophe Living.*

4. Trouver le pardon

Pardonner signifie libérer la négativité que nous ressentons pour nous-mêmes et pour les autres. Cela paraît simple, mais ce n'est pas facile à faire. Vous pouvez avoir le sentiment de ne pas être prêt à pardonner – votre blessure est peut-être encore trop douloureuse ou la colère trop forte – ou vous pouvez croire que vous ne pourrez jamais pardonner, car l'acte commis dépasse les domaines de la pitié et de l'indulgence. Vous pouvez penser que le pardon est une manière d'abdiquer la responsabilité de ce qui a été fait, ou encore qu'il ignore l'intensité des émotions impliquées. Ces sentiments sont justifiés : ils ont besoin d'être entendus ou ressentis.

Et pourtant, le pardon est essentiel pour guérir. Nous avons exploré plus haut le mot « rémission ». Il signifie devenir libre des symptômes, mais il signifie également pardonner; pardonner les péchés ou les crimes. En d'autres termes, guérir et pardonner sont interdépendants – sans pardon, nous ne pouvons pas devenir un ensemble, car certaines parties de nous seront retenues dans le passé. « Une des premières étapes sur le chemin de la guérison est l'approfondissement du pardon, écrit Stephen Levine[1]. En effet, après que la conscience nous a mis sur le chemin de la guérison, c'est le pardon qui éclaire le chemin et qui nous permet de continuer à progresser. »

S'accrocher à la douleur renforce et maintient la colère et le ressentiment. Mais c'est nous-mêmes que nous blessons, et personne d'autre. Le manque de pardon conserve la culpabilité, la douleur et la rage qui nous rongent, et crée des remparts tout autour de notre cœur. Il nous bloque dans le passé et limite notre capacité à changer. Le manque de pardon nous laisse à la porte de notre cœur, alors que le pardon nous en ouvre la porte. Il libère le passé : les vannes s'ouvrent, l'énergie se débloque et nous nous sentons plus légers et plus libres; nous sommes libérés de notre attachement à la douleur.

Lors d'une émission de télévision sur le thème du pardon, Bill racontait l'histoire du terrible meurtre de sa grand-mère. À la

---

1. Stephen Levine : *Healing Into Life and Death.*

suite de ce drame, il était tombé dans une profonde dépression et avait ressenti de la colère. Cependant, il avait passé beaucoup de temps à visiter en prison Paula, la personne qui avait assassiné sa grand-mère, afin de la comprendre et de savoir pourquoi cette tragédie s'était produite. Un an plus tard, il était capable d'affirmer que « pardonner à Paula avait été beaucoup plus important pour lui que pour elle ». Cela l'avait libéré de sa haine.

Pardonner ne signifie pas oublier ce qui est arrivé. Ce n'est pas rationaliser ou justifier ; ce n'est pas non plus faire table rase de ce qui s'est produit, ni nier la gravité des événements – rien ne pourra changer le passé. Mais nous pouvons pardonner à la personne qui a fait l'acte, et accepter le fait que cet acte exprimait une ignorance ou une douleur, même si ce qui a été fait était mal. En aucune façon nous ne devons nier notre blessure ou notre souffrance : il est très important de reconnaître la douleur et la colère, pour réellement les connaître et les ressentir, ce n'est qu'alors que le véritable pardon devient possible.

ESSAYEZ VOUS-MÊME

Ouvrez-vous au pardon

Commencez par décider de la personne sur qui vous avez envie de vous concentrer – vous-même ou une autre personne. Les conseils qui suivent sont formulés comme si vous étiez la personne à qui vous souhaitez pardonner. Mais si votre pardon est dirigé vers une autre personne, modifiez simplement les conseils en fonction de votre désir. En suivant ces conseils, permettez à toutes les choses ayant besoin d'être pardonnées d'émerger spontanément.

- Trouvez un endroit tranquille et confortable où vous asseoir, les jambes croisées sur le sol ou sur une chaise droite. Assurez-vous de ne pas être dérangé. Tenez votre dos bien droit et fermez les yeux.

• Prenez une profonde inspiration et soufflez. Relaxez l'ensemble de votre corps et votre esprit. Concentrez-vous sur votre respiration et, pendant quelques minutes, observez son va-et-vient dans votre corps. Suivez le rythme de votre souffle pendant que votre esprit devient de plus en plus tranquille.

• Commencez ensuite à vous concentrer sur votre cœur au centre de votre poitrine. Restez ainsi pendant quelques minutes à observer votre respiration. Lorsque vous vous sentez prêt, amenez doucement votre cœur à se laisser pénétrer par le pardon. Silencieusement, répétez ces mots : « Je me pardonne, je me pardonne, je me pardonne pour… », et laissez toutes les choses que vous vous pardonnez émerger dans votre cœur. Prenez votre temps, faites cela en douceur. Laissez-vous prendre du recul, vous pardonner et vous libérer. Ne conservez pas les incidents qui ont pu vous blesser ou pour lesquels vous culpabilisez – pardonnez et laissez aller. Souvenez-vous de respirer profondément. Respirez en chacune de vos douleurs, de vos culpabilités, de ce qui provoque en vous un sentiment de honte. Laissez toutes ces sensations apparaître et se libérer : « Je me pardonne, je me pardonne. »

• Laissez chacune des questions émerger, observez-les sans porter de jugement, sans attachement, reconnaissez-les véritablement pour ce qu'elles sont et acceptez de vous pardonner. Certaines choses sont plus faciles à pardonner que d'autres. Laissez les choses les plus difficiles se réduire peu à peu, le temps et votre relaxation quotidienne et régulière leur permettront bientôt de se libérer complètement. Inspirez profondément et laissez les nœuds se dénouer doucement.

• Observez votre respiration pendant quelques minutes, sentez comme le pardon s'épanouit dans l'ensemble de votre être; il vous purifie et vous libère. Lorsque vous êtes prêt, étirez vos jambes et ouvrez lentement les yeux.

En revanche, c'est souvent l'expérience de la douleur qui crée une résistance au pardon : quand nous pardonnons, nous libérons non seulement l'histoire, mais également toutes les excuses pour notre souffrance. Il n'y a plus personne à blâmer, plus aucune raison pour justifier la douleur... et il est tellement plus facile de blâmer quelqu'un d'autre que de prendre la responsabilité de notre propre état d'esprit. En refusant de pardonner, nous avons l'excuse parfaite pour éviter de changer et ne pas renoncer à nous accrocher à notre douleur; c'est pourquoi nous nous cramponnons au fait d'être blessé, à notre « pauvre de moi », à notre statut de victime. En nous agrippant à nos douleurs, nous restons bloqués dans notre relation avec les autres et pensons que ce sont eux qui contrôlent nos humeurs et nos émotions. De cette manière, la blessure du passé est constamment recréée. Rien ne peut nous être plus bénéfique que de dépasser la haine; la conserver signifie simplement rester dans le rôle de victime.

Le pardon désamorce la situation; il libère la charge émotionnelle. Quand nous pardonnons réellement à quelqu'un, celui-ci n'a plus aucune prise sur nous. Pardonner détruit les barrières et les murs érigés en défense ainsi que la colère qui nous tient dans un état second. Pardonner à quelqu'un lui enlève toute sa puissance, et il n'y a plus aucune raison d'avoir peur car cette personne ne peut plus nous blesser. Cela implique que nous regardions les autres tels qu'ils sont, et non pas tels que nous voudrions qu'ils soient, tels que nous pensons qu'ils devraient être ou tels que nous croyons qu'ils étaient auparavant, mais simplement tels qu'ils sont.

Pardonner achève notre passé, ce qui nous permet ensuite d'évoluer différemment. Cela crée un espace dans lequel nous pouvons respirer et sentir l'amour nous pénétrer, mais où peuvent également surgir des sentiments de tristesse, de mélancolie, de vide ou de perte. Laissez ces sentiments vous pénétrer; ne niez pas leur nécessité de s'exprimer, car derrière le chagrin se cachent l'amour, la compassion et la sensibilité.

Pardonner aux autres est important, mais nous avons également besoin de nous pardonner à nous-mêmes. Si nous voulons réellement être guéris, nous devons absolument travailler avec les éléments intérieurs : les couches qui cernent notre cœur. Nous ne devons pas nous absoudre de la responsabilité de nos actes ni nier notre culpabilité, mais simplement reconnaître notre humanité et accepter complètement notre vulnérabilité. Nous devons nous pardonner pour les actes passés, les mots que nous avons dits, les choses que nous avons ou n'avons pas faites. Dans le présent, chaque fois que nous n'allons pas dans le bon sens, nous devons nous dire : « Je me pardonne », encore et encore.

Nous pardonner signifie nous accepter tels que nous sommes, accepter toutes nos faiblesses, nos erreurs et notre impuissance. Pour ce faire, nous devons ensuite complètement nous dénuder émotionnellement et tout d'abord commencer un travail sur nous-mêmes : apporter le pardon à chaque partie de notre être, dans notre douleur, notre peur, notre maladie, notre honte ; pardonner notre enfance, nous pardonner d'avoir été abusés, pour avoir pensé que nous méritions d'être punis ou blessés, pour la manière dont nous avons traité les autres, pour la culpabilité que nous ressentons, pour toutes les erreurs que nous avons commises ou l'impuissance que nous avons ressentie. Plus nous nous pardonnerons, plus nous libérerons notre propre douleur, et plus nous pourrons pardonner aux autres.

Il peut s'avérer très difficile d'accepter le pardon. Nous sommes habitués à payer le prix de nos « péchés », et nous pardonner peut nous donner la sensation de sauter une étape ou d'agir en toute impunité. Mais nous ne sommes plus la personne qui a commis l'offense ; en fait, nous pardonnons à la personne que nous étions alors – même si c'était il y a une minute –, celle qui agissait dans l'ignorance, peut-être en faisant de son mieux sur le moment, ou même qui se comportait avec malice et provoquait une douleur. Nous pouvons pardonner à cette personne et, ce faisant, nous libérer du poids du passé. Cela ne diminue pas les conséquences, mais cela libère la douleur.

Le pardon ne vient pas nécessairement facilement – cela demande un certain engagement et de la sincérité. C'est quelque chose que nous avons besoin de faire chaque jour, lentement, en écartant toutes les résistances, en ouvrant notre cœur et en laissant l'amour nous pénétrer. Cela signifie vouloir regarder les sentiments qui émergent au moment où nous cherchons au plus profond de nous-mêmes, et les accepter tels qu'ils se présentent, sans leur porter aucun jugement. Finalement le pardon écrase les murs et nous sommes libres de danser et de ressentir autant d'amour que nous le souhaitons. **Le pardon est le plus grand cadeau que nous puissions nous faire.** (Voir l'exercice *Ouvrez-vous au pardon,* décrit p. 122 et 123.)

5. L'amour inconditionnel

Notre approche normale pour aimer est plutôt égocentrique. Nous donnons de l'amour dans l'intention d'en recevoir, nous souffrons quand nous en manquons et nous mettons des conditions à la forme que l'amour doit prendre. Guérir exige que nous allions au-delà de toutes ces conditions et de toutes ces limites, que nous dépassions nos besoins égocentriques et que nous laissions s'éveiller dans notre cœur le courage, le pardon, l'indulgence, la compassion et un amour inconditionnel. Aimer sans condition signifie ne pas nous accrocher à nos doléances passées et n'autoriser aucun pouvoir à s'emparer de notre peur ; cela signifie accepter de ne plus se laisser envahir par nos faiblesses et nos insensibilités qui créent en nous tant de douleur, pour les remplacer par de l'amour. « Guérir signifie vivre dans le présent, pas dans le passé. Nous ne devons pas nous attacher à l'amour que nous n'avons pas reçu par le passé, mais à l'amour que nous n'offrons pas dans le présent, écrit Marianne Williamson[1]. Si nous aimons, nous nous libérerons de notre douleur, alors que si nous renions l'amour, nous approfondirons notre douleur. »

Nous avons besoin de rendre l'amour vivant : *penser l'amour, parler d'amour, lire l'amour, agir avec amour, marcher avec amour, respirer l'amour, chanter l'amour, manger avec amour et dormir avec amour.* Nous passons beaucoup trop de temps à nous focaliser sur nos difficultés plutôt que sur notre amour. C'est pourquoi nous avons besoin de vivre les choses de manière positive et tout au moins plus équilibrée. Le positif est

1. Marianne Williamson : *A Return to Love.*

là, nous avons seulement besoin de le voir. En regardant la pluie, nous pouvons nous sentir déprimés, mais nous pouvons la voir également arroser les plantes, nourrir les rivières, qui à leur tour nous donnent de l'eau à boire. En considérant la pluie de cette manière, nous la remercions pour tous les bienfaits qu'elle nous apporte. C'est une question de choix, un choix qui nous appartient.

Au moment où ils sentent la mort venir, beaucoup de gens éprouvent le profond désir de dire à leurs proches : « Je t'aime », une dernière fois avant de mourir. Mais pourquoi attendre de se trouver face à la mort pour leur dire cela ? Dites « Je t'aime » au moins une fois par jour – et même, pourquoi pas, une fois par heure – à vous-même ou à quelqu'un d'autre. Ne vous contentez pas seulement de le penser, dites-le à haute voix. Donnez à l'amour une voix qui le rende vivant, qui apporte de la chaleur, de la gratitude, de la sécurité, du réconfort et qui encourage la guérison. Si vous ne pouvez pas parler, vous pouvez écrire l'amour. Écrivez à ceux que vous aimez et dites-leur ce que vous ressentez pour eux, ou écrivez-vous à vous-même des mots d'amour. Écrivez des chansons ou des poèmes d'amour. Remplissez votre cœur de mots d'amour.

Touchez avec amour. Laissez votre amour briller et se transmettre chaque fois que vous serrez une main, que vous donnez une caresse et que vous voulez calmer quelqu'un. Un bébé qui ne reçoit aucune caresse est en danger de mort, et un adulte en danger d'aliénation. Touchez chaque objet avec amour, soyez conscient de vos actions, traitez toute chose avec respect. Marchez avec amour, ressentez la beauté de votre corps en mouvement, ressentez l'amour que votre souffle, vos os, vos muscles, votre sang, vos nerfs, vos organes, vos articulations, et même le moindre de vos orteils ont pour vous, combien ils vous soutiennent et prennent soin de vous au travers de toute votre vie. Aimez votre corps et remerciez-en chaque partie pour tous ses « bons et loyaux » services.

Tout cela peut en fait se résumer en une seule phrase : **vous ouvrez votre cœur.** Permettre à l'amour de pénétrer chaque fissure et chaque pore de notre vie nous rend libres de prendre des risques et d'avancer vers l'inconnu. Nous n'avons nul besoin de tourner le dos à nos voisins parce qu'ils sont de couleur différente ou qu'ils pratiquent une autre religion ; nous devons accepter les différences tout en reconnaissant notre humanité partagée. Remplacez votre peur d'autrui par le sentiment d'avoir la chance de pouvoir rencontrer d'autres consciences créatives. La peur nous contracte et nous pousse en arrière ; elle nous empêche de nous diriger vers le changement ou simplement vers le mouvement. L'amour est expansif et curieux de découvrir l'inconnu ; il accueille le changement comme une expression de toute vie.

Ouvrir notre cœur à nous-mêmes et aux autres est comme ouvrir une maison remplie d'amour : nous trouvons ainsi la guérison pour l'ensemble de notre être. Marc Ian Barasch décrit le voyage d'une femme[1] :

> *Derrière les larmes… elle découvrit l'amour, la tendresse et l'abondance d'un être – ses sentiments de défense acquis depuis son plus jeune âge devaient s'effacer pour enfin laisser pleinement s'exprimer son insoutenable souffrance. Pour beaucoup de voyageurs, c'est ici que se trouve le nœud de leur travail intérieur de guérison : découvrir leur cœur de toutes ses couches de douleur et de souffrance.*

Au cœur de toute vie se trouve un amour inconditionnel. Quelles sont la force et l'énergie qui maintiennent la vie, si ce n'est cet amour inconditionnel ? Voyez comme le soleil brille équitablement sur chacun de nous tous, qui que nous soyons. Quand nous vivons la nature inconditionnelle de l'amour, nous nous ouvrons aux perspectives d'un pouvoir de guérison illimité.

---

1. Marc Ian Barasch : *The Healing Path.*

CHAPITRE VII

La passion et la créativité

Quelles sont les choses qui éveillent en vous de l'emballement, de la résolution et qui vous enchantent ? Trouver des passions signifie trouver une manière d'exprimer nos plus ardents désirs et nos envies les plus profondes, ce qui nous donne l'intense sensation d'être en vie. Elles peuvent être très simples comme tresser un panier en vannerie ou arranger des fleurs dans un vase ; vous pouvez tout aussi bien être un amateur de théâtre ou avoir envie de visiter les malades dans les hôpitaux. Défiez-vous vous-même. Faites de la marche, escaladez une montagne, cuisinez. Devenez clown. Faites quelque chose que vous n'auriez jamais pensé faire. Ressentez alors la liberté et le plaisir de dépasser votre quotidien et vos limites.

Quelle que soit votre passion, il est essentiel pour votre guérison que vous lui permettiez de s'exprimer. De cette manière, nous libérons la partie créative et expressive de notre être qui, invariablement, a été ensevelie sous toutes ces années où nous avons satisfait les besoins et les demandes de nos parents, de la société ou de notre famille. Le Dr Bernie Siegel[1] raconte l'histoire d'un patient atteint d'un cancer qui, étant enfant, avait toujours désiré jouer du violon. Sous la pression de ses parents, il avait dû renoncer à ses ambitions musicales pour devenir avocat. Mais, quand il eut cinquante ans et se trouva face à un avenir incertain, Bernie lui demanda ce qu'il aurait *réellement* souhaité faire. Pour toute réponse, l'homme

---

1. Dr Bernie Siegel : *Peace, Love and Healing.*

renonça à sa carrière et commença à jouer du violon pour la première fois depuis son enfance. Son être intérieur s'éveilla après avoir été ignoré pendant tant d'années et le cancer entra bientôt en phase de rémission. Bernie finit alors par lui demander : « Devons-nous attendre de développer un cancer pour parvenir à faire ce dont nous avons véritablement envie ? »

Liz avait le sentiment qu'il ne lui restait plus rien d'autre à vivre que de rester assise seule, nuit après nuit. Elle venait récemment de divorcer, ses enfants étaient maintenant adultes et avaient déserté le foyer parental. Elle ressentait un immense vide intérieur. Un soir, alors qu'elle rentrait de la salle paroissiale voisine, elle fut intriguée de voir des lumières briller. Après quelques investigations, elle trouva un groupe de femmes en train de jouer à la pétanque. Amusée, elle les regarda pendant un moment, puis reprit son chemin vers sa maison. Le lendemain soir, une des femmes que Liz avait vues jouer frappa à sa porte. Elle lui demanda si elle aimerait se joindre au petit groupe. Cela semblait ridicule, mais quelque chose en elle la poussait à dire oui. Cette scène s'est déroulée il y a douze ans maintenant. Liz est depuis devenue membre de l'une des meilleures équipes de pétanque de sa région et présidente de son club. Elle s'était trouvé une passion.

Il existe tellement d'activités que vous pourriez faire. Ne soyez pas timide ! La guérison vient à ceux qui ont la volonté de dépasser leurs propres limites et leur timidité en se plongeant dans l'inconnu.

1. L'art-thérapie

Cela signifie explorer l'ensemble du royaume des formes et des figures, des textures et des couleurs, comme moyens d'expression des questions psychologiques les plus profondes. C'est une manière d'aller en nous-mêmes pour atteindre une compréhension de nos véritables sentiments, et particulièrement ceux qui sont au-delà de notre conscience. « Il y a certains sentiments qui sont au-delà de la portée des simples mots, écrit la thérapeute Patsy Howell Hall[1]. Comment peut-on pénétrer le cœur de la solitude et en parler – ou simplement l'exprimer ? » Peindre ou sculpter donne des formes à ces sentiments, un moyen de voir ce qu'ils expriment, afin que nous puissions leur trouver des solutions.

L'art-thérapie implique habituellement que nous rejoignions une classe ou un groupe dans lesquels nous pouvons bénéficier des conseils d'un enseignant formé à cette méthode et du soutien d'autres personnes elles-mêmes engagées dans un processus similaire. Mais nous pouvons également le faire chez nous, à notre propre manière, avec une simple boîte de peintures, quelques crayons et un bloc de papier. Ne vous inquiétez pas du résultat au sens esthétique. L'essentiel est de ressentir ce qui est important, et la seule chose à faire pour cela est de commencer. Peignez tout et n'importe quoi, faites-le sans y penser – laissez vos sentiments guider votre main et peindre la toile, n'essayez pas de contrôler ce que vous faites. Vous pouvez très bien créer vous-même des symboles et peindre des images comme votre esprit le ferait dans un rêve, plutôt que de vous attacher à reproduire des images fidèles à la réalité. Cela ne pose aucun problème. L'inconscient se partage lui-même de plusieurs manières différentes. Quelle que soit votre création, elle exprimera une partie de vous-même, qu'il s'agisse de lignes tournoyantes ou d'une série de points alignés les uns derrière les autres.

N'essayez pas de peindre un objet particulier, cela empêcherait vos sentiments de trouver leur propre forme. Peignez librement, en laissant simplement les brosses et les pinceaux jouer avec le papier, et les formes et les couleurs vous parler. Alors, lentement, commencez à peindre vos sentiments – vos sentiments intérieurs. Passez un peu de temps chaque jour à peindre votre colère ou votre peur, et voyez comme vos peintures évoluent à mesure que vos sentiments commencent à émerger. Essayez également d'utiliser des moyens d'expression différents, comme le bois, l'argile, le sable et le tissu.

---

1. Dans *The Seeker's Guide,* de John Button et William Bloom.

Essayez même de vous peindre. Prenez une très grande feuille de papier (si vous le souhaitez, n'hésitez pas à avoir un livre d'anatomie près de vous pour vous aider à placer tous les organes à la bonne place). À quoi votre peinture ressemble-t-elle ? Toutes les parties de votre corps ont-elles les justes proportions ? En manque-t-il certaines ? Et, si oui, où sont-elles ? À quoi ressemble votre visage ? Est-il souriant ou renfrogné ? Vos yeux sont-ils ouverts ou fermés ? Avez-vous un cœur dans cette peinture ? Est-il triste ou heureux ? Avez-vous un foie ? Est-il plein de colère ? Avez-vous des reins ? Sont-ils remplis de peur ? À quoi ressemblent votre estomac et vos intestins ? Quelle forme ont vos jambes et vos bras ? Vos muscles sont-ils tendus ou relaxés ? Quelle apparence ont vos mains ? Votre dos est-il droit ou courbé ? Est-il appuyé contre quelque chose ? Votre peinture comprend-elle quelqu'un ou quelque chose d'autre ?

Dessinez votre maladie ou les parties de votre corps qui vous font souffrir. Votre maladie est-elle entièrement faite avec des couleurs extrêmement sombres ou y a-t-il tout de même quelques traits de couleurs vives et lumineuses ? Y a-t-il des représentations différentes selon les parties de votre corps ? Peignez celles que vous sentez être sous la pression du stress. Quelles images vous viennent à l'esprit ? Que vous disent-elles à propos de vos sentiments ? Peignez votre traitement thérapeutique. Apparaît-il comme un poison ou comme un baume guérisseur ? Si c'est un poison, alors peut-être devriez-vous penser à changer pour un traitement avec lequel vous vous sentiriez mieux – nous n'avons pas grand intérêt à absorber du poison. Dessinez les personnes qui vous soignent. Quelle allure a votre médecin ou votre thérapeute ? Un ange ou un démon ? Ressemble-t-il à quelqu'un qui veut vous sauver ou à quelqu'un qui va vous faire du mal ? Peignez ou dessinez vos parents, vos frères et sœurs, vos enfants et votre compagnon, et même votre emploi. Voyez les images qui émergent, quelles formes et quels sentiments prennent tous ces éléments. Laissez-les vous parler.

Dessiner spontanément vous offre une vision non négligeable de ce qui se passe en vous et des actes qui sont nécessaires.

Bernie Siegel[1] raconte l'histoire d'une petite fille venue le voir avec une large nodosité lymphatique dans le cou et la mâchoire. Étant donné que plusieurs membres des deux familles respectives avaient déjà été confrontés à des problèmes de leucémie, il semblait naturel que cette petite fille puisse elle aussi souffrir d'une telle maladie. Bernie lui demanda de faire quelques dessins. Elle se dessina elle-même mais, parmi tous ses dessins, il y en avait un qui représentait son chat avec de très longues griffes :

En regardant son dessin, je me demandais pourquoi ce chat représentait pour elle une présence aussi éclatante à une époque où elle était aussi malade. Je compris soudain qu'elle souffrait d'une toxoplasmose, une maladie provoquée par une fièvre et qui peut être transmise par une égratignure de chat. Les examens confirmèrent le diagnostic, et le diagnostic lui-même me confirma, une fois encore, que nous possédons tous une sagesse du corps.

2. Faire le clown

Faire le clown signifie nous permettre de jouer, de redevenir un enfant et de redécouvrir la magie vivant en toutes choses. Il est certes facile d'oublier cette magie, de devenir blasé ou de penser que nous savons tout, mais, de cette manière, nous perdons tous les aspects merveilleux et impressionnants de la vie. Faire le clown nous donne la permission d'être à nouveau impressionnés. Plus encore, cela apporte le rire, et le rire guérit. « Au XIIe siècle, nous dit le Dr Thomas Sydenham, l'arrivée d'un bon saltimbanque exerçait une influence bien plus bénéfique sur la santé d'une ville que ne le faisaient vingt ânes chargés de médicaments. »

L'une de mes meilleures amies, Leela, a exercé durant plus de vingt ans la profession de médecin avant de devenir définitivement un clown professionnel et reconnu. Leela était née avec des problèmes cardiaques. C'est pourquoi elle a soigné, par la suite, de nombreux problèmes médicaux sur elle-même et sur les autres. Elle nous dit :

1. Dr Bernie Siegel : *Peace, Love and Healing.*

Passer de l'état de médecin généraliste, impétueuse, autoritaire et frustrée à celui de gentil clown, compréhensif et émotionnellement conscient, qui avait parcouru un long chemin de souffrances avant d'éprouver de la compassion pour la douleur des autres, a été pour moi le plus grand et le plus important défi de ma vie. Faire le clown m'a permis d'être à nouveau totalement humaine, de me sentir ne faire qu'une avec mes maladresses, mes frustrations et ma timidité. La joie intense, l'excitation et la spontanéité m'incitent à découvrir les trésors intérieurs négligés et oubliés depuis longtemps. J'apprends à marcher au-delà de la limite de ma propre imagination.
Mon professeur d'accordéon jouait régulièrement dans un club de personnes âgées qui se réunissaient pour déjeuner, et je savais que mon rôle de clown nouvellement né et encore timide ne rencontrerait pas de problèmes avec elles. Elle joua « Pack Up Your Troubles In Your Old Kit Bag » pendant que je dansais autour des tables en faisant des grimaces et en exhortant les spectateurs à mettre leurs soucis dans mon sac. La difficulté était que la plupart d'entre eux me connaissaient comme médecin et trouvaient difficile de répondre maintenant à un clown !
Excepté un homme qui avait eu une attaque. Très lentement, en utilisant son bras valide, il leva son bras paralysé jusqu'à sa tête. Ses doigts firent semblant d'ouvrir son crâne, de toucher son cerveau, de fouiller un peu jusqu'à prendre quelque chose d'imaginaire et le sortir de sa tête. Nos yeux se rencontrèrent et, à cette seconde, nous nous comprîmes. Les larmes commencèrent à couler sur nos joues. Lentement et avec mille précautions, il lâcha cette chose dans mon sac que je m'empressai ensuite d'aller vider dehors. Lorsque je revins, il voulut que nous dansions ensemble. Son attaque l'avait laissé à demi paralysé et pourtant, d'une manière un peu chaotique, nous nous mîmes à danser. En tant que médecin, je n'avais encore jamais vu auparavant les larmes se transformer en une danse rayonnante.

3. Le théâtre

Mimer différentes scènes et jouer différents rôles est un des jeux favoris de la plupart des enfants. À mesure qu'ils explorent le monde, ils essaient de nombreuses personnalités, se déguisent et prétendent être des adultes, créent des jeux et des histoires en imitant toutes sortes de caractères. Beaucoup de drames domestiques sont ainsi mis en scène, les enfants jouent le rôle d'un parent en colère ou même abusif, la perte d'un ami, la mort d'un animal de compagnie ou la jalousie d'un frère. La scène permet à l'enfant d'extérioriser ses sentiments les plus profonds, de prendre une distance avec l'intensité intérieure, et d'accepter puis de guérir son problème.

À l'âge adulte, nous pouvons également faire du théâtre. Dans un groupe, nous pouvons mettre en scène les événements passés et les sentiments réprimés, comme par exemple la colère que nous avons pu ressentir envers nos parents. De cette manière, nous ne nous limitons pas à libérer nos sentiments, nous voyons également la scène dans son intégralité. Nous pouvons également créer des scènes qui confrontent un caractère avec différentes situations et différents sentiments, dans le but de nous aider à comprendre comment vivre et réagir face à ces situations dans nos vies. Le théâtre est utilisé en thérapie dans de nombreuses structures sociales, comme les hôpitaux ou les écoles, avec des groupes de jeunes, ou comme une partie essentielle de la thérapie.

Même sans nous trouver dans une situation de confrontation, il nous est possible de faire cela par nous-mêmes à la maison : utilisez des coussins et des oreillers pour représenter les autres personnes et jouez la scène que vous souhaitez. Jouez différents rôles et mettez en scène la même pièce depuis différents points de vue. Ou encore écrivez un script et invitez quelques amis à venir jouer avec vous. Soyez courageux et faites cela aussi souvent que vous le souhaitez, vos sentiments auront ainsi une chance de s'exprimer. Mais n'écrivez pas l'histoire trop à l'avance – laissez-la évoluer d'elle-même à mesure que vos sentiments prennent forme.

4. La musique et la chanson

Le son est l'un de nos sens le plus important, il nous donne le moyen de communiquer, d'équilibrer et d'élever nos énergies, de libérer nos sentiments. Jonathan Goldman écrit[1] : « Chaque chose dans l'univers possède un niveau de vibration. Cela comprend le corps humain. Chaque organe, chaque os, chaque tissu et chaque autre partie du corps a une fréquence de résonance qui témoigne de notre état de santé. Quand cette fréquence diminue, cela signifie que cette partie du corps ne vibre pas en harmonie, c'est ce que nous appelons plus communément une maladie. »

L'effet de la musique est saisissant. Nous pouvons être émus jusqu'aux larmes par un violon, sentir notre cœur battre de joie au son d'une harpe mélodieuse, ou ne pas résister et nous mettre à danser au rythme des tambours africains. D'autres musiques auront plutôt tendance à nous stresser et à tendre nos muscles – évidemment de tels sons n'ont rien de thérapeutique. Il a été démontré qu'une musique apaisante diffusée pendant une opération chirurgicale favorisait un recouvrement de santé plus rapide; certaines musiques qui suscitent l'inspiration sont utilisées pour aider à libérer les blocs émotionnels. Remarquez comme la musique apporte un équilibre à votre corps et vous fait résonner en harmonie. Voyez comme vous pouvez vous sentir vivant et plein d'énergie. Quand vous écoutez de la musique, donnez-lui toute votre attention, laissez-la vous inonder, pénétrer chaque cellule de votre être. La thérapie « musicale » n'est due qu'à votre fait. Si elle entraîne votre corps à se mettre en mouvement, alors laissez-vous répondre librement à ce désir.

Une autre manière d'employer la musique pour guérir est d'apprendre à jouer d'un instrument. Il n'est jamais trop tard ! Vous pouvez ressentir autant de joie à écouter de la musique qu'à gratter une guitare ou à souffler dans une flûte. Retrouvez ce désir depuis longtemps perdu de jouer du piano ou du violon, et suivez-le là où il vous mènera. Cela peut vous prendre un certain temps avant de devenir un musicien accompli, mais

---

1. Jonathan Goldman : *Healing Sounds.*

atteindre votre but n'est pas le plus important – le voyage et la découverte seuls peuvent déjà vous aider à trouver la guérison.

Nous pouvons tous chanter. Nous ne devons pas devenir les rivaux de Kiri Te Kanawa, mais nous pouvons trouver notre propre voix, une voix qui est unique et pleine d'expression. Peut-être avons-nous cessé de chanter quand nous étions à l'école (il est possible que l'on nous ait interdit de chanter à tue-tête), mais nous pouvons maintenant re-trouver notre voix et découvrir la libération acquise à travers le chant.

Commencez par chanter des chansons simples. Faites cela en groupe ou seul, pour vous-même. Chantez votre chanson favorite et sentez votre voix s'élever et se développer. Laissez-la s'élancer. Chantez vos sentiments, votre corps, votre cœur. Chantez votre maladie et votre guérison. Laissez votre voix intérieure émerger à travers le chant. Chantez dans votre bain, dans votre cuisine ou dans votre voiture.

Les chants ou les incantations sont une autre manière d'utiliser sa voix. À travers toutes les époques et dans toutes les religions on a récité des sons sacrés. Écoutez les incantations grégoriennes, les *bhajana* hindous ou les chants harmoniques tibétains. Ces sons sacrés résonnent en nous ; ils nous équilibrent et nous guérissent, nous mettent dans des états extatiques et méditatifs. Essayez de chanter « OM » (le son sanskrit de l'absolu). Inspirez profondément, ouvrez votre bouche et commencez avec un long son « AU », puis fermez la bouche et sentez la vibration du « M » lorsque vous achevez votre respiration. « Comment pouvons-nous créer une sensation d'équilibre avec un univers en perpétuelle résonance ? demande Jill Purce[1]. Une des meilleures manières est de résonner avec lui, en ré-enchantant nos vies, car le cœur et la voix ne font qu'un. Si nous ouvrons notre voix, nous ouvrons notre cœur. »

---

1. Jill Purce : *The Way Ahead.*

5. Le rituel sacré

Les rituels sont des moments où nous nous arrêtons et reconnaissons l'importance des jalons dans la vie. Ils offrent des points de repère pour avancer dans un sens ou dans un autre. En honorant différents rites de passage, nous nous connectons au mouvement des saisons, à la relation existant entre la terre et le ciel, à l'esprit qui va vers son plus grand accomplissement. Il existe de nombreux rituels auxquels nous participons : les rituels sociaux comme la prière avant les repas, les anniversaires, le mariage, les dates commémoratives, les cérémonies de remise des diplômes, les funérailles ; ceux de la terre comme les moissons d'été, les célébrations des équinoxes et des solstices ; et ceux inhérents aux religions, comme Noël, les Pâques chrétiennes ou la pâque juive. Mais nombre de ces rituels ont perdu leur signification émotionnelle et deviennent des événements commerciaux, nous laissant avec le regret de ne pas célébrer le sacré.

Nous pouvons créer nos propres rituels, des célébrations spécifiques pour marquer le commencement ou l'achèvement d'un événement qui transforme notre vie. De cette manière, nous reconnaissons la transition d'un état à un autre, plutôt que de le laisser glisser sans lui reconnaître son importance. Les *rituels de commencement* marquent les époques où nous nous embarquons pour une nouvelle aventure ou une nouvelle étape de vie, comme un déménagement, une nouvelle relation affective, la naissance d'un enfant ou un nouvel emploi. Les objets symboliques peuvent être utilisés pour représenter ce nouveau démarrage et signifier le pouvoir de cette énergie qui émerge. Les *rituels d'achèvement* marquent des temps de passage ou d'achèvement, comme la fin d'une relation, la mort d'un animal familier ou le départ d'un enfant du foyer parental. Les objets, les photos ou les lettres qui représentent ce qui est libéré aident à concentrer notre énergie sur l'accomplissement ou la conclusion de ce temps.

Vous pouvez avoir envie d'allumer une bougie, d'avoir quelques fleurs, de lire quelques poèmes ou des textes pleins de signification pour vous élever ou vous inspirer, de chanter une chanson particulière, d'écouter une musique appropriée à ce moment ou de rester assis en silence. Peut-être inviterez-vous quelques amis ou membres de votre famille à participer à cet événement important pour vous. Laissez votre imagination créer un rituel qui ait pour vous une signification, qui reconnaisse pleinement ce moment essentiel dans votre vie.

Chanter chaque jour pour méditer ou écrire un journal intime sont deux rituels qui apportent la guérison. Vous pouvez également créer un rituel pour guérir en formant un cercle « de guérison » avec des amis ou de la famille qui donneraient et recevraient de l'amour et de l'affection – il est important de ne pas seulement donner de l'aide, mais également d'être capable d'en demander et de la recevoir. Un massage peut être un rituel, une manière de reconnaître et d'honorer votre corps en lui donnant de l'amour, ainsi que le fait toute forme d'attention que vous vous prêtez, telle qu'un bon bain moussant ou un gâteau que vous avez préparé avec amour en pensant aux autres et à vous-même. Décorer votre maison – peut-être en y disposant des fleurs ou en mettant sur le sol des tapis colorés – est également un rituel, qui respecte l'environnement et honore le rôle qu'il joue pour votre bien-être.

6. L'écriture créative

Écrire ses sentiments, ses pensées, ses idées, sa vision du monde, ses expériences aide de manière très active à retrouver le lien avec sa guérison. Cette sorte d'écriture nous permet d'extérioriser notre être intérieur et, par conséquent, de nous voir avec plus de clarté. Quand un sentiment est enfermé à l'intérieur de nous-mêmes, il peut tout à fait sans problème rester bloqué là indéfiniment – intact et sans reconnaissance. Si nous décidons d'écrire, ces profondes questions ont une chance de parvenir à la surface et d'être libérées.

Essayez d'écrire votre autobiographie. Prenez le temps de pénétrer dans vos souvenirs le plus objectivement et le plus honnêtement possible. Examinez l'ensemble de votre vie, et écrivez vos pensées et vos sentiments. Regardez le fil qui relie les différentes parties de votre vie, qui unit les événements à vos sentiments et vos sentiments à vos expériences. Racontez votre propre histoire. Essayez d'écrire pendant au moins vingt minutes chaque fois. En repensant à votre passé, vous pouvez voir émerger des idées inattendues, qui approfondissent votre compréhension de qui vous êtes aujourd'hui.

Vous pouvez également décider de tenir un journal – en écrivant chaque jour ou chaque semaine les événements de votre vie et vos réactions, vos sentiments, votre monde intérieur ou votre santé. Écrivez sur tous les traitements médicaux que vous recevez et sur les médecins qui vous les administrent. Que ressentez-vous en entendant leurs diagnostics à propos de votre santé ? Comment affectent-ils les objectifs ou les priorités de votre vie ? Écrivez sur vos parents, votre compagnon ou votre compagne, vos enfants, votre travail et votre maison. Vous pouvez tout à fait avoir envie de vous concentrer sur un problème particulier – un sentiment, une relation amoureuse, un conflit ou une partie de vous qui a besoin d'être guérie –, et décrivez comment vous ressentez ce problème, ce que vous voulez en faire ou ce que vous feriez s'il n'existait pas. Écrivez votre colère, votre peine ou votre ressentiment ; écrivez votre pardon, votre amour et votre anxiété. Et, au fil de l'écriture, laissez les mots s'inscrire sur le papier tels qu'ils vous viennent. Ils pourront vous surprendre. Soyez candide et restez le plus ouvert possible – c'est uniquement pour vous, personne d'autre ne verra vos écrits. C'est une manière de devenir votre propre meilleur ami, de laisser la voix qui est en vous s'exprimer.

Essayez d'écrire un dialogue avec votre maladie ou avec une partie spécifique de votre corps. Vous pouvez même faire cela sous la forme d'une lettre. Écrivez à cette partie de vous et faites-lui savoir ce que vous ressentez. « Cher cancer, voilà ce que je ressens à propos de toi... » Dites-lui n'importe quoi, tout ce qui vous passe par la tête. Mais surtout, laissez-le vous répondre – communiquez avec lui. Pour cela, respirez en votre cœur et laissez la réponse venir d'elle-même, avec ses propres mots. Vous pourrez être surpris d'entendre ce que votre maladie a à vous dire. Ce processus vous aide à voir la maladie ou la partie affectée de votre corps comme une partie de vous. Plutôt qu'elle soit quelque chose dont vous devez vous débarrasser, vous pouvez reconnaître qu'elle a besoin d'être revendiquée, aimée et même embrassée.

Vous pouvez encore commencer chaque page avec une question spécifique. Écrivez cette question en haut de la page, puis laissez vos réponses se révéler en toute liberté. Si vous répétez cela chaque semaine avec la même question, vous remarquerez combien vos réponses changent et évoluent.

Par exemple :
— Comment est-ce que je me vois ?...
— Comment est-ce que je ressens mon corps ?...
— Comment est-ce que je vois ma maladie ?...
— Comment est-ce que je perçois ma guérison ?...
— Je suis prêt à libérer…
— Je suis prêt à accepter…

Écrire ouvre la porte de la communication. Sans communication, nous vivons dans l'isolement et la peur. Quand vous communiquez avec vous-même, vous rencontrez un nouvel ami, un compagnon, avec qui vous pouvez explorer votre monde intérieur.

Chapitre VIII

Équilibrer notre corps

Le corps est un organisme vivant dans lequel chaque cellule est consciente de chaque autre cellule : des centaines d'hormones et de neuropeptides – les messagers chimiques – convoient constamment des informations au travers de nombreuses voies de communication. Certaines de ces informations s'accumulent dans le corps structurel (dans les muscles et les articulations), entravant ainsi la libre circulation de l'énergie ou limitant les mouvements. La communication peut être brisée, parfois du fait de trop de pression, parfois à cause des messages qui entrent en conflit les uns avec les autres, et le corps a besoin d'une assistance pour retrouver sa force et son équilibre. Quand une tension physique se libère, cela correspond à un relâchement psychologique et émotionnel. Les niveaux les plus profonds de stress et de peur, ou les couches d'émotions bloquées et de souvenirs ensevelis deviennent alors accessibles.

Ce chapitre ainsi que le prochain explorent certains des moyens que nous avons pour travailler le corps, que ce soit à travers différentes formes de thérapie complémentaires ou à travers l'expression et le mouvement. Cependant, cela ne signifie pas que nous pouvons nous contenter d'aller chez un acupuncteur ou un ostéopathe, nous coucher et repartir guéris. Les différentes techniques exposées ici peuvent nous soutenir et nous aider dans notre processus de guérison ; elles ne peuvent pas nous guérir totalement, mais nous donnent la force, l'équilibre et l'énergie qui nous aideront à accéder à notre propre capacité de guérison.

Il existe de nombreuses et différentes formes de guérison du corps. Suivez votre intuition pour déterminer la technique la plus appropriée pour vous – celle qui fonctionne pour votre ami n'est pas nécessairement celle qui vous correspondra le mieux. Vous entendrez beaucoup d'histoires à propos de cures, de régimes ou de thérapies particulières qui ont apporté des résultats miraculeux. Mais il est essentiel de vous faire confiance, de suivre votre intuition et d'écouter votre propre sagesse. Sans doute plus importante encore que la technique est la foi, car le moindre doute peut être cause de résistance. Faites-vous confiance et faites ce qui vous semble le meilleur.

Toutefois, assurez-vous toujours que les praticiens et thérapeutes que vous irez consulter sont pleinement qualifiés. N'ayez pas peur de demander.

1. Équilibrer le *Qi*

L'un des concepts essentiels dans les systèmes de médecine orientale, telle l'acupuncture, est le concept d'énergie. La force qui circule à travers chaque cellule du corps et partout dans chaque chose vivante est connue sous le nom de *Qi* ou de *Prana*. Quand le *Qi* perd son équilibre ou s'affaiblit, que ce soit à cause de facteurs psychologiques, émotionnels ou du mode de vie, la maladie ou l'affection peut se développer. Le *Qi* s'équilibre par la pression et la stimulation, et se renforce à travers la diète, l'exercice, la méditation et la manière de se tenir.

a) L'acupuncture

L'acupuncture est une méthode thérapeutique employée depuis plus de cinq mille ans. Elle reconnaît quarante méridiens ou canaux d'énergie dans le corps, avec de nombreux points d'accès le long de chaque canal. Les méridiens sont comme des rivières. Chaque méridien est relié à un organe particulier et à un certain état d'esprit. La stimulation des principaux points, qui s'effectue habituellement avec de très fines aiguilles, propulse l'énergie le long des méridiens pour apporter l'équilibre là où il est nécessaire.

En dehors des bienfaits physiques, les transformations énergétiques apportées par l'acupuncture accroissent le bien-être psychologique, particulièrement si nous nous sentons déprimés, en panne d'énergie, en dysharmonie avec nous-mêmes, ou d'une certaine manière émotionnellement bloqués. L'acupuncture redresse l'équilibre intérieur, et plus particulièrement les énergies *yin* et *yang* – les aspects féminin et masculin qui existent en chacun de nous. Le *yin* est intuitif, réceptif, doux et expansif ; le *yang* est actif, rationnel, péremptoire, dur et contracté. Un déséquilibre entre ces deux aspects peut mener à des troubles à la fois psychologiques et physiques.

b) Le shiatsu

Au lieu d'aiguilles, le shiatsu emploie la pression des doigts et la manipulation douce des points sur les méridiens. Il travaille les méridiens comme un ensemble, en étirant, stimulant et relâchant les espaces de résistance. Cela libère les blocages dans la circulation du *Qi* et, par conséquent, développe l'harmonie et l'équilibre général. Il peut être d'une grande aide pour de nombreuses et différentes maladies, et notamment celles relatives au stress, aux troubles digestifs et de la circulation. Il existe également une forme de shiatsu qui emploie l'eau, connue sous le nom de *watsu,* où le traitement s'effectue dans un bain chaud. L'eau ne sert pas seulement ici à soutenir le corps et à le libérer des profondes tensions, mais également à nous reconnecter avec la mémoire inconsciente natale et prénatale.

c) La réflexologie

À travers des pressions spécifiques des doigts et la manipulation des pieds et des mains, l'énergie peut être libérée au bénéfice de l'ensemble du corps. Si l'énergie est congestionnée ou bloquée, provoquant par là même des maladies et des troubles physiques, les tensions et les dépôts cristallins se regroupent principalement au niveau des pieds. Manipuler doucement ces parties favorise la circulation, relâche les tensions et encourage l'élimination des toxines.

Les pieds droit et gauche correspondent aux côtés droit et gauche du corps. Par exemple, le cœur est lié au pied gauche et le foie au pied droit. La colonne vertébrale descend à l'intérieur des deux pieds, du gros orteil au talon. Certaines parties du pied liées à des problèmes physiques plus spécifiques seront plus douloureuses. Quand l'énergie est débloquée, cette douleur commence à diminuer et nous nous sentons soulagés et libérés. Il peut également arriver que nous ressentions de la tristesse ou un bouleversement émotionnel car, quand l'énergie dans notre corps physique se libère, les blocages des centres émotionnels et psychologiques se libèrent également.

2. La posture et le mouvement

Le vécu et les sentiments s'amassent dans la musculature du corps et créent des habitudes invétérées de posture, de mouvements et de comportement. Des épaules raides ou un dos voûté sont des exemples de la manière dont nous réprimons nos sentiments depuis l'enfance, enfermant nos souvenirs et notre comportement dans le corps physique. Apprendre à reconnaître et à ouvrir ces positions améliore non seulement les postures et fait libérer le mouvement, mais permet également de libérer les sentiments inconscients qui leur sont liés.

a) Le massage

Le massage est une des plus anciennes formes de thérapie par manipulation du corps. Il est employé pour libérer le corps de toutes les formes de tensions physiques et de stress intérieur. Il stimule la circulation, calme le système nerveux, diminue la douleur et réaligne les problèmes structurels. En travaillant sur le système musculaire, nous pouvons libérer les énergies bloquées, permettre à la force vitale de circuler plus librement et à l'ensemble de notre corps de mieux fonctionner. Il existe de nombreuses formes de thérapie par le massage, qu'elles soient simplement réparatrices ou neuro-musculaires (par exemple pour diminuer le stress), ou qu'elles emploient les techniques de profonde relaxation.

Nous pouvons également nous-mêmes pratiquer le massage chez nous sur d'autres personnes. À travers les terminaisons nerveuses et la qualité tactile de la peau, nous pouvons ressentir les massages qui nous sont faits par les autres avec amour comme une preuve immédiate que nous sommes aimés. Un simple massage peut nous aider à créer une harmonie intérieure et un équilibre. Sans caresses, nous avons facilement la sensation de ne pas être aimés, que personne ne nous désire, et nous pouvons développer des difficultés mentales. Prendre le temps de simplement masser les épaules et les pieds de quelqu'un apporte de nombreux bienfaits physiques à notre santé.

b) Le rolfing

Développé par Ida Rolf, le rolfing pratique la manipulation des tissus les plus profonds. Ida Rolf a montré que la posture et la structure sont mises en place par les tissus conjonctifs, façonnés par des années d'habitudes et de conditionnement. Les traumatismes raidissent les muscles et les distordent. Les praticiens du rolfing expliquent que ces distorsions représentent les limites que nous nous sommes imposées, ou que l'on nous a imposées, lors de notre croissance. Ces limites créent des habitudes – nos manières d'être, de bouger et de nous comporter ne sont pas sans influence sur notre être psychologique. Libérer les résistances physiques nous met en relation avec les émotions qui leur sont liées, telles que la colère, la peur ou la tristesse, et qui sont enfermées dans notre corps. Wilhelm Reich appelait ces blocages « notre armure corporelle ». Quand les traumatismes et les tensions sont soulagés, le corps se libère et retrouve sa forme naturelle, la position retrouve son équilibre, les énergies réparties à travers le corps sont libres de fonctionner, et nous vivons des sentiments de vie et de joie. Le rolfing est habituellement pratiqué sur des périodes de dix séances.

c) La technique Alexander

C'est une technique corrective douce qui travaille sur la position du corps, afin qu'il soit toujours en harmonie. Elle a été développée dans les années 1880 par F. M. Alexander, un acteur qui avait perdu sa voix. En s'observant attentivement, il remarqua que chaque fois qu'il essayait de parler, il contractait dans le même temps son cou, qui à son tour agitait sa tête d'avant en arrière. Retrouver le contrôle de ses mouvements lui permit de parler à nouveau. C'est ainsi qu'Alexander en vint à explorer d'autres exemples de la manière dont la position du corps affecte le fonctionnement comportemental et psychologique, et notamment dans la tête, le cou et la colonne vertébrale. L'avantage de cette technique est de nous faire comprendre quelles sont les parties du corps qui subissent une tension, et comment cela influence le reste du corps. Cette pratique est douce et directive, elle ne crée aucun stress et reste toujours spécifique. Durant une séance de technique Alexander, nous nous concentrons sur les relations existant entre les pensées et le mouvement. Lorsque vous apprenez cette technique avec un praticien, il vous est possible ensuite de la pratiquer chez vous.

d) La méthode Feldenkrais

Après avoir endommagé son propre genou, Moshe Feldenkrais utilisa sa connaissance du corps et des arts martiaux pour apprendre à marcher de nouveau. Cela l'amena à découvrir une série d'exercices précis et destinés à défaire les programmes psychiques et physiques, à libérer et à développer le potentiel énergétique de chacun. Cette technique douce et non généraliste travaille directement avec le système nerveux, avec les messages envoyés par les nerfs qui influencent le mouvement des muscles. Le corps physique peut être rééduqué pour libérer à la fois les anciens blocages et les modèles de pensée. Vous pouvez apprendre cette technique avec un praticien qualifié et la pratiquer vous-même chez vous.

3. Les systèmes vertébraux : l'ostéopathie et la chiropractie

L'épine dorsale n'est pas seulement la colonne vertébrale du corps, elle est également le noyau central de notre être. Elle est reliée et communique avec chaque partie du corps, mais elle contient également le fluide spinal, le système nerveux et les réserves de sang. Aussi, chaque perturbation dans n'importe quelle partie du corps aura des conséquences sur l'épine dorsale. De la même manière, si la colonne vertébrale subit un déséquilibre et une déformation de son alignement, le reste du corps est affecté.

La colonne vertébrale nous tient debout et nous permet de fonctionner comme un être humain complet. Cependant, nous en abusons constamment, que ce soit au travers d'une mauvaise posture, d'un manque d'exercice ou d'une surcharge de toutes nos émotions ignorées et non désirées. De nombreuses maladies ou perturbations physiques – comme les migraines, la constipation, les problèmes menstruels ou les difficultés respiratoires – peuvent être traitées en soignant la colonne vertébrale.

Le reste du squelette est également important, et particulièrement les articulations. Elles *assemblent* les pensées avec les actions – avec les articulations, nous sommes capables d'exprimer nos sentiments et nos idées, pour apporter la vie à notre monde intérieur. Imaginez combien nous serions raides et insensibles si nous étions sans articulations ! Les traitements qui se concentrent sur l'épine dorsale et les articulations libèrent les contraintes physiques autant que les contraintes psychologiques qui leur sont liées.

Les deux principaux systèmes qui se concentrent sur la colonne vertébrale sont l'ostéopathie et la chiropractie. Ces systèmes diffèrent dans la technique tout en étant similaires dans leur principe. L'ostéopathie pratique la manipulation des articulations et de la colonne vertébrale, ainsi que le massage des tissus pour libérer l'énergie bloquée et réaligner le corps structurel. L'approche chiropractique est davantage centrée sur la manipulation de la colonne vertébrale et l'équilibre de l'ensemble des énergies du corps. Ces systèmes sont particulièrement valables pour toutes les formes de perturbations musculaires ou osseuses, des scolioses aux blessures sportives, sans oublier les problèmes de dos.

4. Travailler avec l'énergie du corps

En chacun de nous se trouve la force vitale, ce pouvoir qui permet à une plante de pousser à travers le sol ou à la peau de se refermer après une blessure. L'énergie n'est pas tangible, encore qu'elle puisse être sentie, perçue et expérimentée. Les systèmes expliqués dans cette partie du livre travaillent tous avec l'énergie de différentes façons, prenant en considération sa manière d'être constamment en mouvement – comment elle circule ou se contracte – et l'influence de ce mouvement sur notre état de santé.

a) Le magnétisme, ou la guérison par l'apposition des mains

« Magnétisme » est un terme qui s'applique à la pratique qui vise à canaliser l'énergie. Les deux mains du praticien touchent le corps ou peuvent simplement le parcourir en restant à quelques centimètres de distance. Le praticien aide à accroître la quantité d'énergie dans le corps, ainsi le patient est-il stimulé pour libérer toutes les faiblesses ou les blocages d'énergie qui peuvent être la cause de détresse physique. Le praticien laisse l'énergie passer au travers de ses mains sans la moindre contrainte. Dans un certain sens, les mots « magnétiseur » ou « guérisseur » ne sont pas tout à fait appropriés, car c'est la force vitale que le patient a en lui qui produit l'effet de guérison – le praticien est tout au plus un catalyseur ou un « agent de change ». Quel que soit l'endroit où nous apposons nos mains sur un autre corps, comme sur un genou endolori ou un estomac perturbé, nous donnons de l'énergie qui stimulera la relaxation ou la guérison.

Le magnétisme nous projette généralement dans un état merveilleux ; nous avons la sensation d'être emplis de lumière, de vigueur et de douceur. Il peut avoir des impacts très bénéfiques en libérant les restrictions ou les blocages physiques : il a un effet apaisant immédiat sur l'esprit et aide à mettre les soucis émotionnels et psychologiques dans une autre perspective.

b) La technique métamorphique

Cette technique se concentre sur la relation entre la matière et l'énergie. Elle utilise les réflexes spinaux condensés dans les pieds, les mains, la tête et dans la colonne vertébrale elle-même, pour accéder aux neuf mois prénataux, l'époque où le potentiel de notre vie présente s'est établi. Si nous nous focalisons sur cette période de gestation, toutes les limites ou les blocages créés peuvent être soulagés, et l'ensemble de notre potentiel peut être libéré.

ESSAYEZ VOUS-MÊME

Le magnétisme

Si un ami ou un parent est blessé, apposez doucement vos mains à l'endroit de la douleur et fermez les yeux.

- Concentrez-vous : votre intérieur doit être aussi calme et tranquille que possible. Concentrez toute votre énergie dans vos mains, et ressentez la lumière qui en jaillit pour pénétrer le corps qu'elles touchent.
- Restez ainsi aussi longtemps que la position ne vous est pas inconfortable, normalement entre cinq et dix minutes.
- Puis laissez l'image s'évanouir et lentement ouvrez les yeux.

Le praticien ne doit pas tenter d'apporter lui-même un changement sur son patient, car chacun de nous possède en lui une connaissance innée du changement qu'il est nécessaire de réaliser. Au contraire, il doit stimuler la force vitale qui se trouve en son patient pour lui permettre d'accéder à sa propre connaissance et encourager ainsi la libération des anciens modèles de pensée et de comportement. Cette technique peut être très facilement apprise et pratiquée, mais vous pouvez également, bien entendu, aller chez un praticien.

c) La kinésiologie

Ce système de douce manipulation des muscles démontre clairement l'intelligence du corps. À travers les canaux d'énergie – les méridiens – et le lien de chaque cellule avec l'ensemble du corps, nous pouvons « interroger » ce dernier et comprendre ses réponses par la force ou la faiblesse de la réaction des muscles. Nous parvenons ainsi à obtenir de nombreuses informations sur les problèmes de santé et les traitements requis ; l'information peut également intégrer le corps pour l'aider à retrouver l'équilibre et la santé. Dans le premier chapitre, je suggérais un exercice simple pour montrer comment les pensées peuvent instantanément et directement affecter le corps (test de la résistance du bras de votre partenaire) : cette technique est issue de la kinésiologie. Elle fonctionne car le méridien du cœur se prolonge dans le bras. Lorsqu'un événement ou quelque chose provoque en nous une réaction émotionnelle, elle est ressentie dans le cœur où se trouve un amas de neuropeptides. Le sentiment est alors transmis le long du méridien et la réaction est aussitôt ressentie dans le muscle du bras.

Développée en 1965 par un chiropracteur, George Goodheart, la kinésiologie est aujourd'hui employée par de nombreux praticiens dans l'intention d'obtenir des informations inaccessibles autrement. Elle est particulièrement efficace pour détecter des allergies à certains aliments, des déficiences nutritionnelles ou des difficultés d'apprentissage. Les techniques de kinésiologie sont assez simples et peuvent être apprises par chacun d'entre nous ; cependant, pour un traitement plus complet, il est préférable d'aller consulter un praticien.

5. Les techniques issues de la nature

En plus d'apporter à chaque forme de vie la nourriture et les aliments dont elle a besoin pour se développer et se maintenir en vie, la nature offre également des remèdes pour la santé. Les plantes médicinales sont aussi anciennes que l'humanité.

a) L'ayur-veda

Ayurveda est un terme sanskrit qui signifie « science de la vie ». Tout comme l'acupuncture est la médecine traditionnelle chinoise, l'ayur-veda est la médecine traditionnelle pratiquée en Inde. Les premières traces remontent à 4000 av. J.-C. « L'ayurveda est une médecine traditionnelle qui nous a été transmise par les anciens éclairés de la culture védique, écrit David Frawley[1]. La médecine indienne a de nombreux points communs

1. David Frawley : *Ayurvedic Healing.*

avec la médecine chinoise et la médecine européenne. En fait, elle représente bien souvent un point d'intégration entre ces deux médecines. »

L'ayur-veda reconnaît les énergies subtiles de chaque organe et de toute matière organique – dans le corps autant que dans les pensées et les sentiments. Le corps est considéré comme en évolution constante, mais avec une énergie ou une constitution de fond stable et unique pour chaque individu, qui inclut aussi bien les états psychologiques et émotionnels que les états physiques.

Une relation spécifique entre trois énergies fondamentales – ou *dosha* – détermine la forme du corps, son profil, les différences de personnalité ou les caractéristiques psychologiques, la santé et l'individualité. Une fois que nous comprenons notre propre *dosha*, nous pouvons alors harmoniser notre régime, notre style de vie et nos activités pour le soutenir. L'ayur-veda se concentre sur le régime et la nutrition, les exercices physiques comme le yoga, et la libération du stress, par le biais d'une profonde relaxation et de la méditation, pour corriger les déséquilibres ; chaque *dosha* ayant des besoins spécifiques. Cette forme de thérapie peut tout aussi bien être pratiquée chez soi. Cependant, pour les traitements plus complexes comme les remèdes nutritionnels, ou plus spécifiques à base d'herbes, il est conseillé d'aller chez un praticien ayur-védique.

b) L'homéopathie

L'homéopathie a été développée pour la première fois en 1796 par Samuel Hahnemann, un médecin allemand. Son principe de base est le mal qui soigne le mal. C'est très différent de l'allopathie, qui est fondée sur le principe de guérison par les opposés. Là où l'allopathie essaie d'enrayer les symptômes en appliquant une médecine qui a un effet opposé, l'homéopathie prétend que le symptôme est une manière pour le corps de guérir par lui-même et qu'il doit être soutenu. Les substances naturelles, si elles sont données en très larges doses, produisent le même effet que le symptôme. Mais, si elles sont données en quantités infimes, elles ne provoquent aucun effet similaire aux symptômes de la maladie.

En fait, les remèdes sont donnés en doses infinitésimales, car ils fonctionnent énergétiquement comme un signal pour stimuler la guérison mentale, émotionnelle et, bien entendu, physique.

En reconnaissant que les symptômes reflètent le processus intérieur du corps et en utilisant des remèdes qui le soutiennent, l'homéopathie apporte un profond équilibre des énergies. Avec elle, nous apprenons à apprécier les niveaux subtils d'énergie qui sont en jeu, que la vie n'est pas simplement noire ou blanche, mais qu'il existe une palette infinie de gris. Lors d'un diagnostic, l'ensemble de nos états physique, émotionnel et psychologique est pris en considération. Cependant, il n'est pas évident de se soigner soi-même correctement avec l'homéopathie. Certains remèdes homéopathiques sont disponibles dans le commerce, mais, pour obtenir un traitement véritablement efficace, il est conseillé de consulter un homéopathe confirmé. Les remèdes sont prescrits pour la personne dans son ensemble, non pour une maladie précisément; chaque prescription s'harmonise avec le type corporel de l'individu et ses besoins énergétiques.

c) La phytothérapie

Les racines, les tiges, les pollens, les graines de certaines plantes spécifiques favorisent la guérison de maladies et de blessures internes et externes avec des infusions, des teintures, des comprimés, des cataplasmes, des huiles et des onguents. Nombre de médicaments modernes sont dérivés des plantes, bien que les herbes à l'état naturel soient plus douces que leurs dérivés médicinaux et leur action moins rapide. Comme les plantes apportent une détente physique et un équilibre, l'énergie se libère dans le système et nous aide à nous occuper des questions plus profondes. Utiliser des plantes nous permet également d'écouter et de répondre à nos propres besoins, car nous pouvons nous les administrer nous-mêmes et nous encourager à prendre la responsabilité de notre guérison. Nous pouvons aller chez un herboriste pour obtenir un traitement, ou nous pouvons apprendre les différentes herbes et leurs potentiels pour nous traiter nous-mêmes à la maison.

d) L'aromathérapie

Cette « thérapie de l'odorat » est fondée sur les vertus curatives des herbes. À toutes les époques, l'odorat a été connu pour apporter un soulagement : l'encens ou les parfums issus des plantes, des arbres et des fleurs sont utilisés pour purifier, équilibrer et stimuler l'énergie. L'aromathérapie utilise des huiles essentielles – des huiles imprégnées d'essence extraite des plantes – qui sont absorbées par le corps grâce à des massages, des bains ou des inhalations. Chaque huile a ses propres vertus. Par exemple, la lavande facilitera le soulagement des migraines et aidera à surmonter la dépression, certaines infusions de feuilles d'arbres sont antiseptiques, pendant que la camomille est excellente pour les problèmes d'insomnie et d'indigestion.

Les huiles essentielles ont également des effets stimulants et relaxants ; certaines sont antiseptiques, d'autres antifongiques, tonifiantes ou purifiantes. Un massage aromathérapeutique ou des huiles spécifiques dans le bain aident à travailler sur des questions profondes que nous pouvons avoir inconsciemment gardées sous le couvert. Il n'est pas anormal de se sentir un peu triste ou déprimé après une séance d'aromathérapie, car cette forme de thérapie nous relie avec nos sentiments intérieurs.

e) Les essences de fleurs

Développés par le Dr Edward Bach, un médecin des années 1930, les remèdes à base des fleurs de Bach sont les plus connus parmi les essences de fleurs. Mais il en existe également beaucoup d'autres, et notamment des essences d'arbres. Ces remèdes s'adressent directement à l'*intelligence de l'esprit,* car ils sont pris pour soigner les problèmes émotionnels et psychologiques, plutôt que les problèmes purement physiques. Ils sont utilisés pour équilibrer et soulager les sentiments comme l'inquiétude, l'appréhension, la nervosité, la peur, l'irritabilité, le ressentiment ou la léthargie, qui ont bien souvent des effets préjudiciables sur le corps. Cela ne signifie pas que tout ce que nous avons à faire est de prendre ces essences de fleurs pour aussitôt cesser d'être anxieux ou irrités. L'essence est là pour nous aider dans notre travail intérieur en apportant un répit à notre état fragile et émotif. Nous pouvons aller chez un praticien des fleurs de Bach pour que ces remèdes nous soient prescrits, ou nous pouvons apprendre à nous traiter nous-mêmes, car ces essences sont disponibles dans toutes les boutiques diététiques.

CHAPITRE IX

L'expression par le mouvement

Mouvement et émotions sont issus de la même racine latine : *e movere*. Être ému par quelque chose signifie être physiquement affecté par cette chose, car nos émotions influencent la manière dont nous nous mouvons. Si nous sommes tristes et déprimés, nos mouvements seront plus lourds et plus lents ; si nous sommes en colère, ils deviendront saccadés et nerveux. Réaliser certains mouvements au-delà des limites habituelles du corps libère l'énergie à la fois aux niveaux physique et psycho-émotionnel. En d'autres termes, libérer les tensions du corps libère également les tensions de l'esprit.

Les sentiments et les souvenirs viennent s'enfermer dans les articulations, les muscles et les ligaments, avec des origines se trouvant bien souvent dans des époques de notre vie aussi lointaines que l'enfance. Les articulations nous permettent de bouger avec grâce et fluidité ; elles relient également les pensées et les sentiments avec l'action. Si ce lien est restreint et bloqué, l'énergie ne peut alors circuler librement et nos mouvements manquent de grâce et de facilité. Les mouvements expressifs nous aident par conséquent à ouvrir la communication entre les sentiments et l'action. Ils stimulent également un comportement positif et une plus grande force intérieure. Par exemple, lorsque nous faisons des exercices physiques, différentes hormones sont libérées dans le corps, et notamment les endorphines. Elles provoquent un sentiment positif et élevé qui peut avoir un effet très bénéfique sur la dépression et la peur.

Si votre corps n'a auparavant jamais bougé d'une manière créative ou expressive, vous pourrez les premières fois éprouver certaines difficultés – les articulations « grinceront » et sembleront avoir besoin d'être « lubrifiées » ; les muscles auront du mal à s'étirer. Mais, lentement, vous verrez votre corps venir à la vie en même temps que vos inhibitions seront libérées et de nouvelles dimensions explorées. Simultanément, vous remarquerez que vous tendrez à dépasser vos limites mentales – « Je ne peux pas » devient « Je peux »... Avec le mouvement de votre corps, votre esprit se livrera, l'ensemble de votre santé s'améliorera, vous ressentirez plus de vitalité et une plus grande résistance à la maladie.

1. Les arts martiaux

Les arts martiaux ont été développés à l'origine dans la Chine antique et ont été « peaufinés » par les guerriers japonais. Les formes les plus extérieures comprennent le *karaté*, mais il existe d'autres formes d'arts martiaux plus informelles comme le *chi kung* ou le *T'ai-chi*. La base des arts martiaux est le développement de la force intérieure et de l'équilibre, à travers la pratique régulière de mouvements spécifiques, jusqu'à ce qu'ils deviennent complètement naturels. Les formes les plus extérieures peuvent être utilisées pour combattre, bien qu'elles soient principalement utilisées comme une expression de discipline et de responsabilité. Le véritable combat s'effectue avec soi et ses propres limites, plutôt qu'avec un adversaire.

a) Le chi kung

Littéralement traduit, *chi kung* signifie la « culture de l'énergie ou du *Qi* ». Il existe de nombreuses formes différentes de chi kung, dont la plupart se sont transmises à travers les âges par le bouche-à-oreille, mais toutes sont fondées sur la compréhension, issue de la Chine antique, de l'énergie et des mouvements. De simples exercices, qui peuvent être pratiqués à la maison, encouragent un processus d'équilibre et de fortification intérieurs, développent la vigueur, la clarté et la relaxation. Les mouvements spécifiques et les techniques de respiration sont employés pour inciter le *Qi* à circuler le long des méridiens (ou canaux d'énergie qui circulent à travers le corps) et éliminer les blocages. Le chi kung se concentre sur trois parties du corps –

connues sous les noms de bas, milieu et haut –, mais également sur le développement interne ou statique, et sur le mouvement externe ou dynamique. Il comprend des mouvements réalisés couché, assis et debout et travaille sur la respiration. Cela aide à harmoniser l'échange d'énergie entre l'intérieur et l'extérieur.

Le chi kung est pratiqué quotidiennement par des milliers de Chinois – ils le considèrent comme un moyen de soigner les affections et de prévenir les maladies, autant que de prolonger la vie. À travers la culture du *chi*, les problèmes personnels et les limites sont reconnus, ils deviennent plus fluides et sont moins vécus comme des restrictions. Le corps et le souffle aident l'esprit à s'harmoniser et à se libérer des blocages énergétiques qui nous enferment dans des modèles fixes émotionnels et psychologiques.

b) Le T'ai-chi

Le T'ai-chi est une des formes les plus spirituelles des arts martiaux, ainsi qu'une des plus douces et des plus méditatives. C'est une série de mouvements lents, gracieux et cohérents, comme une danse dans une progression lente, qui est faite avec une attitude complètement détendue et recueillie. L'énergie est concentrée au niveau du *hara*, un espace qui se trouve sous le nombril, et chaque mouvement rayonne de cet endroit du corps. C'est une sorte de méditation en action, qui pourtant peut exiger autant que tous les exercices réalisés plus rapidement. Le professeur Cheng Man-Ch'ing écrit[1] que le T'ai-chi se propose de « jeter n'importe où, sans la moindre résistance ou obstruction, chaque os et chaque muscle de l'ensemble du corps grand ouvert ».

Regarder des centaines de Chinois pratiquer le T'ai-chi est très impressionnant, particulièrement dans les parcs des villes le matin au lever du soleil, ou le soir au coucher de l'astre. En silence, les formes évoluent en rythme et en douceur, chaque position racontant une partie d'une grande histoire. Les mouvements n'améliorent pas seulement le corps physique, ils déve-

1. Dans *Chop Wood, Carry Water,* compilé par Rick Fields.

loppent également la concentration, la résolution et la sensibilité, libérant les anciens modèles de comportement physique et ouvrant l'esprit et le corps à la liberté intérieure. Le T'ai-chi est idéal pour toutes les formes de stress, il favorise la relaxation profonde dans l'ensemble du système. Il a des effets tout à la fois apaisants et énergisants sur le système nerveux, la digestion, le métabolisme et la circulation. Les Chinois le considèrent si important qu'il est pratiqué comme une médecine à la fois préventive et thérapeutique pour de nombreux problèmes physiques. En apaisant et en équilibrant le corps, le T'ai-chi apaise également l'esprit, et les tensions intérieures sont libérées.

2. La danse

La danse est un puissant moyen de communication, qui est utilisé pour exprimer des rites tribaux de passage, des croyances religieuses et des traditions ethniques et nationales. Danser signifie ressentir le don de vie dans ses veines, vivre directement la joie de chaque souffle. C'est particulièrement vrai dans le cas de la danse libre, où le corps se meut selon sa propre volonté, où la timidité et la « gaucherie » s'effacent pour laisser la place à la conscience de soi-même – une conscience de chaque partie du corps et de son lien avec l'ensemble du corps.

Nous pouvons tous danser – même ceux qui disent qu'ils ne peuvent pas –, mais cela implique que nous acceptions de laisser tomber les modèles mentaux restrictifs qui limitent la liberté. Dans chaque ville, on peut trouver de nombreux groupes de danse, du club le plus simple à la thérapie par la danse. Le mouvement peut effectivement être employé pour stimuler la libération de la douleur intérieure ou des restrictions émotionnelles dans un environnement de conseils et de soutien.

Mais vous pouvez tout aussi bien danser à la maison. Laissez-vous aller – personne ne vous regarde ! Ressentez la musique dans chaque partie de votre corps et laissez-la vous inviter à bouger. Sentez votre poitrine se dilater, vos bras se lever, laissez-vous tourner et vous déhancher, bouger lentement ou rapidement. Respirez. Laissez vos émotions s'imprégner de la musique. Dansez votre colère, dansez votre peur, et puis dansez votre joie ! Dansez vos sentiments, vos amours, vos parents. Dansez votre maladie ou votre traitement. Dansez l'être que vous êtes réellement.

3. Le yoga

Le mot *yoga* signifie littéralement « jonction » – qui unit. C'est l'unité du corps, de l'esprit et de l'âme qui encourage à pleinement comprendre le lien intrinsèque entre l'esprit et le corps et à chercher comment apporter l'harmonie et l'équilibre à cette relation. Développé il y a plusieurs milliers d'années, le yoga comporte de nombreux aspects : la relaxation, la méditation, la discipline, la dévotion, la connaissance, l'éthique, la reconnaissance du véritable soi et le mouvement.

Le *hatha yoga* est si bien connu en Occident que nombreux sont ceux qui ne savent même pas qu'il existe d'autres formes de yoga. Le hatha emploie le mouvement au travers de différentes positions ou *asana* pour assouplir, revigorer, équilibrer et harmoniser le corps. Lorsque le corps parvient à trouver un meilleur équilibre et une plus grande harmonie, il en est de même pour l'esprit. Le mot asana signifie « siège », car le mouvement nous permet de trouver notre siège ou notre centre, la place dans notre être qui est toujours immobile et calme et autour de laquelle le monde circule. Le système d'asanas a été développé sur le fait que chaque position entretient un lien particulier avec une attitude différente, laquelle s'exprime à la fois physiquement et mentalement. En nous plaçant dans une certaine position, nous sommes conduits à libérer ces attitudes et à atteindre des niveaux de conscience toujours plus hauts.

Bien que certaines formes de hatha yoga soient enseignées d'une manière active, il se fait généralement lentement, avec conscience. L'effet se développe sur une longue période de temps, transformant subtilement la manière dont nous bougeons, marchons ou nous comportons, aussi bien que la manière dont nous pensons, réagissons ou ressentons. Dans l'idéal, il est suivi d'un soulagement du stress, c'est d'ailleurs pourquoi il est enseigné dans de nombreuses cliniques qui traitent les problèmes de stress ; il offre également un bienfait considérable à ceux qui souffrent des multiples scléroses et autres maladies accompagnées d'affaiblissement physique – syndrome de la fatigue chronique (S. F. C.) (voir p. 276), migraine, asthme et insomnie, pour ne nommer que celles-là.

Mais il est particulièrement important comme moyen pour nous aider à reconnaître nos limites et à les dépasser. Sans forcer ou nous crisper, nous respirons et nous nous mouvons à travers notre résistance à une position, tout en observant simultanément l'esprit aller au-delà de ses limites. Progressivement, nous nous trouvons dans une position différente, où les frontières ont changé pour laisser le corps s'ouvrir à une nouvelle manière de vivre. Dans le même temps, l'esprit s'ouvre et évolue dans une compréhension nouvelle en expansion permanente.

ESSAYEZ VOUS-MÊME

Détendez vos muscles profonds

Tout en étant très simple, cette position peut offrir de remarquables résultats.

- Portez des vêtements amples, ayez les pieds nus et écartez vos pieds de quelques centimètres. Gardez les bras le long du corps et la tête droite. Doucement, commencez à vous raidir, comme si une ficelle accrochée au sommet de votre tête vous tirait lentement vers le haut. En vous élevant, laissez votre ventre en avant et vos épaules tomber en arrière. Lentement, sentez votre épine dorsale s'étendre et chaque vertèbre devenir indépendante. Sentez votre poitrine s'ouvrir et votre cou s'allonger. Sentez maintenant l'ensemble de votre colonne vertébrale s'allonger, comme si un espace se créait entre les vertèbres. Souvenez-vous de continuer à respirer – cette position ne doit pas être tendue, mais doit essayer de devenir une ouverture naturelle. Sentez l'allongement qui s'effectue du sommet de votre tête à la plante de vos pieds. Restez dans cette position pendant quelques minutes.

• Maintenant, très lentement, commencez à laisser la ficelle se détendre. Laissez-vous retrouver tranquillement une position normale, avec le dos droit. Sentez la dignité et la force intérieure qui émergent de cette position. Vous vous tenez droit tout en étant complètement détendu. Essayez de maintenir cette droiture, sans pourtant échouer dans une posture rigide ou contractée.

TROISIÈME PARTIE

L'intelligence du corps révélée

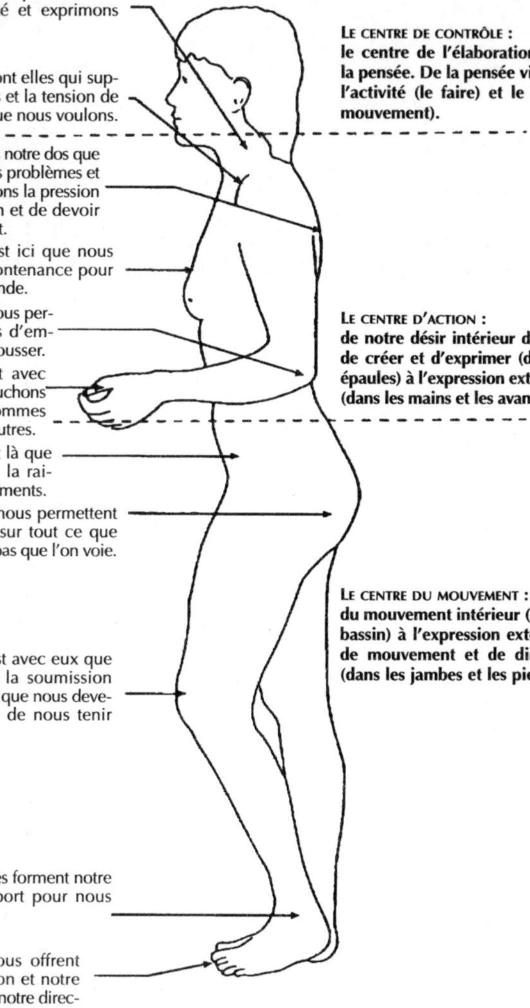

L'*intelligence du corps* structurelle.

CHAPITRE X

Le corps beau de haut en bas

Dans ce chapitre, nous allons explorer le corps de la tête aux pieds. En observant la fonction et la nature de chaque partie, nous comprendrons avec plus de perspicacité l'*intelligence du corps* et la signification sous-jacente d'un problème dans une partie spécifique du corps.

Le corps agit comme un ensemble, chaque partie est liée aux autres et communique avec elles. Une douleur dans un orteil peut émaner d'une douleur dans le dos; une tension aux épaules peut être due à un problème du bassin. Pour comprendre chaque partie de notre corps, nous avons besoin de reconnaître sa relation avec chaque autre partie. Par exemple, une difficulté aux genoux est liée à la fonction du genou aussi bien qu'à celle de la cuisse, aux muscles du genou, aux jambes dans leur ensemble, au bassin et au dos, au simple fait d'être debout et de bouger. Notre corps est le lieu où nous passons l'ensemble de notre vie – c'est notre demeure –, aussi est-il vital de faire connaissance et de devenir ami avec notre forme physique dans son unicité.

1. La tête

La tête est le centre de contrôle : c'est de là que partent tous les ordres d'action, l'intelligence qui gouverne ces actions, les réponses et réactions aux informations reçues, et l'entretien de nos systèmes physique et psycho-émotionnel. À travers ce centre, nous nous élevons vers les cieux pour découvrir des perspectives infinies de sagesse abstraite et d'éveil spirituel, mais nous pénétrons également le monde dans lequel nous vivons pour explorer les domaines de l'individu, de la communication et de la créativité.

Le crâne est le lien central pour cette rencontre de l'abstrait et du relatif. Une **fracture** ou un **traumatisme du crâne** peut indiquer qu'un désir de se développer ou d'évoluer de l'intérieur a été réprimé par des conditions extérieures ; c'est comme une coquille brisée pour laisser un nouvel être émerger. Cela peut également être dû à un conflit entre les demandes physiques et la réalité du monde, ou entre un profond désir et une motivation spirituelle, qui pousse dans différentes directions à la fois.

Nous considérons généralement la tête comme le centre de notre être, pendant que le corps est là pour offrir un véhicule à la tête et donner certaines sensations agréables. Nous couvrons le corps de vêtements et le coupons ainsi de toute vision personnelle, alors que la tête est laissée nue, ouverte à la communication et au contact. Mais le corps contient le cœur et nos sentiments les plus profonds. Le résultat est une séparation entre la tête et le cœur, entre les pensées et les émotions. Plus en dessous, le cou se couvre et se cache ; c'est là en effet que nous gardons tous les sentiments que nous voulons conserver secrets. Par conséquent, le corps contient tous les sentiments et problèmes réprimés et trop déplaisants pour que nous souhaitions les montrer en public, pendant que la tête montre le stress de sa séparation d'avec le cœur.

2. Le cou

À travers le cou et la gorge, nous ingérons ce qui nous maintient en vie physiquement – l'eau, la nourriture et l'air – et exprimons nos sentiments sur la vie. De la tête viennent les sentiments et les expériences qui descendent dans le corps pour être traduits en actions. Du corps, les réactions montent à la tête pour s'exprimer – le cou agit comme un médiateur et un pont entre l'absolu et le relatif. Par conséquent, c'est un point naturel de court-circuit, là où se loge souvent la rupture entre l'esprit et le corps, notamment si la communication à double voie entre l'esprit intellectuel et les sentiments du cœur est d'une manière ou d'une autre conflictuelle.

La plupart d'entre nous ont plus d'énergie dans leur tête (nous pouvons passer de nombreuses heures à penser et à parler), mais bien souvent aux dépens de leur cœur. Cela peut créer une tension ou même une rigidité dans le cou – l'endroit de la bataille entre les deux. Si la tête et le cœur peuvent communiquer entre eux et se respecter, il n'y a alors aucune raison qu'ils se sentent étranglés ou réprimés. Trouvez de quel étranglement votre cou a besoin d'être libéré. Avez-vous besoin d'écouter vos sentiments ? Avez-vous besoin de mettre moins d'énergie dans la pensée et davantage dans l'action ? Les conflits peuvent également indiquer une répulsion de notre corps, peut-être due à des abus du passé ou à une incapacité. Il y a un manque d'énergie circulant à travers le cou dans le corps, un manque de relation avec l'être physique que nous sommes fondamentalement. Ressentez-vous votre corps comme plein de vigueur et d'énergie? Ou avez-vous le sentiment qu'il est un étranger – qu'il vous est peu familier, voire inconnu ?

Le cou tient notre tête droite et nous permet de regarder en avant et d'affirmer notre dignité et notre courage. Une **tête penchée** implique un état d'esprit désespéré et renonçant, une incapacité à faire face à ce qui se présente. Le cou permet également à la tête de bouger et de se tourner pour voir de tous les côtés, d'embrasser une plus large réalité que celle qui s'offre devant nous. Cela implique une ouverture d'esprit et l'acceptation d'autres points de vue.

Si votre cou est raide ou douloureux, est-ce parce que vous ne vous attachez qu'à votre propre point de vue ? Ressentez-vous trop de préjugés ou de résistances envers quelqu'un ? Êtes-vous devenu trop borné et limité dans vos attitudes ? Ou peut-être quelqu'un est-il à l'origine de votre « douleur dans le cou », en vous demandant de voir au-delà de vous-même ? Un cou tendu limite également la quantité de sentiments qui peuvent être exprimés de l'intérieur. Avez-vous contenu vos sentiments ? Sont-ils trop forts à exprimer ? Quand vous ne pouvez plus librement bouger votre cou, est-ce que quelque chose vous étrangle et vous rend incapable de bouger ? Un cou tendu peut également indiquer une incapacité à prendre une décision – à savoir dans quelle direction se tourner.

3. Les épaules

Les épaules sont traditionnellement l'endroit où « nous portons le poids de nos responsabilités ». Quand nous portons les problèmes d'autres personnes, que nous assumons des fardeaux qui ne sont pas les nôtres, cette responsabilité peut commencer à se faire sentir très lourdement. Cela peut être une manière d'éviter nos propres problèmes : à être trop occupés avec nos obligations envers les autres, nous n'avons plus de temps à nous consacrer. Des **épaules tendues** peuvent signifier que le fardeau que vous assumez est trop lourd. Avez-vous tout d'abord répondu à vos propres besoins ? N'avez-vous pas trop longtemps porté les problèmes des autres ? N'y a-t-il pas quelque chose ou quelqu'un que vous auriez besoin de laisser tomber ?

Cette partie du corps est le centre de notre action. Notre action de faire et notre énergie créative circulent des épaules vers les bras et dans les mains où elles émergent dans tout ce que nous faisons dans la société. Cela s'applique au travail aussi bien qu'à la manière dont nous vivons – ce que nous faisons de notre temps, avec nos relations affectives et avec nos sentiments. Les épaules deviennent tendues et raides quand nous n'exprimons pas nos véritables besoins, quand nous faisons quelque chose que nous ne devrions pas faire, quand nous avons le sentiment d'avoir trop à faire, ou quand nous nous sentons effrayés et que nous préférons nous réfugier dans la sécurité de ne rien faire. La tension restreint la circulation de l'énergie et des sentiments. Peu d'entre nous font véritablement ce qu'ils ont toujours voulu. En nous occupant davantage et en premier des sentiments des autres, notre propre activité peut être étouffée. C'est alors dans les épaules que se bloque notre énergie de l'action. Voyez les petits changements que vous pouvez réaliser dans le but de faire ce que vous avez toujours voulu.

L'énergie du cœur remonte aux épaules pour ensuite se manifester dans nos bras – dans l'étreinte et le toucher. Cela devrait pouvoir se réaliser sans difficulté, mais il arrive souvent que se produise un blocage de cette énergie au niveau des épaules, provoquant douleurs et raideurs. Le conflit intérieur peut s'exprimer au niveau des épaules si nous embrassons quelqu'un que nous n'aimons pas, si nous sentons que nos avances sont rejetées, ou que nous craignions de nous retrouver en intimité avec une personne. Cela peut également se manifester par des épaules gelées lorsque nous donnons ou recevons de la froideur.

Lorsque nous avons peur, nos épaules se contractent. Si nous maintenons cette position pendant un certain temps, les muscles des épaules commencent à se bloquer dans cette posture. Bien entendu, notre comportement suit. Les **épaules voûtées** indiquent un désir de protéger son cœur ou sa poitrine à l'intérieur ; alors que les **épaules qui se jettent en arrière**, mettant ainsi la poitrine en avant, indiquent une force artificielle, qui ne sert bien souvent qu'à cacher des sentiments de peur. Les épaules en arrière sont également une manière de retenir ses sentiments, notamment ceux que l'on veut laisser hors d'atteinte ou de portée.

4. Les bras

Les bras expriment l'énergie qui vient du cœur en direction du monde à travers les étreintes, les attouchements et les caresses. Ouvrir ses bras dit : « Ici est mon cœur, viens et partage-le » ; c'est une expression de courage et d'acceptation. Lorsque nous croisons les bras, nous les fermons sur notre cœur, nous mettons une barrière protectrice entre les autres et nous ; le message est « Reste à distance ; intimité refusée ». Chaque fois que vous vous prenez à croiser les bras, essayez de les ouvrir et voyez ce que vous ressentez. Essayez de passer un petit moment chaque jour les bras ouverts et détendus.

Les bras expriment l'énergie active, l'énergie du faire, qui vient des épaules, descend à travers les bras et se réalise dans le monde par les mains. Ils manifestent nos désirs et envies intérieurs. Faites-vous ce que vous voulez faire ? Faites-vous quelque chose que vous ne devriez pas faire ? Vous êtes-vous vous-même trop avancé, ou êtes-vous resté trop en arrière ? Les bras sont aussi des armes. Nous pouvons les utiliser pour attaquer, dénier, rejeter ou repousser ; nous pouvons éloigner ou attirer vers nous ; nous pouvons étreindre et embrasser. Y a-t-il quelque chose ou quelqu'un que vous avez besoin de laisser tomber ? Les bras élèvent et portent, mais quelquefois le poids devient trop lourd et les bras deviennent douloureux. Avez-vous trop porté ?

Des **bras faibles ou fatigués** impliquent une incapacité à laisser nos sentiments ou notre énergie fuser vers l'extérieur. Cela peut dévoiler la sensation d'être incapable de garder le contrôle ou de prendre des décisions, une incapacité à saisir la vie telle qu'elle se présente à nous ou une timidité à exprimer ses véritables sentiments. Des **bras raides ou douloureux** indiquent une résistance à l'activité ou à l'expression. Que retenez-vous que vous ne vouliez pas partager ? Quels sentiments contractent vos bras ? Un **bras contusionné** indique que vous vous êtes heurté à quelque forme de résistance – ou que vous vous sentez battu par quelque chose. Un **bras cassé** indique un profond conflit avec votre activité. Votre bras cassé vous oblige-t-il à cesser de faire quelque chose ou vous rend-il incapable de faire ce que vous voulez ? Vous empêche-t-il d'étreindre quelqu'un ? D'aller travailler ? De prodiguer des soins ou de l'attention ? Avez-vous besoin de « casser » avec ce que vous faites ?

5. Les coudes

Les articulations offrent le mouvement et la flexibilité. Si nous ne pouvons pas plier le milieu des bras, nous ne pouvons pas atteindre notre bouche pour manger, nous ne pouvons pas serrer quelqu'un contre nous, nous ne pouvons pas jouer du violon ou encore faire des gestes, qui sont une autre forme d'expression, en même temps que nous parlons. Les coudes nous permettent d'ouvrir nos bras pour embrasser le monde. Ils donnent de la grâce à nos mouvements, mais ils peuvent également être une arme, comme lorsque nous bousculons quelqu'un d'un coup de coude. Mais peut-être est-ce vous qui aviez été bousculé d'un coup de coude ?

Les coudes nous permettent de réagir avec énergie et vigueur (comme lorsque l'on met de l'»huile de coude»), mais ils peuvent également exprimer nos conflits à propos de ce que nous faisons. Vous sentez-vous suffisamment capable ou compétent? Êtes-vous suffisamment rassuré sur vous-même? Devenez-vous trop inflexible dans votre comportement? Ou avez-vous peur d'exprimer l'énergie de votre cœur? Une **synovite du coude** est une inflammation de l'articulation, qui montre que quelque chose en nous est irrité ou en colère à propos de ce que nous faisons. Ressentez-vous de la colère si vous travaillez plus dur que quelqu'un d'autre? Ou est-ce la peur de vous ouvrir sur l'avenir, d'embrasser ce qui se présente à vous?

6. Les poignets

Ces articulations relient la pensée à l'impulsion nécessaire à l'activité. Des **poignets raides ou douloureux** limitent une grande partie de nos activités – conduire une voiture, manger, écrire ou exprimer nos sentiments. Si votre poignet se blesse, est-ce parce que vous ne voulez pas faire l'une de vos activités, voulez-vous éviter d'assumer quelque chose, ou peut-être vous en sentez-vous empêché? S'agit-il de sentiments que vous ne voulez pas exprimer? Un **poignet foulé** implique un conflit mental avec votre activité. Vous sentez-vous tendu ou sous pression? Vous sentez-vous incapable de faire ce qui vous est demandé? Avez-vous l'impression d'être poussé dans plusieurs directions à la fois? Un **poignet brisé** indique un conflit très profond au sujet de ce que vous faites, ou de ce qui vous a été fait. Qu'est-ce qui est brisé en vous? Comment cette cassure affecte-t-elle votre activité? Voulez-vous cesser ce que vous faites? Avez-vous été stoppé dans votre élan?

7. Les mains

Les enfants développent leurs capacités mentales en travaillant avec leurs mains. Si une personne est victime d'une attaque d'apoplexie, son activité cérébrale diminue, de même que sa dextérité. Les mains sont les outils qui nous servent à créer, elles représentent tous les moyens que nous possédons pour faire des choses et tous les sentiments que nous portons à ce que nous faisons.

Les mains ont toujours un pas d'avance sur nous pour rencontrer le monde, elles symbolisent la manière dont nous manipulons la vie ou comment nous sommes nous-mêmes manipulés. Elles sont l'expression la plus extérieure de l'énergie du cœur, c'est avec elles que nous touchons, que nous caressons, que nous montrons notre amour, ou bien que nous fermons notre poing et exprimons notre colère. Touchez-vous la bonne personne ? Est-ce la bonne manière ? Voulez-vous réellement frapper quelqu'un ? Ressentez-vous de la colère au point de vouloir mettre votre main sur la figure de quelqu'un, au lieu de tout simplement demander l'aide dont vous avez besoin ?

Les mains se tordent parfois d'angoisse ou de désespoir, elles peuvent serrer les poings de colère et, parfois, exécuter le mouvement que nous aimerions faire envers quelqu'un. Nous pouvons laisser les choses rouler dans nos mains, ou bien les écraser – ne serait-ce qu'en les serrant un peu trop. Avez-vous peur de laisser passer quelque chose ? Étreignez-vous quelqu'un trop fortement de peur qu'il ou elle ne vous quitte ? Quelle est la force de votre étreinte sur votre monde ?

Nous touchons chaque personne que nous rencontrons avec nos mains. Toucher est fondamental pour la vie ; sans le toucher, nous ne nous sentons pas désirés ni sécurisés. Nous apportons la guérison à travers le toucher, libérant ainsi de la solitude et de la douleur. Avez-vous envie de toucher ou d'être touché ? Les conflits dans nos mains peuvent nous montrer que nous avons envie d'aller vers l'extérieur et de toucher, mais que nous réprimons notre désir par peur ou sentiment d'insécurité.

Des **mains raides** indiquent une attitude rigide ou résistante envers notre activité ou l'expression de nos sentiments. Des **mains douloureuses** montrent que ce que nous faisons nous met mal à l'aise, ou que quelque chose qui a été fait nous a blessés. Quelqu'un vous prive-t-il de vos moyens ? Des **mains qui souffrent d'arthrite** impliquent souvent une attitude trop critique envers ce que nous faisons ou ce qui nous a été fait. Une **transpiration excessive des mains** indique que nous nous sentons nerveux, anxieux, voire effrayés, par ce que nous faisons. Des **mains très froides** peuvent montrer que nous réprimons certains de nos sentiments – peut-être un amour retenu ou une implication émotionnelle non dévoilée – ou que nous avons peur de nous engager ou de participer.

Ce sont nos doigts qui s'avancent en premier dans le monde et, bien souvent, ce sont eux qui souffrent avant les autres parties de notre corps. Vous avancez-vous trop loin ? Le faites-vous d'une manière inappropriée ? Avancez-vous trop rapidement, et, dans votre mouvement, n'êtes-vous pas conscient de certains détails sur votre chemin ? Les doigts nous montrent comment nous pouvons être insensibles aux choses les plus petites et les plus subtiles. Le pouce montre notre contrôle et notre puissance, autant que notre anxiété et notre peur ; alors que l'index est pointé lorsque nous querellons quelqu'un d'autre sans reconnaître notre propre responsabilité.

Si **les doigts deviennent tordus ou crochus**, suivez ce mouvement et voyez ce qu'ils veulent faire. Qu'est-ce que ce geste essaie de vous dire ? Vos doigts veulent-ils se serrer pour former un poing, et ce poing veut-il donner un coup à quelqu'un ou sur quelque chose ? Pointent-ils quelque endroit pour aller vers de nouveaux espaces d'expérience ? Ou partent-ils dans des directions différentes, comme si votre unité était perdue ?

8. Le dos

C'est le pilier de notre être, il nous soutient et nous donne la force, la droiture et la dignité. Approximativement, cinq millions de personnes souffrent de douleurs chroniques du dos en Grande-Bretagne, alors que, chaque année, plus de trente milliards de dollars sont dépensés aux États-Unis entre les traitements médicaux et les pertes de productivité dus aux problèmes de dos. De nombreux cas de douleurs de dos commencent par une contusion ou un problème d'excès de poids mais, si on regarde plus attentivement, nous pouvons également déceler des problèmes psycho-émotionnels antérieurs à l'accident et à l'origine des tensions, des faiblesses ou des contractions du dos.

Le dos représente l'inconscient, car c'est là que nous « stockons » les problèmes ou les sentiments dont nous ne voulons pas entendre parler – c'est ainsi, dans le dos, que nous les gardons hors de notre vue. Et si vous vous ne pouvez les voir, comment quelqu'un d'autre le pourrait-il ? Si vous avez une douleur dans le dos, s'agit-il de quelque chose que vous refusez de voir et qui réclame votre attention en vous faisant souffrir ? Nous disons que nous avons un « mauvais » dos, comme s'il avait fait quelque chose de mal, mais est-ce le dos qui est mauvais ou l'énergie que nous y avons bloquée ? Qu'est-ce que notre dos devrait faire pour devenir un « bon » dos ? Si quelque chose nous « retient en arrière » et nous empêche d'aller de l'avant, ou que nous « repoussions » les émotions qui sont en nous, c'est bien souvent dans le dos que se retrouveront nos sentiments refoulés.

Les questions de survie sont reliées au dos : la responsabilité de gagner notre vie, de porter notre propre poids, d'être la « colonne vertébrale » de la famille, et de « nous tenir ». Les pensées comme « On ne me supporte pas » ou « On me laisse tomber » peuvent se traduire par une douleur ou une faiblesse dorsales. Nous pouvons nous lever et marcher la tête haute, ou nous courber et plier sous le poids de notre fardeau. Est-ce que quelqu'un ou quelque chose fait pression sur vous ? Votre douleur dorsale parle-t-elle de quelqu'un de votre entourage ? Vous sentez-vous surchargé ?

Le haut du dos reflète la face inversée du cœur, aussi est-ce là le revers de l'amour : la peur, l'irritation ou la colère, les douleurs du passé, les souvenirs oubliés depuis longtemps ; les sentiments de culpabilité, la honte ou la confusion émotionnelle. S'agit-il d'une colère ou d'un ressentiment que vous n'avez jamais exprimés ? Une profonde frustration ? Voulez-vous tourner le dos à quelqu'un ou à quelque chose ? Le haut du dos est également relié à l'expression à travers l'activité (l'énergie monte vers le haut, du cœur vers les épaules, puis descend vers les bras) et aux obstacles qui s'opposent à cette expression. Si vous avez perdu le lien avec vos véritables désirs, peut-être les avez-vous cachés dans votre dos. Vous compromettez-vous au point de vous sentir invertébré et impuissant ? Des sentiments inexprimés, comme les ambitions inassouvies, peuvent contorsionner les muscles ou les os. Les muscles tendus peuvent être chargés de rage ou de désir, ou vous pouvez vous sentir sous pression. Avez-vous le sentiment d'avoir le dos au mur ? Êtes-vous aux prises avec des difficultés ?

Comme le pivot d'une bascule, le milieu du dos porte l'équilibre au centre du corps. Par conséquent, c'est le point où se concentrent les prises de décisions. Les problèmes à ce niveau du corps peuvent indiquer que vous êtes bloqué face à un choix à faire, pris entre vos propres besoins et les demandes des autres. Voulez-vous davantage vous affirmer et faire connaître vos besoins ? Le ressentiment se localise également dans le milieu du dos. Combien de fois êtes-vous resté « penché en arrière » ou avez-vous déployé toute votre énergie pour aider quelqu'un, seulement pour découvrir que lorsque c'est vous qui aviez besoin d'aide, plus personne n'était là ? N'avez-vous pas trop tendance à laisser les gens vous marcher dessus ?

Lorsque nous nous tenons debout, notre abdomen est exposé et sans protection, aussi pouvons-nous avoir tendance à vouloir protéger cet espace délicat. Vous sentez-vous particulièrement vulnérable ? Voulez-vous vous mettre en boule et vous cacher ? Quand les animaux ont évolué de la marche à quatre pattes vers la station debout, tout le poids de la moitié supérieure du corps n'était plus supporté par les bras et les mains, mais par le bas du corps et le bassin. Essayez de vous replier au niveau de votre taille puis, lentement, redressez-vous. Avec ce mouvement, vous « devenez un humain ». Par conséquent, le bas du dos peut exprimer tout le poids et la responsabilité de l'être humain. S'il n'y a personne pour aider à supporter ce poids – non pas au sens d'être supporté, mais plutôt celui d'étayer –, cette partie du dos peut s'effondrer.

Cette partie du corps concerne également les questions de survie, de sécurité et d'autonomie au sens matériel et financier. Si vous vous sentez peu sûr – peut-être incapable de satisfaire les attentes que les autres personnes ont de vous –, alors la pression peut être ressentie au niveau du bas du dos. Doutez-vous de votre capacité à être indépendant ? Vous sentez-vous isolé ? Êtes-vous capable de demander de l'aide ? Essayez-vous d'en faire trop ? Les muscles des jambes sont reliés au bas de la colonne vertébrale, une pression à cet endroit du corps peut affecter votre mouvement en avant, vous créant quelquefois des douleurs ou des sensations d'engourdissement dans les pieds et les jambes. Que se passe-t-il lorsque vous avez le sentiment de supporter tout le poids du monde ? Est-ce quelqu'un que vous voudriez éloigner ?

Il est intéressant de remarquer que les **douleurs dans le bas du dos** surviennent souvent au moment où l'âge se fait d'une certaine manière ressentir : à l'époque d'un anniversaire, lorsque les enfants quittent la maison, ou au moment de la retraite. Ces occasions nous confrontent avec notre propre mortalité et peuvent faire resurgir nos sentiments de peur ou d'insécurité les plus profonds, particulièrement pour ce qui reste à venir ou à propos de nos positions sociales dans la vie.

Les **problèmes de dos de nature musculaire**, comme les contractions ou les douleurs, démontrent une certaine rigidité dans nos comportements ; peut-être est-ce une résistance devant notre avenir, ou nous sentons-nous incapables de continuer à tout faire sans autre soutien. Si c'est un problème de posture, peut-être devriez-vous vous interroger sur votre position dans le monde. Vous tenez-vous suffisamment droit, ou êtes-vous trop courbé sur vous-même ? Avez-vous le sentiment de trop supporter un fardeau émotionnel et psychologique ?

Un **disque déplacé** est fortement lié à un sentiment réprimé, car le poids de l'épine dorsale écrase la substance gélatineuse qui protège le disque et provoque une hernie. Les disques sont comme des absorbeurs de chocs. Mais avec une compression inappropriée, les disques sortent de leur alignement naturel. Vous sentez-vous pressé de vivre selon les attentes d'une autre personne ? Ou est-ce vous qui mettez une pression injustifiée sur vous-même, peut-être essayez-vous de rester fort et droit en toutes circonstances, tout en ne montrant pas vos véritables sentiments ? Est-ce le poids des responsabilités qui est trop lourd à porter ? Ne vous sentez-vous pas soutenu ?

Un **dos brisé** indique un conflit très profond avec votre objectif ou votre place dans la vie. Essayez-vous d'aller dans deux directions à la fois ? Vous sentez-vous non soutenu, seul ou même abandonné ? Vous sentez-vous incapable de rester debout ? Quel fardeau trop important supportiez-vous au point de finalement briser votre dos ? Qu'est-ce qu'un dos brisé vous permet ou ne vous permet pas de faire ?

Pour vous aider à comprendre toutes les difficultés que vous pouvez vivre, fermez les yeux et laissez votre dos vous parler. Laissez-le vous dire les difficultés qui lui sont associées, ses besoins et la manière dont vous pouvez l'aider.

9. Les fesses

Les muscles des fesses se sont développés en réponse à notre humanité. Les fesses apportent un équilibre, nous permettent de nous tenir debout et de marcher sur nos deux jambes, plutôt que d'avoir à rester sur nos mains. C'est avec elles que nous nous asseyons sur les choses que personne ne peut voir. Pendant un petit moment, pourquoi pas maintenant, arrêtez-vous sur vos fesses. Sont-elles détendues ? Ou sont-elles serrées et tendues ? Dans ce dernier cas, détendez-les consciemment et remarquez la différence dans votre attitude. Sur quels sentiments êtes-vous assis ? Quelle énergie contenez-vous dans votre postérieur ? Êtes-vous assis sur des sentiments d'insécurité ? Ou un besoin de soutien et de réconfort ?

Cette partie du corps n'est pas sans lien avec l'élimination et le soulagement. L'apprentissage du « pot » lorsque l'on est enfant peut marquer le reste de la vie d'une personne, notamment sur sa capacité à être détendue et spontanée, ou à l'opposé à être toujours dans la tension et la contrainte, effrayée à l'idée que quoi que ce soit d'inconnu ou d'inattendu puisse se produire. La tension est alors liée à nos parents et à leurs attentes. Avez-vous le sentiment de devoir faire ce que vos parents attendent de vous ? Interfèrent-ils dans votre propre pouvoir de décision ? (Se référer également au chap. XII.)

10. La poitrine

Quand nous disons « Je », nous pointons toujours le centre de notre poitrine. Nous ne pointons pas notre tête ou notre ventre pour montrer que nous parlons de nous – nous pointons du doigt notre cœur. La poitrine représente notre image publique, forte et puissante ou faible et rétractée. Dans notre poitrine sont ensevelis tous nos sentiments et nos conflits les plus profonds – la passion, la colère, la peur, le chagrin, le pardon et l'amour. Les difficultés localisées à cet endroit tendent à nous montrer que nous éprouvons quelques démêlés avec nos propres sentiments – peut-être est-il question de la valeur que nous nous accordons, de problèmes d'introversion, d'égocentrisme ou de fausse grandeur.

Une **poitrine bombée**, qui est en fait mise en avant pour paraître plus grande et plus puissante qu'elle ne l'est réellement, cache souvent un profond doute ou un terrible sentiment d'insécurité. Au « garde-à-vous », les jeunes soldats apprennent à tenir leurs épaules en arrière et à gonfler leur poitrine pour adopter une posture de fausse bravade. Cette poitrine bombée crée une image de force et de puissance, une armure protectrice qui cache une vulnérabilité intérieure.

Une **poitrine faible ou concave** montre un manque d'identité, comme si nous n'avions pas réellement trouvé qui nous étions. Le « Je » n'est pas encore formé. Cela peut être dû à une timidité émotionnelle, à l'expression d'un doute sur sa propre personnalité et au besoin d'être rassuré. Cette posture indique une attitude déprimée, triste ou désespérée, qui peut être améliorée par une respiration profonde.

11. La cage thoracique

Les côtes protègent nos organes les plus vulnérables – le cœur et les poumons – et représentent notre capacité de protection. Si vous avez une **côte brisée ou fêlée**, vous pouvez avoir baissé votre garde au mauvais moment, ou peut-être est-ce parce que vous vous sentez vulnérable et exposé. Comme elles entourent le cœur, il arrive que la tristesse se cache en leur sein.

Mais les côtes ne sont également pas sans lien avec les questions de barrières personnelles et de limites. Êtes-vous suffisamment clair avec vous-même au sujet de vos propres limites, êtes-vous sûr du seuil que vous ne voulez pas dépasser, et savez-vous combien vous pouvez donner ? Essayez-vous de plaire à tout le monde, au risque de vous voir échouer en cours de processus d'intégration, tout simplement parce que vous serez allé au-delà de vos propres capacités ? Reconnaître ses propres limites est essentiel pour établir un équilibre – nos mondes intérieur et extérieur ont besoin d'être en phase l'un avec l'autre. Il peut être nécessaire d'être clair avec les autres, de leur montrer jusqu'où ils peuvent aller avant d'atteindre nos limites.

ESSAYEZ VOUS-MÊME

Ouvrez votre poitrine

Tenez-vous avec les épaules aussi détendues que possible.

- Mettez vos épaules en arrière et gonflez votre poitrine, comme si vous étiez un soldat fier de l'être. Maintenez cette posture pendant un moment.
- Libérez maintenant vos épaules, laissez-les retomber légèrement en avant, jusqu'à ce que vous ayez une position de cœur ouvert, où la poitrine est ouverte mais pas rigide.
- Tournez maintenant votre poitrine vers l'intérieur, en courbant les épaules et en repliant les bras comme si vous cherchiez à protéger votre cœur.
- Répétez ces trois positions et voyez les différents sentiments qui émergent dans chaque position.

12. Le diaphragme

C'est un muscle large et mince qui sépare le thorax de l'abdomen et se trouve sous les poumons, et qui est essentiel dans le processus de respiration. Il nous permet d'inspirer profondément, de garder la vie en nous et, quand nous relâchons notre souffle, de libérer les tensions et le stress. Un **diaphragme raide**, à l'origine d'une respiration superficielle et courte, crée un blocage entre les domaines de la pensée abstraite et les domaines de l'émotion, de l'énergie sexuelle, de la communication et de l'intuition.

Des difficultés à ce niveau du corps indiquent une résistance ou une peur de partager nos sentiments les plus profonds. En dessinant ici une ligne, nous pouvons garder notre moi le plus intime séparé du monde. Les problèmes de contrôle et de pouvoir se concentrent généralement à ce niveau, notamment lorsqu'il s'agit du contrôle sur les autres. Une respiration profonde au niveau du ventre détend le diaphragme, incite à renoncer au contrôle et libère tous les sentiments contenus.

13. L'abdomen

Cette forte partie musculaire, qui s'étend des côtes à l'os pubien, protège l'avant du corps. Si vous ne faites pas confiance à notre monde, que vous le croyiez nuisible, alors vous protégez cette partie de votre corps en la rendant plus rigide et fermée. Ce qui a pour effet de faire cesser toute circulation des sentiments.

Les muscles abdominaux qui sont raides et tendus montrent un sentiment de vulnérabilité ou de peur de l'intimité ; c'est une manière d'éloigner quelqu'un qui pourrait être trop proche de nous. Ils indiquent une peur des sentiments, car les intestins sont le centre des émotions. En contractant nos muscles, nous sommes capables de retenir les sentiments qui se cachent derrière. Réciproquement, des **muscles abdominaux trop flasques** impliquent un manque de soin ou de respect de soi. Cela traduit une sorte de « laisser-aller », de comportement « à-quoi-bon-niste », qui masque souvent un profond manque de satisfaction ou un profond désespoir, un véritable désir d'être protégé ou soutenu.

Environ cinq centimètres sous le nombril se trouve un espace que les Japonais appellent le *hara*. Il est connu en Orient comme le cœur énergétique de notre être, ou le centre du *chi*; en Occident, nous assimilons cet espace du corps avec l'instinct ou le courage («avoir des tripes»). Si le *hara* est fort et équilibré, il en sera probablement de même pour l'ensemble de votre corps; en revanche, un hara faible mène au désespoir et au découragement. Le *hara* se renforce avec une respiration profonde au niveau du ventre, le T'ai-chi, le yoga et des pratiques similaires.

14. Le bassin

Le bassin est une enceinte osseuse qui forme un pivot entre les moitiés haute et basse du corps et qui équilibre les domaines de l'action et de la création, avec le monde de la direction au-dessus et celui du mouvement en dessous. Cette partie du corps témoigne d'une énorme quantité d'activité : c'est avec le bassin que nous faisons l'amour, que nous donnons naissance à nos enfants, que nous digérons les aliments et que nous éliminons les déchets du corps – tous ces actes sont reliés à la sécurité, à la survie, à la communication et à la relation affective.

Le bassin est également le centre du mouvement : c'est de là que part le mouvement des jambes pour marcher dans le monde, c'est lui qui nous permet de nous tenir debout et de marcher sur notre propre chemin. C'est grâce à ce centre du mouvement que nous trouvons nos fondations et notre objectif.

La peur du mouvement – peut-être la peur de ne plus pouvoir avancer (ressentie par la plupart des personnes âgées), ou la peur de l'endroit où nous allons – se traduit bien souvent au niveau des hanches. Un problème dans cette partie du corps indique une très profonde peur du changement, une incapacité à quitter le passé ou le sentiment d'être incapable de se tenir debout. Une **rigidité dans les hanches** est un signe de résistance à l'évolution, peut-être dans votre travail ou dans votre vie quotidienne. Est-ce à cause de votre retraite et de la peur de ne plus avoir de but dans la vie si vous n'avez plus de travail, ou de la manière dont vous allez pouvoir vous en sortir financièrement? Est-ce les fondations de votre personnalité que vous sentez comme incertaines et chancelantes? Lorsque vous vous sentez inutile, vos hanches justifient ce sentiment d'inutilité en vous empêchant d'aller en avant. La peur suscitée par notre inquiétude de survivre nous rend plus raides que nous devrions, jusqu'à ce que finalement nous devenions immobiles.

Cette partie du corps concerne également notre sexualité, liée à notre intimité, et notre confiance dans une relation affective. L'intimité peut provoquer d'importants doutes et incertitudes, qui peuvent mener à une rupture de communication. Avez-vous peur de laisser quelqu'un devenir trop proche de vous ? Ou voulez-vous suivre votre propre chemin, vous écarter de votre relation affective actuelle ? L'**excès de poids au niveau des hanches** sert souvent de protection pour tous les sentiments d'ordre sexuel ou intime, comme si, en cachant cette partie du corps, nous pouvions également cacher nos propres sentiments.

Le bassin n'est pas non plus sans relation avec les rapports qui existent avec nos parents, et notamment avec notre mère, car c'est par là que se fait la naissance. Peuvent se cacher au niveau des hanches des problèmes irrésolus concernant notre propre naissance ou notre mère, et les sentiments qu'elle éprouvait tout au long de sa grossesse. Cela influence notre capacité de créativité, notre facilité à intégrer de nouvelles situations, et surtout notre aptitude à ne pas nous accrocher indéfiniment à notre passé. Lorsque nous poursuivons notre voyage dans la vie au moment de la séparation d'avec les parents, c'est bien souvent au niveau du bassin que vont se localiser les problèmes que nous rencontrerons avec notre toute jeune indépendance. Avez-vous trop tendance à incarner le rôle de mère avec les autres, à trop accepter de supporter leur propre poids, par définition leurs problèmes, tout comme une mère porte son enfant sur ses hanches ? Portez-vous votre propre mère à cet endroit du corps ? Éprouvez-vous des difficultés à la laisser poursuivre son propre chemin, afin de pouvoir vous engager sur le vôtre ?

15. Les jambes

Les jambes nous portent vers la vie et nous permettent d'aller à travers le monde. Elles nous enracinent, confirment notre place ici, notre objectif et nous emmènent dans la direction que nous voulons emprunter. Elles nous permettent de marcher, de courir, de danser et de sauter. La manière dont nous nous tenons debout ou dont nous bougeons est révélatrice de nos sentiments sur la direction dans laquelle nous allons. Lorsque vous marchez, faites-vous de grandes enjambées ou ne cessez-vous pas de trébucher et de faire des faux pas ?

Des jambes fortes offrent une stabilité et nous permettent de nous tenir debout, mais des **jambes surdéveloppées et très musclées** peuvent nous ancrer trop fermement à notre place, nous empêchant toute spontanéité et toute marche avec légèreté et facilité. Vous accrochez-vous à quelque chose trop fermement ? Avez-vous peur de changer ? Vous a-t-on trop souvent coupé l'herbe sous le pied ? Des **jambes sous-développées ou faibles** indiquent un sentiment d'insécurité. N'êtes-vous pas suffisamment sûr de votre place dans le monde ? Êtes-vous trop attaché au sol, ou à vos racines ? Vous sentez-vous submergé par les problèmes mondiaux ? Éprouvez-vous des difficultés à être seul ?

Au niveau des cuisses se nouent généralement les problèmes liés au passé, tels que les problèmes parentaux, les souvenirs d'enfance traumatisants, la colère ou le ressentiment. Cette partie du corps est intimement associée à la sexualité, qui nous a été initialement enseignée par le comportement de nos parents. En serrant les jambes, nous protégeons nos organes sexuels, alors qu'ouvrir largement les jambes signifie que nous cédons au sexe, que nous le voulions ou non. Si nous ressentons quelque peur ou quelque résistance, elle se retrouve bien souvent dans les muscles tendus ou dans les tissus adipeux des jambes, comme un mur protecteur cachant nos véritables sentiments. Les femmes développent souvent un excès de poids dans les jambes après avoir eu des enfants. Vos relations sexuelles ont-elles changé ? Devenir parent a-t-il suscité la réapparition de problèmes douloureux issus de votre propre enfance ?

Le tibia et les muscles du mollet sont liés aux mouvements que nous effectuons, aux résistances et aux peurs que nous pouvons ressentir. Cette partie du corps est également liée à notre standing et à notre position dans la vie.

Les difficultés dans les jambes sont associées à la peur d'avancer ou à un conflit avec la place que nous occupons. S'agit-il de quelque chose que vous voulez fuir ? Voudriez-vous vous engager dans une nouvelle direction ? La place que vous occupez vous paraît-elle trop rude ? Une **jambe meurtrie ou contusionnée** signifie que vous avez trébuché sur quelque chose, ou que vous avez emprunté une mauvaise direction et que vous avez besoin de changer de voie. Quels sont les obstacles qui se dressent sur votre chemin ? Avez-vous peur de ce qui reste à venir ? Des **muscles tendus** indiquent une peur ou une rigidité intérieures, une ténacité à vouloir conserver les choses telles qu'elles sont et une résistance au mouvement, peut-être à cause du sentiment d'avoir été abandonné par quelqu'un, ou à cause d'un avenir qui paraît trop effrayant.

Une **jambe cassée** montre un conflit au niveau le plus profond – au sujet du chemin emprunté, comme s'il était mieux de choisir une direction différente. Vous sentez-vous incapable de vous défendre ? Avez-vous perdu votre position ? Avez-vous le sentiment de ne pas être soutenu ? Que se passe-t-il pour votre évolution dans le monde ?

16. Les genoux

Les genoux nous rendent capables de bouger avec grâce et aisance, de danser et de courir. Essayez de marcher sans plier les genoux et voyez l'apparence arrogante et raide que cela donne. En pliant les genoux, nous pouvons libérer et exprimer nos sentiments.

S'agenouiller nous donne une image de l'importance des genoux. C'est habituellement une position d'allégeance et de soumission à quelque forme d'autorité supérieure. Les genoux nous permettent de nous baisser, de donner, et particulièrement de reculer et d'être humble. En nous agenouillant, nous renonçons à l'ego et embrassons l'humilité ; sans cette capacité, nous devenons plus obstinés, orgueilleux, inflexibles et fiers. Souvenez-vous : « Péché d'orgueil ne va pas sans danger ! » Trop de fierté et d'inflexibilité crée une tension dans les genoux. Mais quand les genoux fléchissent *trop* rapidement, tremblant et vacillant de peur ou montrant une incapacité à nous défendre, nous ressentons le besoin de nous lever et d'affirmer notre place dans le monde, de développer davantage de fierté, d'estime personnelle et de confiance.

Les genoux sont comme des absorbeurs de chocs, ils accusent les tensions entre le poids du corps au-dessus, et les hauts et les bas du terrain en dessous. Mais quand nous ne pouvons supporter davantage de charge, les genoux peuvent commencer à montrer une réaction. Ils nous disent de nous relaxer pour laisser à nouveau l'énergie circuler et se libérer des tensions.

Un **épanchement de synovie** (de l'« eau dans le genou ») indique trop d'énergie émotionnelle contenue, et particulièrement une résistance au « lâcher-prise » ; mais cela peut aussi montrer un débordement d'émotions, dont le fardeau peut être ressenti dans les genoux. Un **genou enflammé** montre que quelque chose ou quelqu'un nous irrite ou nous met en colère, et que nous refusons de nous avouer vaincus ! Un **genou disloqué ou luxé** montre une résistance au « lâcher-prise » ; mais le genou ne peut pas assumer plus de pression et nous sommes incapables de maintenir notre position. Disloquer signifie perdre. Qu'avez-vous besoin de faire pour regagner votre stabilité ? Retrouver votre équilibre et votre dignité ?

17. Les chevilles

Ces parties de notre corps, pourtant fines et légères, supportent la totalité de notre poids – si une cheville dérape, c'est l'ensemble du corps qui se retrouve par terre. *Soutien* est ici le mot clef, car les chevilles représentent l'appui dont nous dépendons, et pas uniquement le soutien et l'appui de ceux qui nous entourent, mais aussi le système de soutien intérieur que nous avons construit pour nous-mêmes. Le système intérieur est fondé sur les actes psychologiques et émotionnels qui donnent un sens et un objectif à nos vies ; le soutien émotionnel de ceux que nous aimons et de nos convictions religieuses et spirituelles. Si toutes ces convictions et ces soutiens sont remis en question, si nous doutons et nous interrogeons, tout ce système intérieur est ébranlé. Cela peut se produire lorsque nous vivons des chocs ou des traumatismes extrêmes, ou quand nous nous sentons rejetés, trahis, ou incapables d'être seuls. Comme les chevilles sont essentielles pour notre droiture, elles ont tendance à se fouler lorsque nous ne pouvons soutenir notre position ou quand le poids au-dessus devient trop lourd à supporter. Est-ce que ce que vous croyez doit être remis en question ? Est-ce que votre système de soutien vous abandonne ?

Les chevilles nous permettent également d'être plus souples dans nos mouvements. Une **cheville foulée ou tordue** indique un manque de flexibilité dans la direction que nous choisissons d'emprunter. La tension est trop forte, provoquant par là même une distorsion de l'énergie, qui part dans toutes les directions à la fois. Êtes-vous poussé dans différentes directions ? Avez-vous besoin de changer d'orientation ? Qu'est-ce qui a besoin d'être démêlé, éclairci et réorienté ? Votre mouvement est-il trop rigide, ne permettant pas une bonne circulation énergétique ? Des **chevilles enflées** montrent une accumulation d'énergie émotionnelle, une frustration et une résistance au « lâcher-prise », ne permettant pas d'aborder avec sérénité les problèmes mentionnés plus haut.

Une **cheville cassée** indique un conflit très profond à propos de notre position et du soutien dont nous bénéficions. Peut-être que vous avez besoin d'emprunter une nouvelle direction, mais que vous émettez quelques résistances face à cette nécessité de changement ? Vous interrogez-vous sur vos propres convictions, sur les différents éléments qui ont construit votre personnalité ? Qu'est-ce qui a bouleversé votre capacité à vous défendre ? Que votre cheville cassée vous permet-elle de faire, mais aussi que vous contraint-elle de stopper ?

18. Les pieds

Nos pieds nous relient à la terre, à la réalité du monde physique. Ce sont eux qui nous permettent d'avancer et d'effectuer notre voyage à travers la vie. C'est un signe de maturité que d'« avoir les deux pieds sur terre » et de n'être dépendant de personne. « Ne pas se laisser marcher sur les pieds » signifie ne laisser personne prendre l'avantage sur nous. Nous « pressons le pas » lorsque nous entrons dans le monde avec courage et confiance. Si notre direction n'est pas claire, nous marchons les pieds tournés vers l'intérieur, car nous ne savons pas dans quelle direction aller, ou vers l'extérieur quand toutes les directions semblent possibles. Les pieds tournés vers l'intérieur sont l'expression la plus introvertie et, vers l'extérieur, la plus extravertie (l'approche « J'essaierai n'importe quoi »).

Nos pieds montrent également comment nous ressentons la direction que nous empruntons. Par exemple, si nous avons peur de ce qui reste à venir – peut-être à cause de l'âge, de la maladie ou du sentiment d'insécurité –, nos orteils peuvent se contracter et nos pieds devenir douloureux, et nous marchons avec moins de facilité. Nous ne pouvons avancer librement, comme si nous essayions d'empêcher l'avenir de se produire. Ou peut-être est-ce parce que nous n'avons nulle part où aller, ou peut-être les deux ?

Les **pieds froids** sont dus à un manque de circulation sanguine dans cette partie du corps, ce qui implique une incertitude émotionnelle, une résistance ou une difficulté à admettre l'avenir. Les **pieds qui souffrent d'une transpiration excessive** montrent une nervosité à propos de la direction que nous empruntons, un excès d'émotion. Les **pieds enflés** indiquent que nous ne parvenons pas à nous départir de nos sentiments de peur et d'insécurité devant notre avenir, ou que le poids de notre fardeau émotionnel est trop lourd à porter. La **peau des pieds qui pèle** montre que nous avons besoin de nous débarrasser de nos vieux modèles mentaux pour laisser émerger de nouvelles directions.

« Buter » en permanence montre que nous nous accrochons à la réalité – une obstination révélatrice d'une peur de changer. Les *trébuchements* peuvent également refléter des conflits liés à votre mère et au fait d'être mère. Les **pieds plats** peuvent indiquer un manque de racines, que nous traversons la vie sans être ancré quelque part, ou qu'il existe une absence de frontières entre nos vies personnelle et privée et nos activités publiques. En revanche, une **trop forte cambrure** tend à indiquer l'inverse – nos frontières sont tellement « étanches » que notre monde privé et notre monde public ne se rencontrent presque jamais. Nous pouvons sembler tout à fait distants et séparés des autres.

Les orteils sont les parties extrêmes de notre corps, aussi sont-ils vraisemblablement les plus exposés à être frappés ou piétinés quand nous avançons trop rapidement ou dans la mauvaise direction. Ils indiquent les petits problèmes subtils qui peuvent être facilement négligés. Ainsi, si les orteils se blessent, nous devons nous assurer que nous n'avançons pas un peu trop vite et que nous n'omettons aucun détail dans notre évolution. Ceux qui marchent en permanence sur la pointe des pieds peuvent en réalité avoir peur d'affirmer leur présence dans le monde ou de s'implanter dans la terre.

Les **oignons** sur le côté du gros orteil sont habituellement causés par le port de mauvaises chaussures. Cependant, ils peuvent également indiquer que nous permettons aux autres de prendre des décisions à notre place et que nous éprouvons des difficultés à assumer nos responsabilités – telle celle d'acheter nos propres chaussures ! Un cor peut se développer si nous vivons une relation où nous léguons complètement notre pouvoir de décision à notre partenaire, car le gros orteil est lié aux problèmes d'autorité et de pouvoir personnel.

19. Les côtés gauche et droit du corps

L'hémisphère droit du cerveau contrôle la partie gauche du corps et réciproquement – les nerfs se croisent et changent de côté entre la tête et le corps. L'hémisphère gauche du cerveau est le côté logique, rationnel, concerné par le travail quotidien, l'assurance personnelle et le pouvoir de décision. Alors que l'hémisphère droit est le côté créatif et intuitif, concerné par la vie de famille, les relations affectives, les sentiments et la vision du monde. Cette répartition s'applique également à l'ensemble du corps, notamment si un côté a plus souvent tendance à être blessé que l'autre.

Le côté droit du corps représente le principe masculin, que ce soit chez les hommes ou chez les femmes. Il est en rapport avec la capacité à donner, à dominer et à être assuré; c'est la partie intellectuelle et autoritaire de notre être. Il est concerné par le monde et le travail, notre emploi et notre fonction dans la société, les finances et les affaires, la politique et le pouvoir. Il reflète les sentiments que nous pouvons éprouver à propos de ce que signifie « être un homme » – le fait de fonctionner dans la société et de maintenir son rôle de soutien de famille –, ou « être une femme » et travailler et être affirmative tout en restant une mère douce et tendre. Ce côté reflète vos sentiments envers votre masculinité ou vos qualités masculines, aussi bien qu'envers vos relations avec les hommes comme votre père, votre frère, votre compagnon ou votre fils, et tous les conflits que vous pouvez vivre dans toutes ces relations, ou envers les hommes en général.

Le côté gauche représente le principe féminin tant chez les hommes que chez les femmes. Il indique notre capacité à demander de l'aide, à recevoir ou à nous soumettre; à nourrir et à prendre soin des autres; à être tendre et attentif; à être créatif et à développer nos qualités artistiques; à écouter et à faire confiance à notre propre sagesse. C'est le monde intérieur du foyer et de la famille, de la guérison, de la douceur et du principe nourricier. Cela comprend vos sentiments à propos du fait d'être une femme, ou d'exprimer votre énergie féminine, notamment si vous vivez dans un environnement à dominante masculine; ou comment vous conciliez le fait d'être un homme, avec tous les stéréotypes sociaux que cela implique, avec la capacité d'être tendre et amoureux, capable de montrer de l'attention et de développer de la sensibilité. Cela reflète également vos sentiments envers les femmes, et notamment votre mère, votre sœur, votre compagne ou votre fille. Tous les conflits dans ces relations, ou avec les femmes en général, peuvent se manifester physiquement sur le côté gauche.

Trouver le juste équilibre entre ces deux énergies n'est pas facile. Au cours des cinquante dernières années, nous avons assisté à une évolution de la société : les femmes, qui étaient jusqu'alors principalement destinées à apporter des soins et de l'affection, commencèrent à prendre une place plus importante et reconnue dans le travail, les questions d'argent et la politique, et les hommes, qui incarnaient le rôle de chef et de soutien de famille, se mirent à passer davantage de temps à la maison, à partager les tâches ménagères et à prendre une place plus importante dans l'éducation quotidienne des enfants. Une femme qui ne se contente plus seulement de son rôle de mère pour se lancer dans une carrière peut parfois avoir le sentiment d'aller contre sa nature essentielle – devoir travailler tard quand les enfants rentrent plus tôt de l'école, ou assumer ses changements hormonaux tout en offrant l'illusion de n'avoir aucun problème lors d'un rendez-vous d'affaires. Le stress qui en résulte n'est pas seulement dû au surmenage. La même chose s'applique aux hommes. Comme leur fonction sociale évolue, ils sont confrontés au problème de savoir comment ne pas perdre le lien avec leurs sentiments intérieurs. Comment un homme peut-il développer sa nature tendre, attentionnée et nourricière tout en assumant son rôle dans une société qui considère qu'il doit s'affirmer et être agressif ? Ces questions renvoient à de profondes interrogations sur la définition de notre nature essentielle, et sur la façon de développer les différentes facettes de notre personnalité.

20. L'image générale

Prenez un long moment à vous observer dans un miroir – nu ! Vous tenez-vous droit ou penché et de travers ? Dans ce dernier cas, pourquoi ne pas avoir appris à vous tenir droit avec les gens ? Que ressentez-vous à l'idée de vous redresser ? Quelle partie de votre corps est la plus dominante ? Votre tête est-elle légèrement penchée en avant ou sur un côté, comme si elle cherchait à éviter une confrontation ? Êtes-vous capable de rencontrer le monde sans au départ chercher immédiatement à vous protéger ? Que se passe-t-il quand vous bougez votre cou ? Êtes-vous raide et contracté ou bougez-vous avec fluidité et facilité ? Vos articulations bougent-elles librement ? Regardez la manière dont vous contractez vos muscles et vos articulations.

Sont-ils bloqués dans une position ou retiennent-ils certains de vos sentiments ? Avez-vous besoin de les libérer ?

La moitié supérieure de votre corps est-elle plus importante ou plus petite que la partie inférieure ? Le haut du corps est la partie intellectuelle et sociale, celle qui rencontre le monde, alors que celle du bas est davantage concernée par les questions pratiques et terrestres. Un haut du corps fort et lourd avec des jambes fines et faibles tend à montrer une personne qui est très sociable et amicale, voire autosuffisante, mais dont les bases sont mal assurées et qui éprouve des difficultés face aux questions physiques et terrestres. Des jambes fortes combinées avec un corps faible peuvent définir quelqu'un de très pratique et de terrestre, parfois trop, mais qui a dépensé peu d'énergie dans la communication et la confiance en soi ; une personnalité qui aurait tendance à manquer d'humour et de spontanéité. Quelles sont les parties où votre corps éprouve les plus grandes difficultés physiques, et comment influencent-elles le reste de votre personnalité. Quelle est la plus petite et la moins énergétique ? Quelle est la plus rigide et la plus tendue ? Quelle est la plus développée et la plus enflée ?

ESSAYEZ VOUS-MÊME

Trouvez votre équilibre

- Au cours des prochaines semaines, prenez conscience de la partie de votre corps qui est dominante. Quel est le côté où il vous arrive d'être le plus souvent blessé ? En est-il un qui est plus fort et mieux développé ?
- Repensez à vos maladies ou à vos accidents passés. Quel est le côté qui a été le plus affecté ? Quelle partie de votre personnalité est la plus développée – la féminine ou la masculine ?
- Existe-t-il des conflits entre vos énergies masculine et féminine dans votre vie ? Dans vos relations affectives ? Où est-il besoin d'apporter un meilleur équilibre ?

Si votre corps souffre, de quoi souffre-t-il ? De ne pas être suffisamment soutenu ? De ne pas être assez rassuré ? Si votre corps veut bouger, où veut-il aller ? Suivez votre mouvement instinctif et voyez ce qui se passe. Quelles sont les parties qui sont douloureuses ou qui ne fonctionnent pas correctement ? Comment vous sentez-vous intérieurement ? Dessinez votre propre portrait ou écrivez ce que ressent votre corps.

Regardez attentivement, mais sans porter le moindre jugement – observez simplement, apprenez à connaître votre corps et devenez ami avec lui.

Chapitre XI

Les parties mobiles : les os, les articulations et les muscles

Les parties mobiles – les muscles, les articulations et les os – créent ensemble la charpente dans laquelle nous vivons. Cette structure nous permet de bouger, permet à nos pensées, à nos idées, à nos convictions et à nos sentiments de s'exprimer, et détermine si nous marchons d'un pas confiant et heureux ou si nous traînons les pieds. Tout comme nos émotions affectent notre état physique, le mouvement physique favorise notre état émotionnel : les exercices créent un sentiment vif et positif sur nous-mêmes, alors qu'un manque d'exercice diminue notre énergie et mène bien souvent à la léthargie et à la dépression.

Au sens figuré, il existe trois principaux types de tissus dans le corps humain : les tissus durs (comme les os et les dents), les tissus souples (comme la chair, la graisse, la peau, les muscles, les organes, les ligaments et les nerfs) et les tissus fluides (comme le sang, l'urine, l'eau et la lymphe). Ils correspondent à trois états intérieurs de l'être.

Les *tissus durs* correspondent au cœur de nos croyances : le squelette forme la charpente intérieure de soutien du corps, fondamentale à la santé de l'ensemble, tout comme nos croyances les plus profondes soutiennent et donnent un sens à chaque aspect de notre vie. Les *tissus souples* correspondent à notre comportement psychologique et à nos modèles de pensée : nos pensées et nos expériences affectent directement l'état de nos nerfs et de nos organes, et sont visibles dans l'état de nos muscles, de notre peau et de notre chair. Les *tissus fluides* correspondent à nos émotions, à nos sentiments – nous bouillons de colère ou débordons d'amour – et à la répartition de ces sentiments à travers notre être.

1. Les os

La moelle des os nous nourrit avec des minéraux, des sels et des éléments nutritifs, et produit des cellules immunitaires vitales pour le corps, alors que le tissu osseux extérieur et dur forme une charpente forte et résistante sur laquelle se construit l'ensemble de notre être. Les os sont la forme d'énergie la plus dense dans le corps physique; comme les rochers dans la terre, ils offrent un support et un soutien. Ils permettent aux muscles de fonctionner, et les muscles à leur tour aident les fluides à circuler.

De la même manière, nous ne pouvons vivre sans os, car nous ne serions jamais véritablement vivants si nous n'avions aucun contact avec la partie la plus profonde de notre être psychologique et émotionnel, avec l'inspiration et l'impulsion qui donnent un sens à nos vies. Tout comme les os supportent notre être physique et donnent vie aux muscles et aux fluides du corps, nos croyances nous donnent une force intérieure constante et un soutien, en trouvant à s'exprimer dans notre manière de vivre, dans nos comportements et nos relations. Par conséquent, les problèmes osseux représentent un conflit aux niveaux les plus profonds de notre être.

a) Les os cassés

Si nos convictions deviennent trop rigides et limitées, notre mouvement physique le reflète invariablement. Un os brisé est le signe d'un être ou d'une personnalité trop inflexible; il y a une résistance à la circulation d'énergie. Quand il y a résistance au mouvement, nous cassons. Un os cassé indique une profonde division ou un conflit au cœur même de notre être. Vous sentez-vous fracturé, divisé et cassé en morceaux? Allez-vous dans une direction, alors qu'à l'intérieur persiste le désir d'aller dans une direction différente ? Votre loyauté est-elle divisée ? Obtenez-vous le soutien dont vous avez besoin ? Ne provoquez-vous pas trop de pression sur vous-même ? Ressentez-vous le besoin d'être rassuré sur ce que vous faites et de savoir pourquoi vous le faites ? Vos certitudes les plus profondes sont-elles remises en question ?

Prenez du temps pour comprendre l'effet de cet os cassé. Que vous oblige-t-il à cesser de faire ? Quel sentiment en tirez-vous ? Est-ce un quelconque bénéfice ? Un os brisé nous force habituellement à rester immobile et à demander de l'aide – deux choses que nombre d'entre nous ont beaucoup de mal à faire. Mais peut-être est-ce justement ce dont vous avez réellement besoin : d'être soigné et que l'on vous porte de l'attention. Devoir rester immobiles nous offre l'opportunité de nous interroger pour savoir où nous avons besoin d'avoir plus de force et de flexibilité. (Se référer également au chap. X, pour plus de détails sur la partie du corps affectée.)

b) L'ostéoporose

Généralement due à un changement dans la sécrétion des hormones, l'ostéoporose provoque une perte de la masse osseuse, commune aux femmes après la ménopause, et rend les os plus fragiles et sujets aux fractures. L'ostéoporose implique une réduction de la force vitale qui circule à travers les os, peut-être à cause de la sensation d'être abandonné, sans ressource et sans espoir. Après la ménopause, une femme peut avoir le sentiment de ne plus avoir de raison d'être et qu'il ne lui reste plus aucun élan pour emprunter une nouvelle direction et trouver un nouvel objectif dans la vie. Avez-vous le sentiment d'avoir perdu tout but dans la vie, si votre potentiel de maternité n'est plus ? Avez-vous la sensation d'avoir perdu toute féminité ? Avez-vous trouvé une nouvelle direction qui soit juste pour vous-même et qui ne soit pas liée au fait d'être une épouse ou une mère ? Avez-vous perdu le soutien et l'attention de votre compagnon ?

La force de vos os est en jeu, comme l'est d'ailleurs la force de vos sentiments, votre raison d'être intérieure. Les os sont liés à l'esprit, aussi avons-nous besoin d'élever l'esprit, de le mettre en action plutôt que de le laisser dépérir. Que pouvez-vous faire pour apporter plus de vie et d'esprit dans votre vie? (Se référer également au chap. XVIII, pour en savoir davantage sur la ménopause.)

2. Les articulations

Les articulations *joignent* les pensées et les sentiments au mouvement et à l'action. Elles offrent une liberté d'expression : la capacité de danser, de sauter, d'embrasser et de porter. Elles nous permettent de nous mouvoir avec grâce et aisance, ou avec des mouvements saccadés et décousus, selon notre attitude psycho-émotionnelle. Elles offrent une stabilité et un équilibre à l'ensemble du corps.

a) L'inflammation des articulations

L'inflammation est le problème le plus couramment rencontré avec les articulations. Une inflammation est liée au mouvement et à la communication, elle indique une peur de l'avenir, ou une résistance devant ce qui se produit; elle peut également montrer l'accumulation d'une colère ou d'émotions, ou encore une incapacité à dire ce que nous ressentons réellement. Qu'est-ce qui provoque cette brûlante révolte intérieure? Qu'est-ce qui est irritant au point de restreindre votre expression? Quand les articulations sont douloureuses ou enflammées, les sentiments qui s'expriment alors sont bien souvent critiques, irrités ou inflexibles, aussi avons-nous besoin de libérer la cause de ces sentiments. Qu'est-ce qui est nécessaire pour soulager les articulations? Plus de pardon? D'acceptation? D'amour de soi? (Se référer également au chap. X, pour plus de détails sur la partie du corps affectée.)

b) La raideur des articulations

Si les articulations sont raides ou incapables de bouger, vous devez alors vous interroger sur votre pensée devenue rigide, inflexible ou trop critique. Des articulations rigides deviennent par définition inutiles – elles perdent leur objectif, qui est le mouvement –, et la relation entre la pensée ou l'émotion et l'expression est perdue. Les articulations raides impliquent que nous ne sommes plus capables d'exprimer nos sentiments les plus profonds, qu'il y a un manque de liberté et que nous nous accrochons aux vieilles manières d'être. (Se référer également au chap. X, pour plus de détails sur la partie du corps affectée.)

c) L'hygroma

Un hygroma est une inflammation des bourses séreuses ou synoviales qui se trouvent dans les articulations et qui servent normalement à prévenir les frictions. Un hygroma se développe après une utilisation excessive de l'articulation, comme par exemple dans une synovite du coude. Comme les bourses sont remplies de sérum, cela indique une irritation émotionnelle ou une inflammation – nos sentiments se construisent à l'intérieur et cela restreint notre capacité à nous exprimer. Il peut s'agir d'une tristesse intérieure, d'une colère ou d'une culpabilité non résolue. Avez-vous du ressentiment pour le travail que vous faites ? Avez-vous le sentiment de ne pas être apprécié ? Avez-vous une activité particulière qui puisse provoquer en vous un conflit si intense ? Quelle action est nécessaire pour libérer la pression ? Le repos est essentiel mais, si nous prenons du repos, que se passe-t-il ? Cela change-t-il le poids des responsabilités de ceux qui nous entourent ?

d) La luxation

Se luxer une articulation signifie perdre notre place. Après avoir perdu notre place, nous ne pouvons aller de l'avant, car nous ressentons de la douleur et nous ne savons comment procéder. Un os hors de son articulation montre que nous sommes profondément déconcertés, que nous n'avons plus de contact avec notre centre, ou peut-être que nous avons perdu notre position ou notre place dans le monde. Cela signifie également que nous ressentons des difficultés à exprimer nos sentiments. Avez-vous le sentiment de ne plus avoir aucun contrôle sur quelque chose ? Est-ce la direction que vous empruntez qui provoque en vous tant de confusion et d'incertitude ? Votre activité est-elle en contradiction avec vos sentiments intérieurs ? Vous sentez-vous expulsé de votre place ? À quel réajustement avez-vous besoin de procéder ? Avez-vous besoin de retrouver le lien avec la circulation de votre énergie ? (Se référer également au chap. X, pour plus de détails sur la partie du corps affectée.)

e) La goutte

Elle est provoquée par une accumulation d'acide urique dans les articulations, et bien souvent dans le gros orteil. L'acide urique est généralement évacué avec l'urine, qui est une manière pour le corps de se débarrasser des émotions qui n'ont plus d'utilité, dont nous n'avons plus besoin, sans quoi nous risquerions d'empoisonner notre système. Si nous ne nous libérons pas de toutes ces vieilles émotions, elles commencent à se bloquer, à se solidifier et à se cristalliser, provoquant par là même une rigidité et une inflexibilité. La goutte est l'expression du fait d'être coincé. Vous sentez-vous coincé dans la direction empruntée ? Se peut-il que vous exprimiez de la colère avec cet orteil si rouge et si enflé, plein de chaudes émotions ? Pouvez-vous trouver l'émotion bloquée et pourtant si nécessaire à exprimer ? Si nous restons accrochés au passé, nous ne pouvons aller de l'avant. Toutes ces questions liées au passé sont-elles si importantes pour vous ? Étant donné que la goutte devient beaucoup plus courante avec l'âge, sans doute les souvenirs passés sont-ils souvent un important facteur favorable à cette maladie.

f) L'ostéo-arthrite

Cette inflammation est une lente dégénérescence des articulations, une usure qui crée une raideur et des douleurs, particulièrement dans les articulations qui supportent le poids du corps. Comme la principale fonction des articulations est de nous permettre de bouger avec aisance et fluidité, souffrir d'un tel mal implique une profonde résistance ou une peur du mouvement. L'inflammation implique une accumulation de pensées et de comportements toxiques, tels que la colère, l'irritation ou la frustration, que ce soit à l'égard de quelqu'un d'autre ou de nous-mêmes. L'arthrite est souvent associée à une attitude trop critique (crispée et implacable), à l'amertume et au ressentiment (lesquels mènent à la raideur et la douleur), comme si ces comportements usaient notre joie et notre faculté d'appréciation. Le manque de mouvement implique un durcissement de notre attitude envers la vie.

Avez-vous atteint un si profond niveau de frustration et d'irritation que ces sentiments limitent votre capacité à être bienveillant ou affectueux? N'aimez-vous pas la spontanéité et éprouvez-vous des difficultés à vous relaxer? Est-ce difficile de recevoir? L'arthrite soulève des questions de contrôle, comme si lentement nous perdions le contrôle de nos articulations. Trouvez-vous difficile de ne pas dominer et de demander de l'attention? Ou avez-vous le sentiment d'être vous-même contrôlé par quelqu'un ou quelque chose et que cela vous mette en colère? Qu'est-ce qui vous use et vous ronge à ce point? Que pouvez-vous faire pour libérer certaines rigidités de votre vie? (Se référer également au chap. X, pour plus de détails sur la partie du corps affectée.)

g) La polyarthrite rhumatoïde

C'est une maladie auto-immune où notre propre système immunitaire attaque la membrane des articulations, à cause d'un facteur rhumatoïde anormal dans le sang. La maladie signifie que le mouvement et le changement deviennent très limités et que les articulations deviennent raides et douloureuses. Nombre de personnes souffrant de cette maladie étaient par le passé très actives, il pouvait s'agir par exemple d'athlètes. Peut-être cette suractivité cachait-elle une rigidité interne ou une tendance à être trop discipliné et critique à son égard. Il peut également s'agir d'une tendance à toujours vouloir tout donner aux autres sans jamais rien s'accorder à soi-même, ce qui peut générer une forme de colère que l'on cherche inévitablement à réprimer. La colère a besoin de s'exprimer – les athlètes peuvent canaliser cette énergie dans le sport, bien que cela ne résolve pas nécessairement le problème sous-jacent à cette colère. Dès qu'ils atténuent l'intensité de leur activité sportive, ils doivent faire face aux nombreux problèmes qui émergent.

L'aspect auto-immun de cette affection implique une attitude trop critique ou impartiale à son égard, sans doute combinée avec une faible estime de soi. Vous sentez-vous coincé dans un mode de vie trop négatif et critique? Avez-vous du ressentiment ou de l'amertume pour quelque chose ou quelqu'un? Manquez-vous d'assurance et, en cas de sentiments inhibés, êtes-vous incapable d'agir comme vous le voudriez réellement? N'est-ce pas vous qui vous détruisez vous-même à force de culpabilité et de honte? Avez-vous tendance à vous miner vous-même par trop de critiques et un manque de considération et de respect de soi ? Les personnes qui souffrent de cette maladie ont souvent les poings serrés – ce poing n'indiquerait-il pas en réalité la volonté de vouloir frapper quelqu'un ou quelque chose ?

Le mouvement est essentiel, particulièrement si l'on souhaite laisser l'énergie circuler et permettre au changement de se produire. La vie est faite de mouvement, aussi plus nous sommes bloqués, moins nous pouvons montrer notre vitalité. C'est ainsi que l'on peut avoir le sentiment d'avoir perdu tout objectif dans la vie, le manque d'amour-propre peut nous ronger au point d'avoir le sentiment qu'il ne reste plus rien à faire. N'étant plus capables de faire ce que nous faisions auparavant, nous avons besoin de trouver une nouvelle manière d'être, une manière plus douce avec laquelle nous devons apprendre à nous apprécier tels que nous sommes. (Se référer également au chap. X, pour plus de détails sur la partie du corps affectée, et au chap. XV, pour plus d'informations sur le système immunitaire.)

3. Les muscles

Les tissus souples du corps sont les muscles, la chair, la graisse, la peau, les nerfs et les organes. Alors que les tissus durs de nos os sont plus intimement associés au cœur de nos croyances, les tissus souples reflètent ces croyances dans l'activité mentale et les modèles de pensée. Nous devenons ce que nous pensons ; qui nous sommes devenus nous permet de voir ce que nous avons pensé. Les souvenirs du passé, les conflits, les expériences et les sentiments se répartissent tous dans les tissus souples. Les nerfs transmettent à chaque cellule du corps, en les acheminant, les impulsions chimiques de nos comportements et de nos expériences – les préjudices, les anxiétés réprimées, la peur, la culpabilité, les différents niveaux d'amour-propre et d'estime de soi, la joie, la vivacité –, tout ce qui se reflète dans l'état des organes, de la chair et des muscles. Lorsque nous changeons en nous-mêmes, les tissus souples reflètent cette transformation, que ce soit au travers de muscles tendus ou flasques, d'un gain ou d'une perte de chair, d'un excès de graisse, de troubles des nerfs, d'éruptions cutanées ou de la détérioration d'un organe.

Les muscles s'articulent avec les os pour donner un mouvement, ils stimulent dans le même temps la circulation sanguine, la digestion et le processus de respiration et apportent de la chaleur. Ils absorbent les tensions et les sentiments, et y réagissent. S'ils ne sont pas suffisamment détendus à la suite d'un excès de stress, la tension s'accumule et provoque de profonds dégâts qui peuvent ne se révéler que bien plus tard. Les muscles reflètent les expériences passées, les traumatismes et les conflits qui donnent le ton à nos comportements présents. Par exemple, la colère froide, la peur ou le chagrin créent une sorte d'armure corporelle, qui a pour effet de bloquer et de retenir les sentiments, enfermant la musculature dans des positions immuables. Comme le corps est affecté, la posture physique renforce les modèles psychologiques. Vous pouvez constater cela par vous-même en tendant simplement les muscles de tout votre corps et en observant la transformation de vos sentiments à la suite de ce raidissement.

Si cela continue sur une longue période de temps, les muscles se figent dans cette forme immuable. De cette manière, une attitude dépressive ou craintive se construit au sein de la structure physique, laquelle maintient à son tour le comportement mental. Pour apporter un changement, nous avons besoin de travailler sur les deux aspects à la fois – libérer la structure physique et le modèle psychologique.

a) La crampe

Une crampe se produit quand les muscles se tendent et ont un spasme. Elle indique une difficulté psychologique à se départir d'une angoisse, d'une peur ou d'une douleur intérieure. Il s'agit de quelque chose que vous gardez en le maintenant serré dans votre crampe. Avez-vous peur de ce qui se passerait si vous lâchiez prise ? Peur d'aller en avant, de ce qui risquerait de venir ensuite ? Peut-être voulez-vous justement vous dérober à ce qui pourrait se passer ? Êtes-vous anxieux à propos de ce que vous faites ? Trouvez ce que vous essayez de retenir au travers de votre crampe, et respirez-le jusqu'à ce que vous réussissiez à libérer la pression. Qu'avez-vous véritablement besoin de laisser aller ?

b) La hernie

Une hernie est un affaiblissement dans le mur de muscles qui permet à un organe ou à un tissu graisseux de se déplacer hors de sa position initiale et habituelle. Une **hernie hiatale** se produit quand une partie de l'estomac est retenue au-dessus du diaphragme (le muscle plat qui sépare les poumons de l'abdomen). Elle peut être provoquée par un trop brusque effort ou une blessure. Une **hernie inguinale** se produit dans l'aine et reste la plus commune des formes de hernies. Elle est majoritairement subie par les hommes : une section de l'intestin traverse le mur de muscles abdominaux par une infime ouverture pour bientôt former un sac. La cause peut en être une lourde charge, un claquage, ou une toux excessive.

Une hernie indique un affaiblissement ou une diminution de l'énergie psycho-émotionnelle, souvent parce que nous essayons de nous charger de trop de choses à la fois et que nous plions sous le poids des responsabilités, ou que nous essayons de faire les choses le mieux possible et que nous poussons trop loin nos limites (peut-être sommes-nous motivés par la culpabilité et la colère). Nous nous sentons affaiblis par nos peurs et nos anxiétés intérieures, aussi n'avons-nous aucune réserve de force personnelle. Les intestins se répandent – nous perdons notre contrôle psychologique, notre force et notre courage. Une hernie peut révéler le désir intérieur de montrer ce qui est retenu. Cela exige un terrible effort musculaire – et cela implose plutôt que d'exploser. Avez-vous besoin de vous contenir d'une manière ou d'une autre? Ou résistez-vous au contrôle d'une tierce personne? Une hernie peut également montrer que vous cherchez à évacuer une partie de vous-même. De quoi s'agit-il? Quelle est cette partie dont vous cherchez à vous débarrasser? Qu'est-il nécessaire de faire pour reconnaître cette partie de votre être?

Certains garçons naissent avec une hernie provoquée par la descente des testicules. Généralement, elle disparaît au cours de l'enfance. Si elle réapparaît plus tard dans la vie adulte, vérifiez si aucun problème lié à l'enfance n'a resurgi quelque temps auparavant, ou si un changement des conditions de vie n'a pas provoqué un sentiment de peur et d'insécurité.

c) Les douleurs musculaires

Les attitudes mentales affectent l'énergie qui circule dans l'ensemble de notre musculature, aussi peuvent-elles provoquer des douleurs et des mouvements limités. Une douleur musculaire tend à vouloir témoigner d'une douleur psychologique – une angoisse, une peur, une insécurité, une culpabilité, un conflit, ou même une autopunition – qui s'exprime à travers le corps.

Une douleur montre une souffrance ou un désir à l'égard de quelqu'un, un profond désir de mouvement ou de changement, mais également une résistance intérieure à cette évolution. Observez attentivement ce qui vous retient. Quels mouvements voulez-vous véritablement faire ? Quels bénéfices tirez-vous de cette douleur ? De l'attention ? Qu'est-ce qu'elle exige de vous ? Comment affecte-t-elle votre vie ? Que pouvez-vous faire pour libérer son intensité ?

La douleur nous contraint bien souvent à restreindre nos mouvements, notamment si nous sommes appelés à rester couchés. Et pourtant, les mouvements physiques nous permettent d'exprimer nos émotions. Si nous ne pouvons pas bouger, nos émotions peuvent alors s'immobiliser et se stocker, et les plus pressantes chercher un moyen de s'exprimer à travers la douleur. Selon les possibilités, l'exercice est essentiel. Faire quelques mouvements avec nos muscles et nos articulations ne nous aide pas seulement à les soigner, mais aide également nos sentiments à circuler librement. Le mouvement stimule également la libération des bêta-endorphines, qui sont les analgésiques naturels du corps.

La douleur peut entièrement nous accaparer et, lorsqu'elle est en nous, nous perdons le lien avec qui nous sommes. La respiration peut alors être utilisée pour la soulager, et adoucir et libérer les restrictions et les résistances. Une profonde relaxation et la méditation favorisent notre conscience et notre sérénité, ce qui nous permet ensuite de voir au-delà de notre douleur. (Se référer également au chap. X, pour plus de détails sur la partie du corps affectée, au chap. XVI, concernant la douleur, et au chap. V, concernant les techniques de respiration et de relaxation.)

d) L'engourdissement musculaire

Il peut être provoqué après que nous avons fait des exercices physiques difficiles : le lendemain, un excès d'acide lactique se répand dans les muscles – la seule manière de se débarrasser de cet acide lactique est de faire à nouveau de l'exercice ! Mais un engourdissement ou une raideur peut également signifier un manque d'exercice, notamment chez les plus âgés d'entre nous. Mais il indique également des modèles de pensée rigides et obstinés, un comportement résistant à toute forme de changement qui signifie qu'il n'existe qu'une seule manière de faire les choses sans aucune autre possibilité. Une raideur musculaire montre le désir de laisser les choses telles qu'elles sont et ont toujours été, une ferme implantation dans le passé. Cette incapacité à changer et à s'adapter montre que nous sommes trop rigides, et par conséquent très fragiles. N'avez-vous pas besoin de laisser aller un peu les choses, d'être plus spontané, enjoué et affectueux ? Qu'avez-vous besoin de retenir ou de laisser aller ?

e) La foulure et l'entorse

Les foulures et les entorses se produisent quand un muscle est poussé au-delà de ses limites normales et habituelles, et qu'il ne peut supporter la pression. Vous sentez-vous poussé au-delà de vos propres limites par quelqu'un ou quelque chose ? Supportez-vous trop de pression ? Êtes-vous contraint de subir une tension mentale que vous vous sentez incapable d'accepter ? Essayez-vous d'en faire trop pour plaire à quelqu'un, au point de vous ignorer vous-même ? Qu'est-il besoin de débrouiller ? Une foulure se produit généralement lorsque vous trébuchez ou tombez. Se pourrait-il que vous ayez besoin de faire une pause pour prendre le temps de vous interroger sur la direction que vous empruntez dans la vie ? Finalement, constatez-vous que vous êtes très éloigné de ce que vous voulez juste à ce moment présent ? S'il s'agit d'une foulure de la cheville, cela signifie-t-il que vos bases sont trop faibles pour vous soutenir ? Est-ce les chemins vers lesquels vous vous dirigez qui sont à l'origine de tant de conflits intérieurs et de confusion ? Mais si c'est une foulure du poignet, vous devez vous demander si ce que vous faites actuellement correspond bien à ce que vous désirez, ou si c'est votre activité qui crée cette incertitude en vous. Comment pouvez-vous vous libérer des tensions qui sont en vous ? (Se référer également au chap. X, pour plus de détails sur la partie du corps affectée.)

f) Les muscles et les tendons déchirés

Similaire aux foulures et aux entorses, la tension supportée par le muscle a ici été bien plus loin, au point de le déchirer. Cela symbolise un conflit mental qui crée une douloureuse déchirure intérieure, peut-être un conflit de valeurs, ou le besoin de prendre une décision à la base d'un désaccord possible. Les tendons relient les muscles aux os et symbolisent nos attitudes et nos tendances – une déchirure peut indiquer que nous sommes poussés dans plusieurs directions à la fois. Quelque chose vous déchire-t-il intérieurement ? Qu'avez-vous besoin de faire pour rassembler toutes les parties de votre être ?

Chapitre XII

Bouddha dans le ventre : le système digestif

Lorsque nous naissons, nos besoins sont extrêmement basiques – nous avons besoin de nourriture, de vêtements secs, d'un endroit chaud et sûr pour dormir, de beaucoup d'amour et de quelques visages amicaux à observer. Quand nous grandissons, ces besoins ne changent pas tellement, simplement eux aussi grandissent : nous voulons plus de nourriture, des tiroirs remplis de vêtements, une grande maison qui ne se suffit plus d'un lit, et quelques êtres aimés avec qui s'amuser. Un jeune bébé ne fait pas une véritable différence entre sa mère, la nourriture et l'amour – ils viennent habituellement de la même source et font à peu près les mêmes choses qui sont : nourrir, rassurer et surtout donner de l'amour. Vous êtes réconforté par l'odeur et le toucher d'un corps familier autant que par un biberon de lait chaud. Seulement, à mesure que nous grandissons, la mère, la nourriture et l'amour deviennent séparés et se différencient. Une mère n'offre pas toujours de l'amour et de l'affection, et elle ne donne pas toujours de la nourriture. L'amour et la nourriture commencent alors à venir de sources différentes et sous des formes plus variées.

Si, lorsque nous étions enfant, nous avons été privés de nourriture comme un moyen de punition, nous pouvons nous punir nous-mêmes en nous privant pendant quelques jours de nourriture lorsque nous estimons avoir eu un mauvais comportement.

Si nous avons été contraints de manger ce qui était dans notre assiette « à cause de tous ces enfants dans le monde qui meurent de faim », nous pouvons ressentir une effroyable culpabilité en laissant de la nourriture et par conséquent nous forcer à manger *tous* les restes. Si nous avons mangé beaucoup de sucreries, nous devons comprendre par la suite que tous ces bonbons ne viennent que remplacer l'amour dont nous avons besoin, que le sucre et le chocolat ne font que traduire une irrépressible *faim* d'amour. Combien de fois des parents cherchent-ils à apaiser un enfant bouleversé avec du chocolat quand celui-ci ne souhaite véritablement qu'être soutenu et consolé ? Les parents remplacent l'amour par la nourriture s'ils ont été élevés de la sorte, et leurs enfants à leur tour grandissent en mangeant au lieu d'aimer, chaque génération reproduisant tour à tour ce modèle. L'amour est l'ingrédient le plus nourrissant et le plus important dans la vie, aussi est-il compréhensible que nous cherchions des substituts si cet amour est absent ou inexistant. Combien de fois avez-vous fait la « bringue » à la suite d'une rupture ? Mangez-vous du chocolat lorsque vous rendez visite à votre mère pour apaiser votre culpabilité de ne pas avoir été la voir plus tôt ? Nous mangeons pour nous soutenir émotionnellement, pour satisfaire notre désir d'être rassurés ou soutenus. La surconsommation de nourriture tente de remplir le vide intérieur. Par contre, la sous-consommation tente de minimiser notre présence dans le monde et de réduire notre demande. C'est pourquoi notre relation avec la nourriture reflète notre relation avec nous-mêmes : combien nous sommes capables d'exprimer nos besoins, comment ces besoins sont assouvis, si nous avons le sentiment de mériter d'être nourris, ou si nous avons le sentiment que nous devrions être punis pour une quelconque méchanceté.

L'amour et la nourriture émotionnelle que nous essayons de trouver à travers les aliments sont l'amour que chaque être humain désire recevoir. Par conséquent, il est essentiel que nous apprenions à nous donner cet amour. Sans amour de soi, nous cherchons indéfiniment l'amour comme s'il devait venir d'ailleurs, c'est pourquoi la déception ou le sentiment d'être rejetés nous obligent à trouver en la nourriture un substitut. Si nous éprouvons de l'amour et du respect pour nous-mêmes,

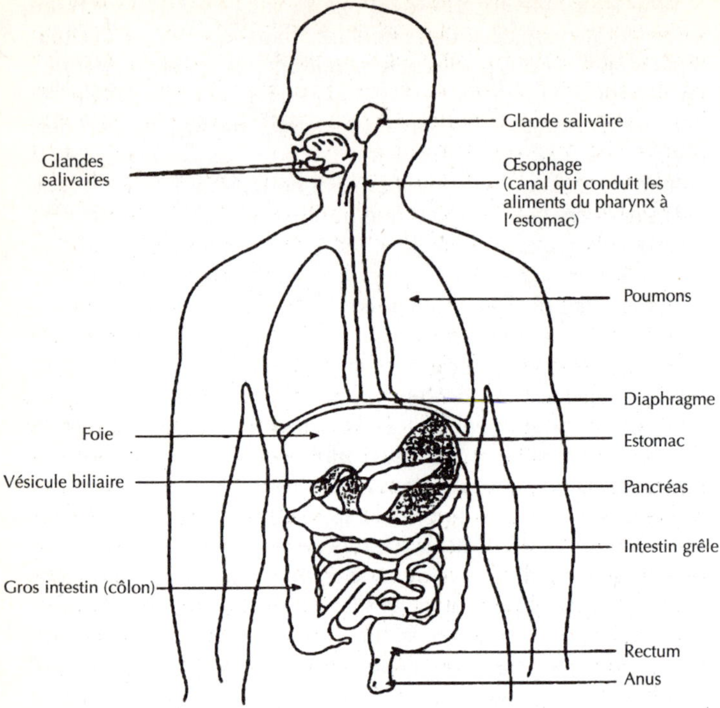

Le système digestif.

alors nous avons « le bouddha dans le ventre » – nous n'avons pas besoin de la nourriture comme d'un substitut pour apaiser notre douleur intérieure et obtenir un accomplissement émotionnel.

Les aliments contribuent directement à la formation et à l'entretien de l'ensemble de notre structure physique et jouent un rôle vital dans le processus de guérison – nous sommes ce que nous mangeons. Le mode d'alimentation représente le niveau de soin et de respect que nous éprouvons pour nous-mêmes – en étant conscients de ce que nous mangeons et attentifs à cela, nous pouvons considérablement améliorer notre santé physique et nos niveaux d'énergie.

Comme la nourriture joue un rôle vital et essentiel dans notre vie, il n'est pas surprenant qu'avaler et digérer aient plus de signification que le simple fait d'ingérer des aliments. Cela symbolise également l'intégration d'une réalité, de tous les sentiments, les impressions, les expériences et les sensations qui composent le monde. La manière dont nous ressentons cette réalité nous affecte physiquement et, comme c'est par le système digestif que l'absorption commence, c'est là qu'invariablement nous trouvons les premiers signes d'insatisfaction ou de conflit.

1. La bouche

Point d'entrée de la nourriture et des liquides, la bouche est le premier récepteur de la réalité, et notamment de son « goût » – qu'il soit sucré ou amer. La bouche est également le centre de la communication, où nous nous exprimons à travers les sons et les paroles, ou avec les lèvres (en embrassant, en faisant la moue ou en ronchonnant). C'est l'endroit où les mondes intérieur et extérieur se rencontrent : un espace de réception où la réalité est examinée pour voir si elle peut « passer » ; elle est une « salle d'embarquement » pour les émotions, les pensées, les idées et les sentiments. Les difficultés ressenties ici peuvent être dues à la réalité que nous ingérons ou aux émotions qui sont exprimées.

C'est en mâchant que nous entamons le processus digestif. Nous broyons ainsi les aliments que nous avalons et les informations que nous dispersons vers les parties concernées de notre corps. Notre façon de mâcher révèle notre comportement dans la vie : prenons-nous de grandes ou de petites bouchées, mâchonnons-nous rapidement ou nous attardons-nous après chaque bouchée ? Est-ce que vous savourez en mordant dans la vie ? Vous arrive-t-il quelquefois de croquer plus que vous ne pouvez mâcher ? Ou préférez-vous avaler avec précaution, en prenant de petites bouchées, ce qui pourrait révéler un refus de relever de nouveaux défis ou d'atteindre de nouveaux sommets ?

Avalez-vous les aliments sans véritablement les mâcher – avez-vous tendance à passer d'une chose à l'autre sans faire attention aux détails ? Essayez-vous d'avaler votre réalité sans la goûter ? Ou prenez-vous le temps de mâcher la nourriture et, peut-être, de vous attacher aux détails au point de perdre une vision d'ensemble ? Est-ce une manière de lentement parvenir à maintenir un contrôle – peut-être en vous faisant attendre par les autres ? Pendant ce temps, en oubliez-vous de vivre vos expériences et de goûter la vie ?

Les **ulcères de la bouche :** le mot *ulcère* signifie une « influence corrosive ou dégradante ». Les ulcères de la bouche révèlent que quelque chose est bouleversé au point que nous nous sentions irrités ou attaqués. Avez-vous été affecté par des sentiments négatifs ou irritants inexprimés ? Vous êtes-vous forcé à avaler ce qui ne passait pas, jusqu'à avoir un « goût amer dans la bouche » ? Qui ou quelle chose exerce sur vous cette « influence corrosive » ? Qu'avez-vous besoin de faire pour réduire l'acidité dans votre vie ?

2. La langue

Nos papilles gustatives reconnaissent seulement quatre goûts – le salé, l'amer, l'acide et le sucré. Et pourtant, à l'aide de ces quatre goûts initiaux, nous dressons une sorte de répertoire interne de tous les goûts que nous testons dans notre vie. Le goût résulte de l'air qui passe entre la bouche et le nez – si le nez est bouché pour une raison ou une autre, le goût est habituellement perdu. Quelque chose a-t-il mauvais goût ? Est-ce que quelque chose vous dégoûte ? Avez-vous un goût amer dans la bouche ? Avez-vous perdu votre goût pour la vie ? La langue sert également à l'expression et à la parole. Si vous vous mordez la langue, vous retenez-vous de dire quelque chose ? Essayez-vous de retenir vos sentiments ? Ou peut-être en avez-vous trop dit ? Avez-vous la langue trop acérée ?

3. Les gencives

Les gencives tiennent nos dents en place, et nous apportent en conséquence la force et la sécurité de pouvoir croquer dans les aliments et les mâcher. Vous sentez-vous rassuré sur vos propres limites et votre capacité à faire une distinction entre ce que vous voulez et ce que vous ne voulez pas ?

Une **gingivite expulsive**, qui provoque un déchaussement des dents, peut indiquer un manque de force pour se raccrocher à la réalité, comme si votre confiance intérieure était trop affaiblie. Des gencives gonflées ou saignantes révèlent un conflit ou un bouleversement émotionnel. Êtes-vous capable de « ne pas en démordre » – c'est-à-dire de rester sur vos positions – ou avez-vous davantage l'habitude de céder à la demande des autres ? Les gencives font partie de la mâchoire et expriment, en particulier, sa colère et son agressivité. Vous sentez-vous dépourvu de toute aide et de toute ressource devant l'adversité ? Est-ce le fait de définir vos propres limites qui est trop difficile ?

4. Les dents

Les dents se développent au moment où nous commençons à marcher à quatre pattes. Leur apparition marque la période où nous nous sevrons du lait maternel pour commencer à manger des aliments solides. Les difficultés peuvent en conséquence être associées aux problèmes de dépendance et d'affirmation de son indépendance. Les dents nous permettent de manger et d'avaler la nourriture. Des **dents cariées** chez les enfants reflètent souvent un excès de consommation de sucreries qui leur sont données à la place de l'amour dont ils ont besoin. Les dents indiquent si la réalité que nous devons mâcher et assimiler est nourrissante ou nocive. Avez-vous besoin de faire une plus grande distinction entre ce qui est bon pour vous et ce qui est mauvais ?

Les dents peuvent également éclaircir la communication – nous pouvons parler en étant édenté, mais les mots deviennent alors moins intelligibles. Ce que vous dites est-il suffisamment clair ? Signifie-t-il réellement ce que vous voulez dire ?

Un **abcès dentaire** montre que quelque chose vous a affecté et a provoqué une infection – peut-être s'agit-il d'une tristesse ou d'une culpabilité liée à la question mère-nourriture-amour. Vous sentez-vous rejeté ou mal nourri ? Un abcès est une éruption d'énergie négative émergeant du plus profond de votre être.

Une succession de caries et d'abcès dentaires peut révéler des sentiments inexprimés, tels que l'agressivité, la frustration ou la peur qui couvent en nous.

Les dents représentent une puissante porte qui peut être complètement hermétique. Elles servent également de frontière, déterminant ce qui sera retenu ou évacué. Avez-vous le sentiment d'être envahi par quelque chose au point de sortir vos défenses ? Vous sentez-vous incapable de vous protéger ? Nous pouvons serrer les dents ou mordre, aussi les problèmes peuvent-ils indiquer le besoin d'être davantage impliqué, ou celui de laisser aller et de se détendre.

5. Les mâchoires

Quand nous serrons les mâchoires, nous nous fermons à tout contact avec le monde extérieur ; nous les gardons serrées bien souvent pour ne pas perdre notre calme. Que se passerait-il si vous relaxiez vos mâchoires ? Se produirait-il une effusion d'émotions inappropriées ? Ou verriez-vous vous échapper quelque chose que vous essayez désespérément de contenir ? Une **mâchoire inférieure bloquée** révèle des larmes contenues, peut-être une colère réprimée ? Avez-vous essayé d'empêcher quelque chose de se produire ? Avez-vous le sentiment de devoir garder votre bouche fermée car vous parlez trop ou parce que vous êtes maladroit dans vos paroles ?

Toute difficulté avec les mâchoires se produit habituellement à force de les avoir trop serrées. Nous grinçons des dents par anxiété ou frustration, montrant ainsi une accumulation d'émotions ou d'agressivité réprimées en serrant les mâchoires. Un grincement de dents peut être provoqué par le stress et la peur – une profonde relaxation est essentielle. Les grincements de dents chez les enfants peuvent indiquer des sentiments (contre les parents) réprimés, une insécurité ou une peur à la maison ou à l'école.

6. La gorge

La gorge est un pont à deux voies, qui relie le cœur et la tête, l'esprit et le corps. Elle a deux rôles majeurs : inspirer l'air, avaler la nourriture, les liquides et la réalité ; elle exprime extérieurement nos pensées et nos sentiments. Dans ce chapitre, nous allons davantage nous attarder sur le rôle de la gorge dans la nutrition. (Se référer également au chap. XIII, pour les aspects respiratoire et expressif de la gorge.)

Intégrée au système digestif, la gorge est vulnérable et sensible, et pourtant elle soutient l'ensemble de notre système vital (il est bien difficile de nous maintenir en vie sans boire ni manger). Pendant que la nourriture est dans la bouche, elle se trouve sous notre contrôle conscient (nous pouvons choisir de ne pas avaler et de cracher si nous le voulons) mais, une fois avalée, elle entre dans le processus automatique de digestion. C'est là que nous en perdons le contrôle, ce qui remet en cause notre volonté et notre assurance. S'étouffer ou avoir le sentiment d'être forcé d'avaler révèle des conflits avec notre volonté personnelle.

Nous assimilons notre réalité exactement de la même manière que nous avalons la nourriture – notre réalité comprend nos pensées, nos idées, nos sentiments, les événements et les expériences. Avaler renvoie à permettre au changement de se produire. Nous pouvons résister au changement en fermant la bouche, ou nous pouvons nous ouvrir en toute confiance. Avaler quelque chose signifie le croire. Quand nous avalons notre réalité, nous l'acceptons dans notre être. Si cette réalité est inacceptable, nous pouvons éprouver quelques difficultés pour avaler et souffrir d'une inflammation de la gorge ou de la poitrine. Avalez-vous votre fierté ? Ou avalez-vous des sentiments négatifs, d'échec, de honte, de culpabilité ou d'incertitude ? Que ne voulez-vous pas avaler ? Qu'est-ce qui vous rend si irrité ? Nous pouvons très bien ne pas avoir envie d'avaler notre réalité, ou nous pouvons nous décharger de notre trop-plein de sentiments, particulièrement s'ils sont inacceptables ou inappropriés. Mais une répression génère une grande tension et du stress, qui à leur tour peuvent affecter le reste du système digestif. Nous avons toujours besoin de rester liés à nos sentiments et de leur donner une voix pour qu'ils puissent être entendus.

7. L'estomac

Les aliments arrivent par la bouche pour traverser l'œsophage jusqu'à l'estomac et poursuivre ensuite le processus de digestion. La digestion symbolise la capacité d'absorber ce dont nous avons besoin et de laisser le reste de côté. Savez-vous ce qui est bon pour vous ? Avez-vous tendance à être influencé par les choses qui ne sont pas bonnes pour vous ? Une bonne digestion implique que nous soyons capables de recevoir des autres et de nous donner à nous-mêmes. Sans cela, nous subissons une soif constante et maladive, un désir de remplir des besoins cachés, le tout accompagné d'un refus et d'un rejet de ces besoins. L'estomac est le lieu où nous entreposons notre inquiétude – les enzymes digestives combattent l'anxiété – jusqu'à ce que nous ne digérions plus ce qui se passe. Inévitablement, nous mangeons pour apaiser cette anxiété.

a) L'appétit

Notre relation avec la nourriture est intimement liée à la manière dont nous nous sentons émotionnellement nourris et aimés. L'acte de manger et d'avaler symbolise la prise et l'absorption de la réalité. Un **accroissement de l'appétit** se produit généralement en réponse à une douleur émotionnelle, le fait de manger tente de remplir le vide intérieur. Un enfant peut manger davantage pour obtenir des louanges de ses parents, à défaut de recevoir l'amour dont il a véritablement besoin. Un appétit dévorant indique une personnalité qui dévore l'information, les expériences et les relations, mais tellement rapidement qu'elle passe à côté de la sagesse et de la réflexion qu'elles offrent.

Un **manque d'appétit** peut indiquer le désir de se retirer du monde, de ne plus l'accepter ni l'« avaler ». Il survient plus généralement lors d'une rupture affective – certaines personnes passent ainsi plusieurs jours sans manger, « nourrissant » de cette manière leur blessure intérieure – et indique un besoin inexprimé d'amour et d'attention. Un faible appétit peut également se produire quand notre énergie est détournée pour se concentrer sur les problèmes physiques – un manque d'appétit au cours d'une maladie est tout à fait courant.

b) L'anorexie mentale

L'anorexie mentale est un état proche de l'inanition, où le corps ne consomme quasiment plus d'aliments et commence à s'affaiblir. Elle est intimement liée aux complexes d'être aimé et nourri. Le désir d'être nourris et aimés nous force à minimiser notre présence dans l'espoir de réduire notre faim d'amour. Il peut s'agir d'un manque chronique d'amour-propre, aussi avons-nous tendance à nier l'importance de nos sentiments. Cette faible estime de soi est souvent liée à des sentiments de honte et de culpabilité. Peut-être l'amour a-t-il toujours été conditionné, fondé sur la performance et la réussite, ou sur le fait de dépendre de quelqu'un. Et pourtant, nous avons profondément le désir d'être aimés d'un amour inconditionnel, tels que nous sommes. Avez-vous le sentiment de ne pas être assez bien, de ne pas mériter d'être nourri et aimé ? Vous croyez-vous obligé d'aider les autres et de vous négliger ? Est-il mauvais de reconnaître vos propres besoins ? L'anorexie mentale est souvent liée au désir de rester petit, d'être moindre, de ne pas être remarqué, de se fondre dans le sol. Mais être moins que quoi ? Que se passe-t-il lorsque vous êtes remarqué ? Ignorez-vous vos propres besoins d'affection ?

L'anorexie se manifeste souvent après qu'on a eu le sentiment de ne pas contrôler la situation –, peut-être à cause de parents ou d'enseignants trop dominants, ou à cause d'un changement de situation. Cesser de s'alimenter est une manière de retrouver une certaine forme de contrôle, mais cela implique également la censure de ses sentiments. Ne plus exprimer ses émotions est un moyen d'exercer un contrôle.

Cette maladie est beaucoup plus courante chez les filles, notamment lorsqu'elles atteignent une certaine maturité sexuelle et qu'elles vivent leurs premières expériences : cette période de transition s'accompagne bien souvent d'un bouleversement émotionnel. Beaucoup d'entre elles vivent ce moment comme une agression ; d'autant que leur transformation physique leur paraît complètement incontrôlable. Devenir maigre annule toute sensation de sexualité, de sensualité, de désir et de féminité – le corps garde l'apparence de celui d'un enfant, immature et qui ne s'est pas développé. Dans certains cas, la menstruation peut même s'arrêter. Cela montre un désir de complètement échapper à la réalité du corps et aux sentiments qui vont avec – particulièrement celui de devenir une femme. Peut-être votre croissance a-t-elle été trop rapide, ou les pressions sociales pour être et paraître d'une certaine manière sont-elles trop fortes. Nous aimer, tels que nous sommes, est essentiel.

c) La boulimie

C'est une association de troubles liés au fait de s'alimenter – manger avec excès, culpabiliser et se forcer à vomir. Il s'agit d'un conflit entre la volonté désespérée de vouloir paraître parfait, de montrer un corps mince et une taille fine (d'où la privation et le refus de s'alimenter), et un puissant désir d'être aimé (d'où excès alimentaire). C'est l'envie de consommer et simultanément d'être libre. Pris entre les deux, nous sommes envahis d'une profonde haine contre nous-mêmes, quand ce n'est pas d'un fort sentiment de culpabilité et de dégoût.

Manger avec un tel désespoir (souvent au milieu de la nuit quand personne ne peut nous voir), et déguster un plat avec pour seul désir de le vomir ensuite indiquent combien nous réprimons nos émotions avec la nourriture. L'acte de vomir est un rejet de la nourriture, un refus de permettre à quoi que ce soit de nous toucher intérieurement. C'est une volonté désespérée de maintenir un contrôle sur nos sentiments. Comme la nourriture représente une émotion, quels sentiments vomissez-vous avant qu'ils ne puissent vous influencer ? Quelle partie de vous-même rejetez-vous si violemment ? De quoi avez-vous peur ?

d) L'obésité

La nourriture et l'amour sont intimement liés, aussi au moment d'un trouble émotionnel l'estomac apparaît-il comme un grand trou qui a besoin d'être comblé. La nourriture peut dissimuler nos véritables sentiments – plus nous mangeons, plus nous nous ressentons. Dans le même temps, nous construisons un mur autour de nous-mêmes que seuls quelques « élus » peuvent transpercer. Dans de nombreux cas, un excès alimentaire se développe à la suite d'une perte ou d'une douleur, et un excès de poids sert souvent de protection et de rempart contre plus de souffrance. Mais il bloque également nos propres sentiments ; nous nous « engourdissons » au point de ne plus savoir ce que nous ressentons véritablement à l'intérieur. Un « appétit d'ogre » cache bien souvent un sentiment de honte ou de tristesse. Nombre de femmes développent un excès de poids autour des hanches et des cuisses après avoir été victimes d'une agression sexuelle – « couvrir » son sexe est un moyen de faire taire ses sentiments. L'obésité trahit souvent un désir d'amour combiné avec une peur d'aimer et d'être aimé, peut-être à cause d'une expérience douloureuse.

Trop de chair indique la volonté de vouloir s'accrocher, particulièrement aux attitudes et aux modèles de pensée qui justifient notre comportement. Cela offre une fausse sensation de sécurité – l'impression que nous sommes à l'abri de toute blessure sentimentale. L'obésité est également dans de nombreux cas liée à un sentiment de perte de contrôle, à un profond désespoir ou à un manque d'amour-propre. Pour perdre du poids, nous avons besoin d'explorer nos comportements – qu'est-ce que signifie pour nous avoir du poids, et quels sentiments l'obésité cache-t-elle ?

Plutôt que de se focaliser sur l'aspect négatif du fait d'être gros, pourquoi ne pas chercher les bénéfices que nous en tirons ? Essayez de mettre sur le papier toutes les choses pour lesquelles être gros est pour vous un avantage. Qu'est-ce qu'être gros vous permet ou ne vous permet pas de faire ? Est-ce pour vous un moyen de vous sentir à l'abri ? Essayez de trouver les problèmes cachés par cet excès de poids. Pouvez-vous voir quelles attitudes et quels sentiments vous tentez de dissimuler ? Qu'avez-vous ressenti émotionnellement le jour où vous avez commencé à grossir ? Manger était-il pour vous un moyen de combler un manque d'amour ? Était-ce parce que vous aviez l'impression de n'avoir aucun pouvoir sur personne, ou avez-vous perdu un certain contrôle sans jamais savoir comment faire pour retrouver ce pouvoir ? Vous réjouissez-vous du sentiment d'être sans pouvoir ? Avez-vous besoin d'amour ?

Puis, recherchez comment vous vous sentiriez si d'un seul coup vous pouviez devenir mince. Qu'est-ce que cela changerait en vous ? Que feriez-vous que vous ne faites pas aujourd'hui ? Quelle partie de votre être se verrait exposée si vous perdiez du poids ? Serait-ce votre sexualité ? Vous sentiriez-vous insécurisé ou inquiet ? Auriez-vous le sentiment de ne plus avoir nulle part où vous cacher ? Maigrir impliquerait-il que vous vous responsabilisiez davantage ? Cela impliquerait-il un engagement émotionnel de votre part ?

Plus nous sommes gros, plus nous nous sentons rejetés, par ceux qui nous entourent comme par nous-mêmes, laids et indésirables. Perdre du poids implique que nous acceptions une profonde transformation qui ne se limite pas au niveau physique, à commencer par le fait de nous accepter tels que nous sommes – nous avons besoin de nous donner l'amour auquel nous aspirons. Ce n'est qu'après que nous pouvons commencer à travailler sur les peurs et les émotions qui se cachent derrière l'excès de poids.

e) L'indigestion

Elle survient quand la réalité que nous digérons est trop acide ou trop amère, ou que notre fardeau émotionnel est trop lourd à porter ; nous devenons alors incapables d'en digérer autant. Trop d'acides gastriques sont activés. Quelle réalité avez-vous autant de mal à avaler ? Qu'est-ce qui est pour vous si difficile à absorber et qui provoque autant de douleurs gastriques ? Cherchez-vous à ravaler votre agressivité – vos sentiments de colère et d'irritation ? Est-ce votre agressivité envers quelqu'un ou quelque chose qui se manifeste en vous ? Les **brûlures d'estomac** qui accompagnent l'indigestion suggèrent que nous avons besoin d'extérioriser ce que nous voulons véritablement brûler.

f) Les nausées

Les nausées indiquent que quelque chose pousse nos sentiments dans la mauvaise direction. Quand nous vomissons, quelque chose en nous veut que nous vomissions. C'est une expression physique de rejet ou de répulsion – est-ce quelque chose que nous ne voulons pas absorber, intégrer ou admettre ? Qu'est-ce qui vous révulse émotionnellement à ce point ? Est-ce une part de vous-même que vous rejetez ? Qu'est-ce que cette partie a besoin de faire pour être acceptée ?

g) Les ulcères de l'estomac

Ils se produisent quand notre réalité commence à devenir « corrosive » et à user notre stabilité. Cela peut être dû à un virus, mais peut indiquer que quelque chose d'extérieur nous affecte profondément. Cela peut montrer que nous sommes rongés de l'intérieur par nos propres sentiments. Aggravé par les sucs digestifs, un ulcère apparaît souvent lorsque nous sommes sous pression, inquiétés par notre situation financière ou professionnelle, par une relation affective, ou par notre rôle dans le monde. Inquiétude est ici le mot clef – c'est presque comme si l'inquiétude nous dévorait de l'intérieur. Un ulcère provoque le sentiment d'être vulnérable, comme si nous n'avions nulle part où nous cacher. Il peut également s'agir de sentiments agressifs réprimés, tel le désir de se venger ou de frapper quelqu'un. Cela indique un profond besoin d'être couvert d'attention et sécurisé.

8. Les intestins

En passant de l'estomac au petit intestin, puis au côlon, la nourriture intègre un processus de décomposition, d'intégration et d'évacuation. De la même manière, les intestins correspondent à l'absorption et à l'élimination de la réalité, qu'elle soit physique ou non. C'est ici que nous fabriquons nos excréments, que nous digérons les aliments et nos sentiments. Le ventre est le centre des sentiments – c'est là que nos sentiments peuvent rester bloqués, dans notre incapacité à trouver un moyen de nous exprimer ou de nous libérer. Dans le même temps, le ventre se développe avec des sentiments réprimés et des désirs inexprimés.

L'essentiel de la digestion et de l'intégration s'effectue dans l'intestin grêle, avec l'aide du foie, du pancréas et de la vésicule biliaire. C'est là qu'arrivent les informations pour être décomposées en petites parties et que des décisions sont prises à propos de ce qu'il faut faire avec chaque fragment. C'est un processus d'analyse et de discrimination ; il s'agit ici de toujours avoir des réponses appropriées. Les troubles dans cette partie du corps suggèrent une attitude trop analytique et obsessionnelle ; mais ils peuvent également indiquer des difficultés à faire la distinction entre ce dont vous avez réellement besoin ou pas.

Dans le gros intestin, la matière est complètement digérée et préparée à être évacuée. Cette partie du corps concerne la libération, aussi ses troubles sont-ils souvent liés au fait que l'on veut trop s'accrocher à ce qui a déjà servi son objectif. Il peut s'agir d'un chagrin ou d'une tristesse, d'une douleur que l'on prolonge à force de ne pouvoir la quitter ; mais également d'une peur de se laisser aller, peut-être due à un manque de confiance.

a) La candidose

La candidose est une infection causée par une levure, qui touche principalement la peau et les muqueuses, notamment de la bouche, des intestins, de la vessie ou du vagin. Il arrive également parfois qu'elle soit provoquée par des antibiotiques et/ou un système immunitaire affaibli. (À propos de la candidose du vagin, voir *Le muguet*, p. 314.)

Une candidose dans le système digestif suggère une peur d'être envahi par quelqu'un ou quelque chose, et le sentiment de perdre les rênes de sa vie. Cela indique également un déséquilibre ou un bouleversement de l'environnement quotidien. C'est ainsi que certaines énergies nous pénètrent et s'établissent en nous. Vous sentez-vous particulièrement insécurisé ? Est-ce que quelque chose vous ronge ? Avez-vous rompu tout lien avec votre force intérieure et votre résistance ? Avez-vous besoin de retrouver une stabilité ?

b) La colite

C'est une inflammation ou une irritation du côlon (gros intestin) – qui peut être accompagnée de saignements, d'une ulcération ou d'une diarrhée – due à une infection, à une allergie alimentaire ou au stress. Une colite indique une intense frustration ou une irritation à propos de ce qui se passe et une incapacité à digérer ou à pleinement absorber les événements. Dans ce cas, la colère peut être associée à des problèmes de pouvoir et de contrôle, mais on peut ajouter que cela signale probablement un manque d'espace dans lequel pourrait librement s'exprimer notre volonté. Une inflammation est un signe de colère – s'agit-il d'une rage intériorisée plutôt qu'inexprimée ? Si l'inflammation est due à une infection ou à une allergie, qu'est-ce qui pénètre en vous et vous affecte si profondément ? S'il s'agit de stress, alors pourquoi exigez-vous autant de vous-même et vous poussez-vous aussi durement ? Qu'essayez-vous de prouver ?

c) La constipation

La constipation est provoquée par une forte contraction musculaire, qui indique une pression mentale et psychologique, une manière d'éviter de faire face à nos sentiments. La peur est ici bien souvent une émotion sous-jacente – une peur de l'inconnu et de ce que l'avenir peut nous réserver. Il est assez courant d'avoir des problèmes de constipation lors d'un voyage, d'un déménagement ou de difficultés financières ou affectives – de tels événements créent une incertitude quant à l'avenir. La constipation est souvent liée à des problèmes dus à l'attachement à notre environnement familier, à nos habitudes et à une remise en cause de notre propre sentiment de sécurité et de protection. La constipation est une affection très courante chez les types de personnalité rigides, lorsque ces personnes ont peur de laisser apparaître leurs sentiments sans parvenir à les contrôler. Une autre manière d'éviter la confrontation avec nos sentiments est d'être extrêmement occupé, ce qui permet de ne pas accorder à notre corps le temps qui lui est nécessaire pour fonctionner normalement : partir chaque matin en courant de la maison dès le saut du lit est sans doute la pire chose que nous puissions faire pour avoir une bonne digestion et des selles sans problèmes.

Les muscles anaux ne sont pas non plus sans lien avec les problèmes de pouvoir et d'autorité et le comportement de nos parents à notre égard lorsque nous étions enfant et en phase d'apprentissage de la « propreté » (à ce sujet, voir également *Le rectum*, p. 223). Par analogie, ils sont par la suite liés aux relations que nous entretenons avec notre patron, notre chef religieux, voire notre compagnon ou notre compagne de vie. Refuser d'avoir des selles normales est une des seules manières que l'enfant a pour exprimer et extérioriser sa volonté. Aller à la selle est en quelque sorte un acte de « soumission » – en conséquence, retenir ses selles est une démonstration de volonté et de pouvoir.

Aller à la selle représente l'ultime lâcher-prise, c'est pourquoi la constipation peut indiquer que quelque chose en nous n'est pas complètement admis ou intégré ; peut-être n'avons-nous pas complètement tiré les enseignements d'une situation. La rétention des muscles est une manière de nous suggérer que nous devrions travailler en faveur de la libération de certains blocages intérieurs. Apprendre comment être plus joyeux et spontané peut mener au soulagement ou au déblocage d'une situation. Pourtant, l'essentiel est d'apprendre comment exprimer nos sentiments et, une fois ceux-ci exprimés, à les laisser aller. Le problème le plus profond est un problème de confiance – confiance dans le fait que tout ira bien, confiance dans les gens qui nous entourent, confiance dans le fait que les événements se produiront tels qu'ils doivent arriver, sans pour autant que nous contrôlions chaque détail, confiance dans l'univers qui est notre premier soutien.

d) La diarrhée

Elle peut être due à une infection virale ou bactérienne, mais également au stress et à la peur. Dans le cas d'une infection, nous pouvons nous interroger sur ce qui nous infecte ou nous affecte si profondément. Avez-vous l'impression d'avoir été émotionnellement blessé par quelque chose jusqu'au plus profond de vos « tripes » ? Avez-vous peur de quelque chose, peut-être de vos propres sentiments ? Si votre diarrhée est provoquée par une intoxication alimentaire, cela démontre-t-il en réalité que vous vous sentez intoxiqué par quelqu'un ou quelque chose ?

Quand nous nous sentons dépassés et que notre niveau de stress excède notre seuil de tolérance, nous pouvons avoir envie que tout cela se termine aussi vite que possible. Mais que voulez-vous fuir de la sorte ? Y a-t-il quelque chose dont vous voulez vous débarrasser ? Les diarrhées peuvent survenir lorsque nous nous sentons émotionnellement perturbés par ce que nous vivons, mais que nous ne savons pas comment assimiler nos sentiments, comme la panique ou le chagrin. Dans ce cas, nous sommes comme des animaux qui vident leurs boyaux sans rien pouvoir y faire. Avez-vous l'apparence de quelqu'un de fort et de solide, alors qu'intérieurement vous vous sentez sans force ? En ce moment, ressentez-vous une « trouille bleue » ?

Une diarrhée chronique signifie un manque d'absorption. Rejetez-vous l'amour et la nourriture qui vous sont offerts par peur de l'intimité ? Il est important que vous retrouviez le lien avec votre force et votre solidité intérieures, pour pouvoir prendre le temps de vivre pleinement les événements que votre vie rencontre, afin d'en tirer tous les bénéfices.

e) Le syndrome du côlon irritable

Cela provoque de terribles douleurs abdominales, des constipations, des diarrhées et des gaz. Ce n'est pas tant un problème intestinal qu'un problème nerveux, qui crée des contractions et des spasmes musculaires. C'est un problème très courant, notamment parce qu'il est souvent dû au stress. Il est lié aux problèmes de pouvoir et de limites, et inversement de lâcher-prise et de libération du contrôle. Il peut s'agir d'une peur intense, d'un manque de confiance, ou d'une nervosité qui émergent quand nous sommes confrontés à des situations inconnues. Nos relations affectives affectent également notre côlon, particulièrement sur des questions qui ont à voir avec l'intimité et la sécurité. Quelle partie de vous est si serrée ? À qui vous accrochez-vous avec une telle détermination au point de le distordre ? Qu'avez-vous besoin de faire pour redresser cette partie, pour débrouiller les nœuds ? Qu'est-il besoin de libérer ? (Se référer également au chap. XVI, pour plus d'informations sur les nerfs.)

9. Le rectum

La majeure partie des problèmes en rapport avec l'élimination est liée à l'enfance. Un jeune enfant a principalement deux grands moyens d'exercer un contrôle sur ses parents : en acceptant ou en refusant la nourriture qu'ils lui présentent, et en acceptant ou en refusant de déféquer. Certains enfants peuvent ainsi rester assis pendant des heures sur leur pot pour se rebeller contre le pouvoir que leurs parents leur imposent. Relâcher les muscles anaux est un acte de soumission au rythme naturel du corps ; refuser de relâcher ses muscles indique une résistance à une plus grande autorité et/ou une peur de perdre le contrôle. Notre relation avec la défécation révèle notre relation avec « notre propre merde » – notre douleur intérieure et les parts obscures de notre être –, à savoir si nous sommes capables d'accepter et de nous laisser aller, ou si nous nous cramponnons et nous attachons.

L'anus est le dernier point de sortie du corps. Il est intimement lié à la bouche qui est le premier point d'entrée mais, alors que la bouche est un espace de conscience, l'anus est davantage relié à l'inconscient. C'est une partie intime et cachée de notre être, qui n'est pas à portée de vue ; c'est pourquoi s'y retrouve souvent l'expression de nos sentiments de colère, de violence, d'abus, peut-être dus à une pénétration indésirée. La colère dans la bouche est ressentie dans les mâchoires, alors que la colère dans l'anus se voit avec des muscles tendus, une importante irritation ou une douleur. Est-ce quelqu'un qui vous « emmerde » ?

La région du rectum révèle également nos sentiments lorsque nous sommes dans des situations tendues ou que notre vie « est en jeu ». Cela peut se traduire aussi simplement que par le fait de nous asseoir sur nos sentiments lors d'un entretien professionnel ou le jour d'un premier rendez-vous (nos lèvres peuvent afficher un sourire, mais nos fesses et nos muscles anaux sont aussi tendus et rigides qu'une barre de fer) ou par une tension « chronique » des muscles pendant des années. Que se passe-t-il si vous relâchez vos muscles ? Respirez consciemment pour libérer toutes les tensions des fesses et du rectum. Comment vous sentez-vous ?

Les **hémorroïdes :** elles surviennent lorsque nous exerçons une forte pression durant la défécation, que nous essayons de forcer le processus ou que nous sommes constipés (voir également *La constipation*, p. 221). Les hémorroïdes peuvent se déclarer lorsque vous vous sentez émotionnellement tendu, lorsque vous vous accrochez à des problèmes ou à des sentiments qui devraient plutôt être libérés, ou lorsque vous voulez éliminer quelque chose avant d'avoir pu pleinement l'accepter ou l'absorber. Elles révèlent un conflit entre les volontés de se débarrasser et de retenir. Cela peut refléter un conflit entre l'amour et la perte, la soumission et le contrôle, ou la peur et la confiance.

10. Le foie

Au moment où les aliments passent par le petit intestin, la digestion est favorisée par des sécrétions produites par le foie et le pancréas. Le foie est l'un des organes les plus importants du corps. C'est là que les poisons sont désintoxiqués, les graisses converties en énergie ou préparées pour être emmagasinées, les protéines et autres substances nutritives transformées en matière utilisable et la bile produite pour être stockée dans la vésicule biliaire prête à décomposer les globules de graisse. Ceux qui souffrent de problèmes de foie souffrent d'une mauvaise digestion, d'une baisse d'énergie (qui se manifeste par un **faible appétit** et/ou une impuissance sexuelle), de fatigue et peut-être de **migraines** ou de **problèmes de vue.**

Si nous consommons trop de toxines – par exemple de l'alcool ou des drogues –, il arrive un moment où notre foie se manifeste et nous fait comprendre que nous consommons plus que nous ne pouvons brûler, que ce soit au niveau physique ou psychologique. Avez-vous dépassé vos limites ? Avez-vous perdu la capacité de faire une distinction entre ce qui vous empoisonne et ce qui vous offre des bienfaits ? Supportez-vous actuellement quelqu'un ou quelque chose qui empoisonne votre système ? La nature de la dépendance est de continuer à s'intoxiquer toujours plus malgré nos limites, jusqu'à ce que toutes ces toxines s'accumulent en nous en couches sans pouvoir être éliminées.

Le foie n'est pas seulement l'endroit où nos toxines se déposent. Dans la médecine chinoise, le foie est connu pour être le lieu où s'emmagasine la colère, et particulièrement la colère réprimée, qui s'accumule jusqu'à ce que finalement elle éclate. Une colère réprimée peut souvent se trouver à l'origine d'une dépendance (voir également *La dépendance et la toxicomanie*, p. 346). Une colère non admise et réprimée mène à la dépression (la colère se retourne contre nous-mêmes) et aux sentiments de honte ou de culpabilité, de jalousie et d'irritabilité, qui diminuent encore plus nos niveaux d'énergie et peuvent même perturber notre système immunitaire. L'amertume et le ressentiment, qui génèrent la production de bile (voir *La vésicule biliaire*, ci-dessous), sont liés à la colère, de même que la culpabilité, le désespoir, la frustration et la haine.

Le foie est également lié aux questions plus profondes du sens et des objectifs de la vie. Un foie paresseux mène à la dépression, qui nous fait bientôt croire que notre vie n'a aucun sens. Le foie donne la vie ; son état nous montre par conséquent combien nous aimons la vie, ou si nous sommes autodestructeurs et jusqu'à quel niveau – si nous nous remplissons de toxines dans l'intention d'éviter de nous confronter à des questions plus profondes. Un foie en bonne santé encourage notre enthousiasme, notre créativité, notre force intérieure et notre résistance.

L'**hépatite :** cette infection du foie est habituellement provoquée par un virus, qui se développe généralement dans de mauvaises conditions sanitaires, et plus particulièrement dans les régions les plus pauvres. Elle se transmet également avec les seringues utilisées par plusieurs toxicomanes successifs ou par les transfusions de sang infecté. Une hépatite indique le manque de capacité à faire la distinction entre ce qui est bien ou mal, et donc à reconnaître les toxines et les poisons comme étant mauvais. Elle provoque également la sensation d'être submergé, ou que notre vie se répand autour de nous sans que nous puissions rien y faire. Avez-vous perdu votre propre respect de vous-même ? Qu'est-ce qui vous affecte si profondément et qui influence vos sentiments les plus profonds au point de vous faire perdre de vue le sens de votre vie ? Si les drogues en sont la cause, quelles émotions ont été réprimées ou niées au point d'être remplacées par les émotions artificielles provoquées par les drogues ?

11. La vésicule biliaire

La bile produite dans le foie est emmagasinée dans la vésicule biliaire. La bile est un liquide vert, visqueux et amer, qui décompose les graisses pour une meilleure digestion. Un manque de bile rend la digestion plus longue, nous nous sentons écœurés, ce qui indique une incapacité à analyser et à assimiler les informations qui arrivent, nous avons le sentiment d'être incapables de nous débrouiller. La bile symbolise l'assurance, l'amertume, le dépit ou la malice. Une crise de foie implique qu'une amertume ou une colère émergent de l'intérieur. Qu'est-ce qui vous rend si amer et vous donne si mauvais caractère ? Qu'est-ce qui est si dur à digérer ou à assimiler ?

Les **calculs biliaires :** ils se forment dans la vésicule biliaire et, s'ils ne parviennent pas à passer et à se dissoudre, ils deviennent en règle générale extrêmement douloureux. Les calculs sont une concrétisation solide du liquide biliaire et correspondent à une émotion inexprimée et solidifiée. Ils peuvent se développer lorsque nous essayons de faire plaisir et de donner, et que nous n'exprimons aucun de nos sentiments amers. Les calculs prennent un certain temps à se former, aussi représentent-ils habituellement un ressentiment qui s'accumule depuis très longtemps. Les calculs biliaires indiquent le besoin d'atténuer et de soulager notre amertume, de comprendre qu'il n'est pas nécessairement mauvais de dire non aux autres et de s'accorder parfois le droit de répondre à nos propres besoins. Nous ne devons pas autant nous offusquer d'obtenir ce dont nous avons besoin.

12. Le pancréas

Le pancréas produit des enzymes essentielles pour assimiler les hydrates de carbone, les lipides et les protéines ; elles permettent au changement de prendre place. Sans les enzymes produites par le pancréas, nous sommes incapables de correctement digérer les aliments que nous absorbons. Passant alors sans avoir été digérés, ils provoquent des **indigestions**, des nausées, des ballonnements, voire des **diarrhées**. Vous sentez-vous incapable d'assumer les situations auxquelles vous vous trouvez confronté ? Vous semblent-elles indigestes et accablantes ? Qu'est-il nécessaire de changer pour que vous soyez capable de digérer vos sentiments ? Opposez-vous une résistance à être nourri ?

Le pancréas produit également les insulines et les glucagons, qui servent à maintenir les bons niveaux de sucre ou de glucose dans le sang. À tout moment, le corps a besoin de glucose comme d'une source d'énergie pour ses cellules. Celui contenu dans les aliments est assimilé par le système digestif. Quand le glucose pénètre le système sanguin, le pancréas libère de l'insuline pour faciliter l'absorption ; mais si nous sommes en manque de glucose, des glucagons sont alors produits pour maintenir l'équilibre. Le taux de sucre dans le sang est affecté par un excès d'adrénaline, particulièrement lorsque nous nous trouvons dans des situations stressantes. Les problèmes pancréatiques sont par conséquent liés à l'équilibre intérieur/extérieur de notre vie – l'équilibre entre donner et recevoir, entre travailler et se distraire, entre la peur et l'amour.

a) Le diabète

Le diabète est dû à un manque d'insuline pour réguler l'absorption de glucose ; le pancréas peut également être simplement incapable de produire de l'insuline. Dans tous les cas, le sucre s'accumule dans le sang et s'évacue dans les urines, au lieu de se transformer en énergie. Le diabète peut avoir une cause génétique ; il peut également avoir pour origine une consommation de stupéfiants ; ou encore, il peut être généré par un stress émotionnel. Aux États-Unis, le diabète est la sixième cause de décès et la deuxième des pathologies qui provoquent la cécité. La sécrétion d'insuline peut être activée par un régime alimentaire, mais certains types de diabète nécessitent des injections d'insuline sous-cutanées.

Tout comme les diabétiques ne peuvent intégrer le sucre dans leur alimentation, il est pour eux difficile d'intégrer ou d'accepter l'amour. Le diabète est particulièrement lié à la sensation soit de manque, soit de surabondance de douceur dans la vie. Cela peut être lié à un sentiment de perte ou de solitude – les enfants peuvent développer un diabète à une époque de conflits parentaux, lors d'un divorce ou d'un décès, lorsqu'ils ont le sentiment d'être à l'origine de cette perte ou que leurs parents ne les aiment plus. Mais il peut également se développer si l'on se sent étouffé par l'amour excessif de ses parents ou de ses proches. Si le diabète se développe tard dans la vie, il est souvent associé à l'obésité, et cela montre le lien entre la surconsommation de nourriture pour combler un manque d'amour et une incapacité à recevoir de l'amour.

Il n'est pas simple de se sentir indépendant si votre vie dépend à chaque instant d'une simple injection d'insuline. Cela crée une dépendance au foyer parental – les enfants diabétiques vivent en moyenne plus longtemps chez leurs parents que les autres enfants – et une difficulté à créer des relations personnelles à long terme. Certains diabétiques éprouvent une incapacité à se responsabiliser, un désir d'être aimés mais pas d'aimer, d'être soignés sans rien avoir à donner en retour. Quand la douceur intérieure passe et s'évacue dans les urines sans qu'on ait la possibilité d'en tirer tous les potentiels énergétiques, cela provoque généralement un sentiment de tristesse et de solitude – les diabétiques se sentent souvent émotionnellement très seuls, incapables de donner quoi que ce soit d'eux-mêmes. Le diabète parle aussi de la capacité à donner de l'amour, que ce soit à nous-mêmes ou aux autres. Guérir son diabète commence donc par s'aimer soi-même et trouver un équilibre en développant la capacité à la fois de donner et de recevoir de l'amour.

b) L'hypoglycémie

C'est une diminution, ou une insuffisance, du taux de sucre dans le sang, qu'elle soit due à un excès d'exercice, à une carence alimentaire ou à une sécrétion trop importante d'insuline. Cela peut vouloir montrer que nous donnons trop aux autres sans rien garder pour nous-mêmes ; nous avons besoin de nous « réapprovisionner », de nous ressourcer, de retourner vers notre être profond et de recevoir quelque nourriture, qu'il s'agisse d'aliments ou d'amour. Cette affection tend effectivement à indiquer un désir d'affection et un constant besoin de savoir si nous sommes aimés.

Chapitre XIII

Le souffle de la vie : le système respiratoire

Respirer, c'est être vivant – le premier souffle que nous prenons dit : « Je suis. » La respiration est le rythme d'inspiration et d'expiration qui maintient toute vie : la rencontre des deux crée un ensemble. Nous respirons le même air que toutes les formes de vie – le même que respirent les êtres que nous aimons, mais aussi nos ennemis. C'est également un sujet sur lequel nous nous rencontrons tous, sur lequel il ne peut exister de discrimination.

Inspirer signifie prendre de l'air et donner vie à la forme. Quand nous inspirons, nous faisons entrer le monde extérieur en nous; quand nous expirons, nous extériorisons également notre monde intérieur pour le partager avec les autres. La respiration est un acte de don et de réception. Être inspiré signifie ressentir et exprimer sa créativité. Mais respirer et esprit viennent de la même racine latine : *spiro*; inspirer signifie remplir son corps d'air et avoir l'esprit touché d'une grâce divine. Sans respiration, nous sommes tout simplement une forme physique inerte; sans esprit, nous vivons une existence dépourvue de sens et superficielle. Cesser de respirer entraîne la mort physique; mais être sans esprit signifie tout simplement la mort de notre âme.

La respiration n'a pas de limites ni de frontières; chaque souffle est immédiatement suivi d'un autre. Par conséquent, les

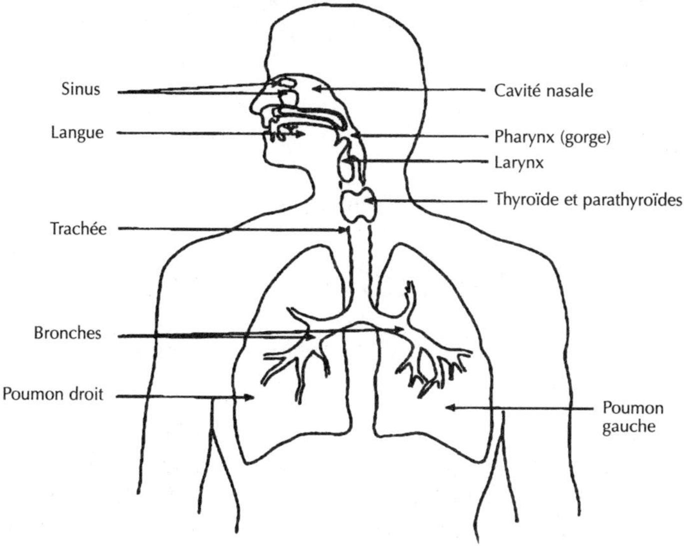

Le système respiratoire.

difficultés rencontrées avec la respiration sont liées à nos limites, au sentiment de ne pas savoir où nous en sommes sur ce que nous commençons ou finissons, et surtout au fait de laisser les autres prendre un quelconque pouvoir pour conduire notre vie – respirer pour nous. Si nous n'avons pas de limites, nous nous trouvons facilement influencés ou dominés. Donner et recevoir ne sont pas en équilibre – peut-être sommes-nous capables de donner, mais pas de recevoir, ou peut-être aimons-nous recevoir sans savoir comment donner.

Si nous nous sentons paniqués ou nerveux, notre respiration devient alors superficielle et rapide ; lorsque nous nous relaxons, notre respiration devient plus longue. Un souffle court indique une peur ou un manque de participation à la vie. Plus nous avons le désir de participer et de vivre pleinement, plus notre respiration est profonde. Lorsque nous respirons profondément, nous possédons notre propre vie, avec tous nos potentiels. Il y a une droiture et une ouverture, une dignité naturelle. Nos limites sont claires – nous nous connaissons, nous savons ce que nous ne devons ou ne pouvons pas dépasser, ce que nous pouvons donner et ce dont nous avons besoin. Nous respirons librement. (Se reporter au chap. V, pour plus d'informations sur la respiration.)

Le système respiratoire se concentre principalement sur les poumons, mais également sur le nez, la gorge, le larynx, la trachée-artère et les bronches. Il est en étroite relation avec le sang, car l'oxygène passe des poumons au système sanguin, alors que le dioxyde de carbone passe du sang dans les poumons pour être expiré. Cette relation deviendra plus claire quand nous explorerons le système circulatoire dans le prochain chapitre.

1. Le nez

Avec le nez, nous inspirons l'oxygène essentiel à notre vie, c'est pourquoi la manière dont nous considérons la vie et ce que nous ressentons se reflètent aussi dans notre respiration, selon qu'elle est courte et rapide, lente et profonde, que nous sommes à l'aise ou bloqués. Le nez symbolise également ces moments où les autres s'imposent à nous, sans être pour autant les bienvenus – les problèmes de nez indiquent un besoin de respecter l'intimité et les limites d'autrui. Peut-être avons-nous besoin de cesser de « mettre notre nez partout » et de laisser aux autres davantage d'espace.

C'est également par le nez que nous inspirons la douceur ou l'âcreté de la vie. Nous tendons à communiquer principalement au travers des yeux et de la voix, alors que notre odorat est plus inconscient. Et pourtant chaque molécule d'odeur a un aspect et une forme uniques qui sont reconnus par le cerveau, aussi pouvons-nous nous rappeler et identifier une vaste palette d'odeurs et de parfums. Nous disposons également d'un odorat lié à notre intuition, notre nez est uni à notre perception intuitive de quelque chose qui peut n'être ni évident ni visible.

a) Le nez bouché

Respirer de l'oxygène est une fonction vitale, bien qu'elle ne soit pas toujours bien accueillie. Il arrive parfois que la vie devienne si difficile et si envahissante que nous ne souhaitions plus y prendre part. Nous ne pouvons pour autant cesser de respirer, mais nous pouvons émettre une résistance pour montrer que quelque chose ne passe pas, par exemple avec un nez bouché. Est-ce que quelque chose vous « monte au nez » ? S'agit-il de quelque chose ou de quelqu'un que vous refusez ou auquel vous résistez ? Voulez-vous vous retirer de la vie pendant un moment ? Ou est-ce quelque chose en vous-même qui vous bloque – votre comportement est-il particulièrement renfermé ? Manquez-vous d'air ? N'êtes-vous pas trop fermé ou plein de préjugés ? Que vous est-il nécessaire de faire pour vous ouvrir et respirer à nouveau plus librement ?

Un nez bouché est également une manière d'ignorer une odeur, de laisser de côté les sentiments et les souvenirs liés à cette odeur ? S'agit-il de quelque chose dont vous ne voulez pas vous souvenir ? Ou est-ce une odeur qui confirme votre intuition à propos d'une situation ? Soupçonnez-vous quelque chose ? Sentez-vous quelque chose que vous ne pouvez pourtant pas voir ? Est-ce pour vous une manière de bloquer votre propre compréhension intuitive ?

b) Le rhume des foins

C'est une réaction allergique, particulièrement au pollen. Les symptômes sont similaires à ceux d'un mauvais rhume, mais avec de surcroît des yeux larmoyants et d'intenses démangeaisons dans le nez et les yeux. C'est une forte réaction émotionnelle – comme le sont d'ailleurs les larmes – souvent accompagnée de la volonté de se cacher ou de s'enfuir. Mais à quoi êtes-vous allergique ? Qu'est-ce qui provoque de tels épanchements émotionnels ? Est-ce le potentiel sexuel et la fertilité représentés par le pollen ? Est-ce la peur des changements de saisons, et par conséquent du temps qui passe sans que vous puissiez rien y faire ? Ou est-ce un besoin d'attention, d'être « spécial » ? Les allergies indiquent souvent une intense réaction émotionnelle à des situations extérieures, une réaction de retrait, une résistance et une peur qui poussent à l'isolement et qui ont généralement pour origine le stress. Si c'est le cas, à quoi voulez-vous échapper ? (Voir également *Les allergies*, p. 268.)

c) La sinusite

Les sinus sont des cavités creuses dans la tête qui forment une partie du processus de respiration. Nous avons déjà vu que la respiration est liée à l'inspiration, à la prise de nouvelles idées. C'est pourquoi une sinusite tend à montrer que nous rejetons ce qui nous inspire ou nous nourrit, ou que nous subissons une surcharge de travail mental sans énergie créative suffisante. Une sinusite indique que vous vous sentez irrité ou « enflammé » par quelque chose ou quelqu'un, peut-être même par vous-même, et cette irritation souligne votre sensation d'être émotionnellement ou créativement « bloqué ». Vous sentez-vous coincé ou limité, incapable de briser les vieux modèles de pensée et de comportement, et de vous en libérer ? Résistez-vous à votre inspiration et à ce qui peut vous nourrir ?

Une sinusite n'est également pas sans lien avec les sentiments réprimés et les larmes contenues, notamment en cas d'intense douleur ou d'angoisse. La douleur exprime une angoisse intérieure, et les excès de température quelque problème lié à l'intensité des sentiments – la chaleur des émotions. Qu'avez-vous besoin de faire pour dénouer les nœuds et les blocages ? Votre sinusite exprime-t-elle un profond besoin d'être aimé ? Quels autres sens ou parties de votre corps sont affectés ?

d) L'éternuement

Une irritation peut être due à une poussière, mais également à une personne particulièrement « irritante » ou à une situation frustrante. Si vous êtes pris de forts éternuements, cela montre-t-il que quelque chose ou quelqu'un vous « monte au nez » ou vous irrite ? Ou y a-t-il quelque chose que vous avez besoin de libérer et de laisser extérioriser ? Repensez à la situation juste avant que vous n'éprouviez le besoin d'éternuer – que ressentiez-vous, quels sentiments ou émotions vouliez-vous contenir ? Les éternuements sont une manière « socialement acceptable » d'exprimer ou de libérer un stress et une énergie. Ils s'avèrent finalement être une solution ; une profonde relaxation (voir chap. V) vous aidera à libérer votre stress et à calmer votre nervosité.

2. La gorge

Ainsi que nous l'avons déjà mentionné au chap. XII, la gorge est le conducteur par lequel nous avalons les aliments, l'eau et l'air – trois ingrédients indispensables pour nous maintenir en vie. Dans ce chapitre, nous avons découvert que la gorge possédait en fait une double fonction : elle ne sert pas seulement à absorber la réalité et tous les sentiments parfois conflictuels qui vont avec, mais elle sert aussi à exprimer nos sentiments en réponse à cette réalité.

a) Une gorge douloureuse

La gorge est le conducteur par lequel nous « avalons » ce qui se produit dans nos vies, c'est pourquoi les maux de gorge peuvent se déclarer quand nous ressentons de la peur ou que nous sommes irrités. Ils peuvent également apparaître lorsque nous parlons et partageons nos sentiments, nos pensées et nos soucis. S'exprimer ne se fait pas, bien souvent, sans douleur. Quelle est la véritable origine de votre mal de gorge ? Avez-vous avalé quelque chose qui a provoqué cette inflammation ? Que trouvez-vous difficile à avaler ? Quelque chose vous reste-t-il en travers de la gorge ? Avez-vous été choqué, ou vous sentez-vous coupable de vos propres sentiments ? Contenez-vous des sentiments de colère, d'irritation, de frustration ou de culpabilité par peur de les exprimer, ce qui provoquerait une accumulation d'énergie au niveau de la gorge ? Que voudriez-vous réellement dire ? Et à qui ? Qu'est-il nécessaire de faire ou de dire pour adoucir et soigner votre gorge ?

b) La toux

C'est une réaction à un stimulus, habituellement un chatouillement ou une gêne dans la gorge ou le larynx. Ce chatouillement peut empirer et se transformer en inflammation si l'irritation perdure. Tousser est une manière de se clarifier la gorge, d'évacuer de notre système l'élément perturbateur ou irritant. Qu'est-ce qui provoque en vous cette irritation ? Y a-t-il quelque chose qui vous mette en colère ? Vous sentez-vous contraint d'avaler ou d'accepter quelque chose dont vous ne voulez pas ? Êtes-vous « bâillonné » par quelqu'un ou quelque chose ?

Le mécanisme de la toux est en partie lié au larynx, aussi la toux peut-elle être due à quelque chose que nous avons dit ou que nous voulions dire. Avez-vous dit quelque chose de particulièrement choquant ou blessant ? Vous sentez-vous coupable ou honteux ? S'agit-il en fait d'une pensée ou d'un désir que vous souhaitez exprimer ? Une toux nerveuse est une manière de garder un couvercle sur ses peurs ou ses soucis intérieurs. Et pourtant, les sentiments sont là, juste derrière votre toux, mais vous ressentez trop de tension pour pouvoir les exprimer librement. (Si la toux s'accompagne de flegmes, se reporter également au paragraphe *La bronchite*, p. 243.)

3. Les amygdales et les végétations

Les amygdales et les végétations font partie du système immunitaire, elles nous aident et nous protègent en éliminant les substances et corps étrangers nocifs. Comme elles se trouvent à un point d'entrée du corps, elles représentent particulièrement la capacité à faire la distinction entre ce qui est bon et ce qui est mauvais pour nous.

Une **angine** ou une **amygdalite** se produit lorsque les amygdales sont enflammées. Généralement, ce phénomène apparaît lorsque la réalité que nous nous efforçons d'avaler contient des facteurs irritants ou contrariants ; ou quand nous nous sentons incapables de nous protéger ou vulnérables devant les événements qui se présentent à nous. Les angines sont généralement plus courantes chez les enfants et s'associent aux difficultés qu'ils peuvent éprouver pour accepter le changement, notamment lorsqu'ils se sentent complètement démunis et incapables de réagir de manière autonome et individuelle. Une angine montre que la réalité absorbée génère de la colère, de la peur ou un refus devant tout ce qu'impliquent les changements. Les amygdales deviennent alors si enflées qu'il devient difficile d'avaler. Mais que trouvez-vous si difficile à avaler ? À quoi résistez-vous si obstinément ? Qu'est-ce qui déclenche en vous de tels sentiments ?

Une **inflammation des végétations** se produit généralement chez les jeunes enfants et bloque les conduits nasaux et auditifs. Elle bloque également la prise des informations, que ce soit au travers de la gorge ou des oreilles, c'est pourquoi il devient alors indispensable de prendre le temps de trouver ce qui se passe dans la vie de l'enfant, qu'il trouve si difficile à avaler ou à entendre.

4. Le larynx

Le larynx fait partie de la gorge. La voix est notre marque de fabrique – aucune voix ne ressemble à une autre –, et la manière dont nous l'utilisons et la positionnons apporte de nombreuses informations sur notre personnalité – si elle est forte ou basse, persuasive ou arrogante, timide, douce ou caressante. Essayez d'enregistrer votre voix pour ensuite vous écouter. Qu'indique-t-elle sur vous-même ? La voix est pour nous un moyen de nous exprimer et de montrer qui nous sommes dans le monde. Mais notre expression dépend plus du ton que nous employons et des intentions qui transparaissent à travers lui que des mots effectivement utilisés. Dire « Je t'aime » avec une voix vindicative annule toute trace de sentiment et est aussi efficace que de dire « Je te déteste » avec une voix douce et chaleureuse.

Les difficultés rencontrées avec le larynx sont associées à la peur de parler ou à des sentiments réprimés. Les conflits émergent quand nous éprouvons du mal à « vocaliser » nos pensées et nos sentiments, ou lorsque nous avons le sentiment de ne jamais dire ce qu'il faut. Avez-vous trop tendance à « tourner votre langue sept fois dans votre bouche » avant de dire ce que vous souhaitez ? À travers notre voix, nous exprimons nos besoins et demandons ce que nous voulons. Est-ce que l'une de vos requêtes vous reste coincée en travers de la gorge ? Parlez-vous au nom de quelqu'un ou de quelque chose sans jamais parvenir à trouver votre propre voix ? Dites-vous votre propre vérité ou essayez-vous sans cesse de la ravaler ?

Une **laryngite** est une inflammation du larynx, notre voix devient enrouée, mais nous pouvons aussi la perdre complètement. Elle peut s'accompagner d'un rhume de cerveau, dû à un excès de colère. Mais une laryngite peut également se développer lorsque nous nous sentons particulièrement nerveux au moment de dire quelque chose – perdre notre voix nous empêche de dire quoi que ce soit, ce qui peut d'une certaine manière nous rassurer. Elle peut également être due au sentiment que ce que nous disons n'a aucune valeur ni importance, comme lorsqu'un enfant s'imagine que, quoi qu'il dise, ses paroles seront inacceptables ou sans réponse ; nous pouvons également perdre notre voix après avoir été témoins d'une scène dramatique – nous ressentons une profonde terreur à l'idée d'émettre le moindre son.

Trouver sa voix implique que l'on trouve son courage et son indépendance : vous parlez pour vous-même, vous tenez debout et connaissez votre propre esprit. Perdre sa voix implique que l'on perde le lien avec sa force intérieure, que l'on perde sa capacité d'élocution. Que voulez-vous véritablement dire ? Avec quelle partie de vous avez-vous perdu le lien ? Quelle voix intérieure a besoin de s'exprimer ?

Le larynx est également un espace de transformation, où nous pouvons accepter la négativité pour la convertir en réponse positive.

5. Les glandes thyroïde et parathyroïdes

La thyroïde se trouve devant la trachée, alors que les glandes parathyroïdes se trouvent aux quatre coins de la thyroïde. Ces glandes produisent des hormones qui permettent à l'organisme et aux cellules de croître et de se régénérer ; elles régulent le calcium et le phosphore dans l'organisme ; elles maintiennent également le métabolisme et la consommation d'oxygène, jouant ainsi un rôle essentiel dans la capacité à hiberner.

Un **goitre** est une déformation de la partie antérieure du cou, due à une augmentation de la thyroïde qui peut, tout ou partie, obstruer la trachée si elle n'est pas traitée. Cette déformation peut se développer à la suite d'un choc émotionnel, parce que l'on endosse trop de responsabilités, ou encore parce que l'on a le sentiment d'être submergé par la vie; elle peut également indiquer un désir de séparer le corps et l'esprit, pour que nos sentiments les plus profonds n'aient aucune conséquence ni incidence sur notre corps.

Une **hyperthyroïdie** est due à une exagération de la sécrétion de la glande thyroïde. C'est une accélération de l'activité corporelle, qui provoque une nervosité, une perte de poids, une transpiration excessive et une faiblesse physique. Ce symptôme est lié à la peur de prendre ses responsabilités – cela peut traduire le désir de rester un enfant, irresponsable et insouciant. Généralement, cette affection dévoile également un comportement égoïste et égocentrique, où nous essayons d'éviter d'assumer nos responsabilités en étant très occupés par ailleurs.

Une **hypothyroïdie** est une insuffisance de l'activité de la thyroïde, qui peut se manifester ensuite par une dépression, un excès de fatigue, une maladie pouvant affecter les activités mentale et physique, des difficultés d'énonciation et une baisse de la température du corps. Toute l'activité du système est ralentie, comme si notre volonté de vivre était mise en veille ou que nous entrions dans un état d'hibernation émotionnelle.

6. Les poumons

Quand la trachée entre dans les poumons, elle se divise ensuite en bronche droite et en bronche gauche, qui ressemblent à des arbres à l'envers à l'intérieur de chaque poumon. C'est ici que l'oxygène est transféré pour alimenter le sang et que le dioxyde de carbone est récupéré pour être évacué. Le processus normal de la respiration – l'inspiration et l'expiration de l'air – s'effectue automatiquement grâce au système nerveux, que nous soyons éveillés, endormis, ou même inconscients.

Respirer signifie recevoir et émettre – nous inspirons, en sachant que nous pouvons expirer et, en expirant, nous savons que notre expiration sera aussitôt suivie d'une autre inspiration.

Cependant, si une peur bloque ce processus automatique, la respiration n'est plus ressentie comme une amie mais comme une adversaire. Des difficultés respiratoires peuvent se développer. Les enfants qui ont été rejetés ou abandonnés par leurs parents, et notamment par leur mère, peuvent perdre toute forme de confiance; les adultes peuvent également développer cette forme de symptôme, particulièrement ceux qui ont subi des abus, vécu des situations où leur vie était menacée, ou perdu un être cher.

Les poumons symbolisent l'indépendance – l'air de notre premier souffle à la naissance dilate nos poumons et inscrit notre séparation d'avec notre mère. Si cette expérience s'avère traumatisante, elle peut par la suite influencer la manière dont nous accueillons les moments de transition dans notre vie, et notre capacité à respirer profondément et à accepter les changements. Les difficultés rencontrées au niveau des poumons sont souvent liées à l'acceptation ou au refus de la vie qui est en nous; ou à la volonté de vivre sa vie sans qu'une tierce personne exerce son pouvoir sur nous. Notre respiration réagit à nos sentiments, elle devient courte et rapide lorsque nous paniquons, que nous sommes nerveux ou angoissés, et longue et profonde quand nous sommes détendus; la tristesse et le chagrin se vivent au niveau des poumons en contraignant le souffle.

a) L'asthme

L'asthme est caractérisé par la difficulté à expulser l'air, une constriction qui nous fait respirer à grand-peine. Une crise d'asthme peut être due à une réaction allergique, à un stimulus extérieur comme le pollen, à un stimulus émotionnel, ou même à des cris ou à des rires. Les dernières années ont vu une augmentation alarmante du nombre de personnes souffrant d'asthme, et notamment chez les enfants. En Grande-Bretagne, le nombre d'asthmatiques a dépassé les deux millions. On soupçonne aujourd'hui que l'accroissement de cette maladie est lié à l'augmentation de la pollution de l'environnement, et particulièrement des gaz d'échappement. (Pour plus d'informations, voir *Les allergies*, p. 268.)

Cependant, la pollution n'est pas à désigner comme seule responsable de tous les cas d'asthme. On peut, autant que possible, considérer au moins deux liens entre l'asthme et des facteurs psycho-émotionnels. Le premier est notre relation à la mère, car notre premier souffle symbolise notre séparation d'avec elle. Depuis une quinzaine d'années, en plus de l'augmentation des niveaux de pollution, de plus en plus d'enfants sont élevés dans des foyers mono-parentaux – ces « enfants à la clef[1] » deviennent, émotionnellement aussi bien que physiquement, indépendants de plus en plus jeunes. Peut-être ont-ils dû « respirer » par eux-mêmes trop rapidement. Ils peuvent également se sentir émotionnellement insécurisés. Beaucoup d'enfants et de jeunes gens appréhendent l'avenir comme un accroissement des problèmes financiers et de logement, et une diminution des opportunités de travail et de formation. Ces problèmes sociaux affectent profondément nos sentiments quant à notre indépendance et peuvent, par conséquent, affecter notre respiration.

La relation entre la mère et l'enfant, extrêmement complexe sur le plan émotionnel, peut également impliquer une tendance de la mère à étouffer ou à dominer son enfant (à vouloir « respirer » pour lui), plutôt que de le laisser découvrir la vie par lui-même. Dans ces cas, les limites entre la mère et l'enfant s'estompent et l'enfant devient alors émotionnellement dépendant d'elle. Les crises d'asthme peuvent être provoquées par des événements qui incitent à respirer plus librement et plus indépendamment – qui créent une séparation avec la mère – comme la naissance d'un frère ou d'une sœur, la remise d'un diplôme scolaire ou universitaire, le départ du foyer parental ou le mariage. Une crise d'asthme est comme un cri réprimé qui exprime la volonté de retourner dans le ventre de la mère.

Chez l'adulte, l'asthme peut se développer si nous nous sentons étouffés par notre patron, par trop de travail, de res-

---

1. « Latch-key » children : enfants qui rentrent à la maison avant leurs parents qui travaillent.

ponsabilités, ou par des amis trop exigeants, alors que nous nous sentons incapables de respirer par nous-mêmes, d'exprimer notre sentiment de suffocation ou d'impuissance. Le stress favorise l'asthme, notamment parmi les personnes occupant des emplois de bureau et les cadres moyens, qui peuvent se sentir dépassés par la pression et le devoir de réussir, autant que par la nécessité de payer leurs factures et d'apporter aux autres ce dont ils ont besoin, pour incarner un rôle protecteur. L'asthme peut être dû au sentiment de devoir tout faire et tout assumer seul, de livrer bataille pour pouvoir respirer par soi-même.

Ce cri réprimé ou ce désir de respirer librement est lié au second aspect psycho-émotionnel de l'asthme : le désir de nous exprimer, mais une incapacité à le faire, ce qui mène à refouler nos sentiments et à ressentir une profonde tristesse. Expirer nous permet de parler; l'impossibilité d'expirer implique une impossibilité de s'exprimer. Une crise d'asthme montre le besoin d'exprimer ce que l'on a sur le cœur, de libérer toutes les émotions accumulées à cet endroit, mais également la peur de laisser ces émotions s'exprimer – peut-être à cause des conséquences ou par manque de confiance. C'est un cri intérieur, un hurlement désespéré et silencieux, qui marque une volonté ou un désir. Essayez de retenir votre souffle – d'inspirer mais de ne pas expirer – et observez les émotions qui émergent en vous. Habituellement, nous ressentons le désir d'éclater, de crier, et c'est ce désir réprimé qui est exprimé au travers d'une crise d'asthme.

Les crises peuvent être provoquées par des situations de tension émotionnelle comme les moments de colère, les sentiments passionnés pour un parent ou une personne que l'on aime, le sentiment d'être totalement incompris, le chagrin ou la perte d'un être cher. Quand un enfant est incapable de s'exprimer, sa volonté reste enfermée en lui, notamment si l'expression est conditionnée par la peur des réactions ou des réponses parentales. L'asthme est une allergie – une réaction du système immunitaire à un antigène. Est-ce que quelque chose ou quelqu'un vous pousse à réagir? Avez-vous le sentiment que vos limites ont été franchies? Comment pouvez-vous les réaffirmer?

L'incapacité à expirer indique un manque de confiance, particulièrement dans le fait que l'air pourra de nouveau être respiré. Respirer est un acte de contrôle et de volonté, alors qu'expirer demande une totale soumission. Cela implique que nous nous sentions sécurisés et soutenus par le monde et que nous recevions l'amour dont nous avons besoin. L'asthme est, par conséquent, une question de confiance et de lâcher-prise.

b) La bronchite

Une bronchite est une inflammation de la muqueuse des bronches, due à la pollution de l'air, à la fumée de bois, aux gaz d'échappement et plus particulièrement à la fumée de cigarette. Une bronchite peut également être due à une infection de la gorge. Comme les bronches apportent l'air aux poumons et rejettent l'air consommé, elles agissent comme des médiateurs et des passerelles entre le monde intérieur et le monde extérieur. Par conséquent, les problèmes bronchiques sont souvent liés au fait que nous sommes incapables de partager ce que nous ressentons réellement, ou aux problèmes de séparation et de délimitation.

Avez-vous besoin d'exprimer ce que vous avez sur le cœur ? Préférez-vous tousser et développer les mucosités qui encombrent vos voies respiratoires plutôt que de partager vos sentiments ? Qu'avez-vous besoin de libérer, de laisser aller ? Y a-t-il quelque chose de douloureux ou d'irritant que vous avez besoin d'extérioriser ? Cette irritation peut n'être liée qu'à vous-même, peut-être au sentiment d'avoir dit ou fait quelque chose de regrettable ? Vous sentez-vous envahi par votre environnement ? Éprouvez-vous des difficultés à maintenir votre sens de l'individualité ?

Cette partie du corps n'est également pas sans lien avec le fait de devenir indépendant, d'avoir une vie séparée et autonome, à travers le souffle. Tous les doutes, toutes les incertitudes et toutes les insécurités que nous ressentons en étant seuls ou indépendants peuvent se manifester à ce niveau du corps. Sous l'irritation se cachent bien souvent des sentiments plus profonds, peut-être de tristesse, de culpabilité ou de honte. Ressentez-vous un conflit intérieur en affirmant votre indépendance ou vos propres limites ? Vous êtes-vous récemment trouvé dans une situation de dépendance émotionnelle à une relation ? Vous sentez-vous envahi ou submergé par ce que vous absorbez ?

c) L'hyperventilation

Ce symptôme est particulièrement associé au stress. On estime qu'au moins une personne sur dix souffre d'hyperventilation : la respiration devient si courte et si rapide qu'il y a une perte excessive de dioxyde de carbone. Ce déséquilibre entre l'oxygène et le dioxyde de carbone bouleverse l'équilibre acide/alcalin, ce qui crée des vertiges, des faiblesses, des sentiments d'irréalité, des crises de panique, des maux de tête, des frissons et des engourdissements. Ce déséquilibre est bien souvent dû à une peur ou à une anxiété inconsciente. En quoi votre vie est-elle déséquilibrée ? Donnez-vous trop ? Avez-vous besoin de vous donner davantage ? Avez-vous peur de respirer profondément, d'« avaler » la vie ? Apprendre à respirer plus profondément, notamment par la respiration abdominale, est essentiel, comme l'est également une profonde relaxation. (Voir le chap. V, pour plus d'informations sur la relaxation et la respiration profonde.)

d) La pneumonie

C'est une inflammation des poumons, c'est pourquoi nous avons ici besoin de nous pencher sur ce qui pourrait si profondément enflammer nos sentiments et affecter notre souffle, qu'il s'agisse de quelque chose venant de l'extérieur, ou de quelque chose d'intérieur que nous sommes incapables d'exprimer. Ce peut être un élément émotionnel, aussi bien qu'une douleur ou une fatigue, qui affecte notre énergie. Respirer est un acte de vie. Vous sentez-vous épuisé ou envahi par le sentiment de devoir vous débrouiller seul ? Avez-vous le désir de cesser quelque chose ou de prendre le temps de faire une pause ? Avez-vous besoin d'aide, tout en étant incapable de la demander ? Vous sentez-vous maltraité, comme si quelque chose empêchait l'air qui est en vous de circuler ?

La relation entre le souffle et l'esprit est souvent très présente dans cette maladie, car les pneumonies ne sont pas rares chez ceux qui vivent des expériences mystiques et spirituelles. Une pneumonie peut bouleverser notre relation au monde physique, laquelle est normalement maintenue par le rythme de notre respiration. Ce bouleversement peut alors agir comme une fenêtre vers un autre niveau de réalité.

CHAPITRE XIV

Le rythme de l'amour : le cœur, le sang et la circulation sanguine

Le cœur est le centre du système cardio-vasculaire, avec un réseau de vaisseaux sanguins qui véhiculent le sang dans tout le corps. L'oxygène et les autres éléments nutritifs sont apportés à toutes les cellules *via* les artères, alors que le sang en manque d'oxygène est acheminé vers le cœur dans les veines. Les battements de cœur fournissent la puissance qui propulse le sang.

Le cœur et le sang symbolisent notre relation à l'amour. De même que le sang donne la vie, l'amour donne un sens et une direction à notre vie. Mais avec l'amour et la vie viennent inéluctablement leurs opposés : la peur et la mort. L'amour est expansif et compréhensif, et tend à toucher tous les autres êtres, tout au moins ceux qui nous entourent ; alors que la peur est contraignante et exclusive, nous éloignant de toute forme de participation à la vie. L'amour est lié à la peur mais, sans amour, la peur peut rapidement se transformer en haine. Plus nous ouvrons notre cœur en nous acceptant tels que nous sommes, en acceptant les autres et en faisant acte de tolérance, plus l'amour en nous grandit et plus la peur diminue. Sans amour, la vie perd tout son sens ; quand le cœur s'arrête de battre, la vie s'en va.

Le cœur symbolise tous les aspects de l'amour, qu'ils soient romantiques ou divins. Nous disons des gens qu'ils sont sans cœur ou sans pitié quand ils semblent manquer d'amour ou de chaleur ; qu'ils sont chaleureux et qu'ils ont un grand cœur quand ils sont affectueux et gentils. Nous laissons notre cœur dans différents endroits, nous avons le cœur brisé, nous le sentons palpiter de joie ou battre avec force par passion.

Le cœur est rempli d'un amour pur et éternel, tel l'amour inconditionnel que ressentent les jeunes enfants pour tous les êtres. Cependant, les années de conflits et les expériences douloureuses nous poussent à réprimer ou à dénier notre amour, à fermer notre cœur et à le rendre inaccessible. En plus de cela, notre société considère l'amour que nous exprimons uniquement sur un plan sentimental, ce qui nous pousse à cacher nos sentiments derrière la gêne ou la peur d'être rejetés. Détachée du pouvoir de l'amour, la vie devient superficielle, insensible ou solitaire. Si nous ne reconnaissons pas la puissance de l'amour qui est en nous, nous nous coupons de notre source la plus profonde ; un cœur fermé ne s'attache qu'à susciter les méfiances et à remarquer toutes les imperfections et les abus du monde.

1. Le cœur

Une attitude cynique et égocentrique, qui pousse à un comportement agressif et à de fréquentes colères, tel le comportement décrit plus haut, est aujourd'hui clairement identifiée comme étant un important facteur de risque de maladies cardio-vasculaires. Le style de vie est également très important. Le surmenage, le stress et l'excès de tension mènent à un affaiblissement général du système et, plus important encore, ils limitent le temps disponible pour l'exercice physique, la relaxation, le jeu et les relations amoureuses. Trop d'alcool affaiblit le foie et le système immunitaire ; la consommation de tabac provoque une augmentation de quatre-vingt-quatre pour cent du taux d'adrénaline, laquelle se reporte sur le cœur en provoquant un excès de stress. Un régime riche en graisses, particulièrement en viande rouge et en produits laitiers, peut accroître le nombre de **crises cardiaques** et provoquer un durcissement des artères, voire un **cancer**.

Tous ces facteurs de risque montrent un mode de vie où manquent le respect de soi, l'attention pour soi et l'élévation intérieure. C'est habituellement dû à la poursuite de gains matériels aux dépens de l'équilibre émotionnel ; à un besoin de tout contrôler, et notamment ses propres sentiments, peut-être à cause de souvenirs douloureux, de blessures et de traumatismes passés ; ou à cause d'un chagrin, d'une dépression et d'un « cœur brisé » à la suite de la perte d'un être cher. Un cœur hermétique signifie que nous sommes sourds à nos propres besoins d'amour.

ESSAYEZ VOUS-MÊME

Respirez en votre cœur

Prenez un moment pour arrêter de lire et de respirer en votre cœur.

- Asseyez-vous confortablement, fermez les yeux et respirez naturellement, mais respirez au niveau de votre cœur – votre cœur se trouve au centre de votre poitrine. Sentez-le s'ouvrir à mesure que vous prenez vos inspirations et se libérer de toutes les tensions avec chaque expiration.
- Continuez pendant quelques minutes, détendez-vous complètement. Sentez-vous cet espace de votre corps, l'espace du cœur ? Vivez-vous la profondeur et la magnitude de tous les sentiments contenus ici ? Respirez naturellement, sans chercher à fournir un effort particulier, et permettez-vous de pénétrer au plus profond de votre cœur.
- Lorsque vous vous sentez prêt, ouvrez doucement les yeux.

Par conséquent, soigner son cœur implique que l'on guérisse ses blessures et ses peurs intérieures, que l'on surmonte les barrières et que l'on abandonne toute forme de résistance. C'est également s'accepter et s'aimer soi-même. Si nous nions nos propres besoins, notre amour pour les autres devient alors limité et conditionnel. Quand nous acceptons nos propres imperfections, nous acceptons alors tous les êtres tels qu'ils sont et les aimons sans autre condition. Ainsi, nous reconnaissons l'humanité que nous partageons tous.

Apprendre à ouvrir notre cœur, à écouter, à respecter et à faire confiance à ce que nous ressentons dans notre cœur est un des enseignements les plus importants de la vie. Même si, parfois, notre cœur peut nous sembler illogique ou irrationnel, nous savons de manière intuitive que ce qu'il ressent s'approche bien plus de la réalité et a plus de sens que tous les arguments que notre tête cherche à nous imposer. Un cœur ouvert voit la beauté inhérente à l'intérieur de chaque être. Il n'y a ici pas de place pour l'égocentrisme. Bien au contraire, nous acquérons ainsi une plus grande conscience de l'ensemble dont nous formons une toute petite partie. Un cœur ouvert ressent un amour des plus profonds sans dépendre de rien, ni de qui que ce soit. Cet amour existe simplement, tout comme le soleil existe et brille sur nous tous sans aucune distinction.

Tel que nous l'avons décrit dans le chapitre X, le cœur est l'endroit que nous pointons du doigt en disant « Je » – nous savons qu'il est notre véritable moi. C'est à partir du cœur que s'expriment notre passion, notre adoration, notre dévotion, nos peurs, nos colères, nos blessures, nos désirs, nos aspirations, notre gratitude et notre joie : à travers la bouche avec les mots, les intonations et les baisers ; à travers les épaules, les bras et les mains, quand nous exprimons nos sentiments en étreignant, en portant, en caressant, ou en repoussant et en rejetant ; et à travers notre sexualité, avec attention et partage. Le haut du dos reflète ce qui est ressenti derrière notre cœur – tous les sentiments niés et réprimés qui favorisent la colère, le ressentiment ou l'amertume. La poitrine reflète le cœur que nous voulons montrer au monde. Est-elle bombée, créant ainsi une fausse image d'un cœur fort ? Ou est-elle rentrée, comme si notre cœur avait été serré jusqu'à finalement complètement se dégonfler ?

Le cœur est un puissant organe qui ne cède pas facilement – sans même que nous ayons besoin d'en prendre conscience, il bat continuellement tout au long de notre vie. Une maladie de cœur montre qu'un manque de bien-être, un profond mécontentement ou une terrible détresse ont pénétré l'ensemble de notre système.

a) L'angine de poitrine

Angina signifie « étroitesse » et se réfère à l'oppression de la poitrine qui est ressentie quand un rétrécissement des artères empêche le sang et l'oxygène d'atteindre le cœur. Elle se déclenche généralement au cours d'un exercice physique ou à cause d'un excès de stress mental et émotionnel, lorsque la demande en oxygène est si importante qu'elle devance la capacité du corps à répondre à cette demande et que l'équilibre entre l'apport et la demande est brisé. La surconsommation alimentaire et le tabac peuvent précipiter ce symptôme.

Comme une angine de poitrine résulte d'une restriction des vaisseaux sanguins, elle indique une constriction dans notre capacité à recevoir. Cela s'applique notamment particulièrement au fait de recevoir de l'amour ou d'être nourri, ou d'être capable de demander de l'aide ou un conseil – cela indique un désir tenace de vouloir tout contrôler, de tout faire soi-même. Cela amenuise nos ressources intérieures, c'est pourquoi, quand la demande s'amplifie, l'apport n'est pas suffisant : nous n'avons rien à donner. Cette étroitesse de poitrine implique un conflit entre le besoin de « se réapprovisionner » et l'incapacité de recevoir. Cela peut aussi montrer que nous avons trop tendance à donner aux autres, sans jamais rien garder pour nous-mêmes.

Une angine est réversible et souvent ne provoque pas de conséquences durables. Mais c'est un important avertissement pour le corps – une lumière rouge et clignotante –, que nous tendons à dépasser nos limites et par là même à ignorer nos besoins vitaux. Avez-vous besoin d'être pris en charge et éprouvez-vous des difficultés à demander de l'aide? Êtes-vous devenu hostile, agressif et insensible à autrui s'il se trouve sur votre chemin? Gagner de l'argent et réussir sont-ils devenus plus importants que marcher dans la campagne et jouer avec vos enfants? Avez-vous le sentiment que l'on vous en demande trop et que vous êtes maintenant incapable de répondre à toutes ces demandes? Ou vous sentez-vous trop impliqué dans les problèmes des autres? Une angine de poitrine montre que notre vie a perdu son équilibre, que le balancier penche trop dans une seule direction. Plus important encore, elle nous invite à prêter plus d'attention aux sentiments que renferme notre cœur.

b) La crise cardiaque

C'est aujourd'hui en Occident la première cause de mortalité, le nombre de crises cardiaques ayant, depuis 1900, doublé tous les vingt ans. Une attaque cardiaque est provoquée par un blocage d'un vaisseau coronarien chargé d'acheminer le sang vers le cœur, une thrombose ou un spasme soudain au moment où le muscle cardiaque est en manque de sang. Elle peut être due à un exercice physique excessif, au stress ou à un traumatisme émotionnel, ou encore à une longue accumulation de dépôts jusqu'à ce que les artères ne puissent plus fonctionner normalement. Elle peut également être due à une association de causes, comme dans le cas d'un grand consommateur de tabac qui boirait trois ou quatre tasses de café par jour, s'alimenterait d'un régime riche en graisses mais qui ne ferait que très peu d'exercice physique, et qui serait traumatisé sur le plan émotionnel à la suite du décès de sa compagne.

Ici, l'esprit joue un rôle important, notamment si nous avons tendance à davantage respecter ce que nous ressentons au niveau de la tête plutôt qu'au niveau du cœur. La tête et le cœur ont besoin d'être en équilibre, c'est pourquoi nous ne devons pas privilégier la part intellectuelle, rationnelle et mentale de notre être au détriment de nos sentiments les plus profonds. Si nous sommes trop impliqués dans une activité cérébrale et que nous subissons une augmentation simultanée de stress et de pression, notre cœur devient alors limité sur le plan énergétique. Considérez-vous votre cœur comme un centre vital, sans lequel votre vie ne peut être, ou simplement comme un mécanisme à pulsations ? Avez-vous tendance à nier l'importance de vos sentiments ?

L'amour est une expression naturelle du cœur, et pourtant nous passons la plus grande partie de notre vie à nier sa véritable expression. Une crise cardiaque implique que le cœur est attaqué par une accumulation de sentiments inexprimés, de tristesse, de rancœur et de résistance à l'amour. Le cœur tente désespérément d'attirer notre attention, de briser les limites que nous lui imposons. Avez-vous enfermé votre cœur dans une cage, afin de ne plus rien ressentir ? Conservez-vous trop de douleurs et de souffrances liées à votre passé ? Refusez-vous de pardonner ? Sans un engagement profond et sincère, venant du fond du cœur, la vie peut nous sembler n'avoir aucun sens. Ce sentiment mène vite à la tristesse et à la dépression, au sentiment de ne pas appartenir à la vie. Avez-vous besoin de « mettre plus de cœur » dans votre vie ? Avez-vous perdu votre cœur ou voulez-vous juste renoncer à la vie ?

Normalement, le sang circule continuellement ; il a son propre rythme. Ressentez-vous le rythme naturel de la vie qui circule en vous ? Ou imposez-vous une discipline trop stricte à votre vie, en remplissant chaque espace avec une activité programmée et définie à l'avance ? Quand les vaisseaux sanguins se contractent et provoquent des spasmes, la circulation comprimée du sang affecte le cœur. Êtes-vous trop concentré sur votre activité professionnelle, au point que l'aspect émotionnel de votre vie soit complètement mis à l'écart ? Avez-vous comprimé vos émotions dans l'intention qu'elles prennent le moins d'espace possible dans votre vie ?

Pour nombre d'entre nous, une crise cardiaque est un virage qui change notre comportement et qui, dans le même temps, lorsqu'elle n'est pas fatale, sauve notre vie. C'est un avertissement et une incitation pressante à réviser notre style de vie, notre comportement, nos relations et, plus important encore, nos priorités. C'est une opportunité en or pour explorer tous les aspects de notre être qui ont été depuis trop longtemps mis de côté, pour redécouvrir la beauté et l'amour auxquels nous avons droit depuis notre naissance.

c) Le rythme cardiaque

Le cœur étant le centre de nos sentiments les plus profonds, son rythme correspond et s'adapte à ces sentiments. Il augmente dans les périodes de stress, lorsque nous sommes choqués, terrorisés, que nous avons peur, ou bien encore, lorsque nous ressentons de la passion, de l'allégresse ou de la joie. Il revient normalement à son rythme naturel lorsque nous nous relaxons. Un rythme cardiaque accru qui a des difficultés à revenir à la normale indique un besoin de trouver un meilleur équilibre émotionnel et une relaxation intérieure. Avez-vous le sentiment que le rythme de votre vie vous échappe ? Êtes-vous facilement bouleversé ou vous sentez-vous en insécurité sur le plan émotionnel ? Comment pourriez-vous trouver un meilleur équilibre et imposer un rythme plus calme à votre vie ? Prenez conscience de votre respiration – une profonde respiration (voir le chap. V) vous aidera à vous libérer de toutes les tensions. Quand on est profondément détendu, il est normal pour le rythme cardiaque de se ralentir.

2. Le sang

À travers un dédale d'artères, de veines et de capillaires, le sang atteint chaque cellule de notre corps. Le sang est constitué de plasma, de globules blancs et rouges et de plaquettes. C'est une empreinte complète de notre individualité physique contenue dans l'A. D. N. – le code génétique. Dans l'utérus, nous sommes liés à notre mère grâce au système sanguin, et comme nous partageons le même sang et le même héritage génétique, à toute notre histoire. Par conséquent, les problèmes rencontrés, liés au sang, sont souvent en rapport avec les conflits familiaux.

Tout comme notre sang contient une empreinte de notre individualité physique, il contient également les sentiments les plus profonds qui forment l'identité émotionnelle et est responsable de la répartition de ces sentiments à travers l'ensemble de notre être. En général, il doit s'écouler en un flot égal de *don* et de *prise*, car les artères acheminent le sang du cœur vers l'ensemble du corps (partageant ainsi les sentiments de notre cœur avec le reste de notre monde), et les veines retournent le sang vers le cœur (portant avec lui les sentiments que nous recevons des autres). Tout déséquilibre indique un conflit qui concerne le fait d'être capable de donner et de recevoir, ou les questions qui portent sur un engagement émotionnel et l'expression de l'amour.

a) L'anémie

Une anémie est due à un manque d'hémoglobine dans le sang. Une **anémie par insuffisance de fer** peut être due à une alimentation pauvre, au sang perdu pendant la menstruation ou à des réserves insuffisantes pour répondre aux besoins du corps durant la grossesse. Une **anémie pernicieuse** est due à un manque de vitamines B12 (acide folique) causé par une déficience diététique, ou à un manque de substances nécessaires à l'estomac pour absorber la vitamine B12. Dans tous les cas, il est intéressant de se pencher sur son style de vie et son comportement quotidien. Les habitudes quotidiennes peuvent inclure un régime insuffisant, qui nous contraint à ne pas reconnaître nos véritables besoins. Travaillez-vous très durement, sans jamais prendre garde à vous-même ? Considérez-vous que votre alimentation est sans importance ?

Comme le sang sert également à partager notre amour avec le monde et à recevoir l'amour qui nous revient, une anémie indique un affaiblissement de la force qui nous rend capables de répondre énergiquement à la vie. Avez-vous perdu le désir de participer à la vie, d'être impliqué ? Avez-vous le sentiment que vous ne méritez pas d'être aimé ? Avez-vous peur de vous ouvrir au pouvoir de l'amour ? Vous sentez-vous submergé ou envahi par les demandes émotionnelles et affectives ? Un manque de fer suggère un manque de force et de résistance. Avez-vous perdu votre motivation et votre sens de l'objectif ? Qu'est-il nécessaire de faire pour reconstruire votre force ?

b) La tension artérielle

Notre sang correspond à l'énergie de vie qui est en nous, à toute notre circulation d'amour et à notre vitalité dans l'ensemble de notre être. La tension artérielle peut être due à un effort, à un traumatisme, à un conflit ou à une passion. Une **forte tension artérielle** est généralement due à une augmentation du stress et de la tension, à une colère ou à une forte émotion de ce type. Si cet excès de tension ne se régule pas facilement, il est alors connu sous le nom d'**hypertension**. L'hypertension, qui est une des principales causes des crises cardiaques et des attaques d'apoplexie, affecte plus de vingt-cinq pour cent de la population du monde entier.

Ceux qui ont une forte tension artérielle sont souvent hyperactifs, comme s'ils essayaient de faire autant de choses que possible pour éviter de se retrouver face à eux-mêmes. L'activité est une manière de détourner les impulsions agressives ou émotionnelles – une forte tension artérielle symbolise tous les sentiments qui sont inexprimés, voire inconnus, et qui créent ainsi une accumulation de tensions intérieures. Seulement, quand les émotions commencent à déborder, les difficultés physiques peuvent alors commencer à se développer. Il est essentiel que nous apprenions à reconnaître les premiers signes avant que ne se manifeste quelque conséquence, et de nous relier plus profondément avec ce qui bout sous la surface. Les émotions fortes, si elles sont ignorées trop longtemps, peuvent provoquer toutes sortes de dommages physiques. Qu'est-ce qui vous enflamme à ce point? Est-ce vous-même qui vous imposez une telle tension ou vient-elle de l'extérieur? Essayez-vous d'éviter quelque chose qui vous bouleverse et vous met en colère? Si une forte tension artérielle est due à un accès de panique ou de peur, nous avons besoin de reconnaître l'inconsistance des événements extérieurs et de nous reconnecter avec notre équilibre intérieur. Prendre conscience de notre respiration et s'employer à une profonde relaxation intérieure et consciente sont essentiels (voir chap. V).

Une **faible tension artérielle** indique un refus de pleinement entrer dans la vie, sans peur ni regrets, ou une résistance à cela. Elle désigne un affaiblissement intérieur et un désir de se retirer; nous sommes incapables de rester debout sans être pris de vertiges ou sans nous sentir accablés. Elle signale une réaction d'impuissance ou de désespoir devant la tension quotidienne, une incapacité à faire face à la vie, à renoncer à afficher un comportement autre que naturel. Vous sentez-vous incapable de répondre aux demandes que l'on vous fait? Vous sentez-vous submergé? Que devez-vous faire pour vous retrouver de plus grandes réserves de force intérieure?

Une **faible tension artérielle** se produit également chez ceux qui pratiquent souvent la méditation, mais dans ce cas elle est due à un profond sentiment de calme et de sérénité, où il n'existe plus aucune tension intérieure. Plutôt que de se sentir submergé par la vie, il n'y a plus aucune sorte de résistance, on atteint une fusion de soi-même avec toute forme de vie.

c) La circulation

La mauvaise circulation sanguine, plus connue dans la majorité des cas sous le nom de maladie de Raynaud, affecte habituellement les extrémités – les pieds, les mains, les oreilles et le nez. Les parties du corps affectées deviennent pâles et/ou violacées et invariablement engourdies et froides. Une mauvaise circulation provoque également des engelures : ce sont des lésions enflées, rouges et douloureuses qui occasionnent notamment des démangeaisons dans les orteils, les doigts et le nez.

Un **manque de circulation** indique que le sang ne va pas assez loin pour atteindre les extrémités, comme s'il n'y avait pas suffisamment de sang pour répondre à la demande. Le sang représente la circulation des sentiments, de l'amour et de la vie, c'est pourquoi une mauvaise circulation tend à manifester un affaiblissement de cette force de vie; affaiblissement lié au fait de refuser ou d'être incapable de supporter toute forme de contact physique, d'intimité, à une peur d'être touché ou étreint par quelqu'un ou quelque chose. Une mauvaise circulation peut montrer un épuisement total des réserves intérieures, ou un désir de repousser ou d'éviter un quelconque engagement émotionnel. C'est une crainte de devenir vulnérable ou exposé, et nous agissons comme un escargot, en cachant nos extrémités extérieures à l'intérieur.

Avez-vous le sentiment de n'avoir rien à donner, aucun amour à partager? Les parties de votre corps qui rencontrent le monde se sentent-elles menacées, laides ou incapables de susciter l'amour? Voulez-vous rompre une relation ou une situation dans laquelle vous ne vous sentez plus impliqué émotionnellement depuis longtemps? Qu'est-il nécessaire de changer pour que vous vous sentiez plus enthousiaste et plus riche sur le plan affectif et émotionnel? Qu'est-il nécessaire de changer pour que vous vous sentiez capable d'atteindre l'amour ?

d) Les maladies des artères coronaires

Une artériosclérose est un durcissement et un rétrécissement des artères, qui se produit plus fréquemment avec l'âge. Une athérosclérose est une accumulation de plaques et de dépôts graisseux dans les artères, qui mène à une constriction des artères. Un épaississement des parois internes empêche peu à peu le sang de passer et de circuler, ce qui provoque une diminution de l'afflux du sang vers le cœur, voire une crise cardiaque.

Les artères et les veines véhiculent l'oxygène indispensable au maintien de la vie et les éléments nutritifs essentiels, tout en communiquant également les sentiments et les émotions. Le sang contient notre individualité unique, alors que le système vasculaire offre les murs dans lesquels nous nous trouvons contenus. Mais ces murs peuvent également être des limites ou des restrictions que nous imposons à notre propre communication. Vous empêchez-vous vous-même de partager et de recevoir ? Limitez-vous votre engagement émotionnel et les interactions avec autrui ? Les vaisseaux sanguins obstrués ou trop étroits montrent un déséquilibre entre donner et recevoir. Êtes-vous trop limité dans vos perspectives ? Êtes-vous incapable d'accepter, ou plus simplement de tolérer, les points de vue d'autrui ? Est-ce parce que vous essayez d'en faire trop sans jamais reconnaître vos propres besoins ni prendre le temps de vous accorder plus d'attention ? Niez-vous votre propre amour ? Avez-vous la prétention de pouvoir vous débrouiller seul et de n'avoir besoin de l'aide de personne ?

Une enfance et une vie sans amour nous obligent à grandir en adoptant un comportement plus endurci, particulièrement envers les émotions. Êtes-vous beaucoup trop critique ? Avez-vous une attitude trop rigide, trop inflexible avec vos propres sentiments ? Que se passerait-il si vous décidiez d'adoucir votre comportement, de devenir plus ouvert à l'amour et capable de recevoir ? Les dépôts de graisse dans le système vasculaire impliquent que des émotions négatives, comme la culpabilité ou la honte, s'accumulent lentement et obstruent le système. Laissez-vous vos sentiments s'amasser à l'intérieur plutôt que de les extérioriser ? Que se passerait-il si vous décidiez soudain de partager vos sentiments ? Que pouvez-vous faire pour accroître le flot d'énergie dans votre vie ? Comment pouvez-vous vous libérer de vos limites ?

e) Les hémorragies

C'est une perte de sang aiguë, qu'elle soit interne ou externe. C'est comme une effusion d'émotions, une libération des sentiments enfouis au plus profond de nous-mêmes, dont nous n'avions même pas conscience ou que nous étions incapables d'exprimer. Mais ils sont si puissants qu'ils doivent trouver un moyen de se manifester. Un saignement est comme une explosion de l'énergie de la vie. Avez-vous enfermé vos sentiments à l'intérieur ? Vous sentez-vous attaqué à un profond niveau sans avoir la possibilité de vous exprimer ni même de réagir ? Qu'avez-vous besoin de faire pour soigner cette effusion émotionnelle ?

f) La thrombose

C'est un caillot de sang qui obstrue une veine et peut se déplacer vers les poumons ou le cœur. La fluidité et la vitalité du sang sont réduites, se sont « solidifiées », provoquant ainsi un manque de mouvement et un fort potentiel de désastres. Le mouvement s'apparente au changement, c'est pourquoi être « solidifié » implique une résistance au changement, une incapacité à circuler ou à faire des concessions. Le sang véhicule la vie et l'amour qui apportent l'énergie, c'est également pourquoi une thrombose signale que cette énergie est bloquée. Vos sentiments sont-ils devenus solides et incapables d'apporter la moindre réaction ? À quel changement résistez-vous ? Essayez-vous de maintenir une situation par peur de ce qui se passera si vous laissez aller les choses, si vous lâchez prise ? Qu'est-ce qui en vous est obstrué ?

Une thrombose est beaucoup plus courante dans les veines que dans les artères, ce qui montre que le problème se pose à propos du fait de recevoir, plutôt que de donner. Êtes-vous capable de donner et de recevoir ? Souhaitez-vous également que les autres vous apportent leur soutien et vous prodiguent de l'attention ? Ou refusez-vous la moindre aide que l'on puisse vous apporter et essayez-vous de tout faire vous-même ? Les thromboses se produisent également plus couramment dans les jambes, ce qui peut dévoiler la peur d'emprunter une direction ou d'effectuer le moindre mouvement dans un sens ou dans un autre. Avez-vous peur d'un changement émotionnel imminent ? Vous sentez-vous rivé au sol, comme si vous étiez alité ou incapable d'avancer d'un seul pas ? Qu'avez-vous besoin de faire pour libérer ces blocages, pour pouvoir avancer de nouveau ?

g) Les varices

Les varices se produisent quand les valvules des veines ne sont plus capables de remplir leur mission, qui est de permettre au sang de remonter vers le cœur et de ne pas stagner dans les jambes. Dans le cas contraire, le sang s'accumule dans les veines et crée des enflures. Les varices se forment dans les jambes, où les muscles aident habituellement le sang à circuler. Elles surviennent souvent quand quelqu'un est obligé de rester debout durant de longues périodes ou au cours de la grossesse.

Les veines acheminent le sang vers le cœur, et représentent ainsi notre capacité à recevoir de l'amour et à être nourris par cet amour. Que les valvules ne parviennent pas à remplir leur mission révèle une difficulté à recevoir de l'amour, qui mène bientôt à un effondrement intérieur. Quand ce problème vasculaire est dû au fait de rester debout pendant de longues périodes, il peut être lié au sentiment de ne pas être soutenu. Vous sentez-vous seul, sans nourriture ni amour pour vous soutenir ? Ou rejetez-vous la nourriture qui peut vous être offerte ? Avez-vous complètement renoncé au cadeau de la vie ? Quelle partie de votre être est en train de s'effondrer intérieurement ?

Si vos varices sont dues à votre grossesse, elles peuvent être liées aux peurs intérieures de devenir responsable d'une autre personne. Bien souvent, toute l'attention est portée sur l'enfant qui va naître, alors que la mère peut se sentir complètement perdue et en insécurité. Êtes-vous capable d'exprimer vos sentiments ou avez-vous honte de les ressentir ? Recevez-vous l'aide et le soutien dont vous avez besoin ? Avez-vous peur de ne pas aimer votre enfant, ou de perdre l'amour de votre compagnon ? De quoi avez-vous besoin pour vous sentir davantage soutenue ?

Chapitre XV

Le protecteur du château : le système immunitaire

La principale fonction du système immunitaire est de reconnaître les substances étrangères et de les empêcher de nous faire du mal. Le système immunitaire représente la capacité à nous protéger contre les invasions ; il implique également une conscience de la relation entre l'intérieur et l'extérieur – de tout ce qui peut nous influencer dans cette relation –, et la capacité à faire la distinction entre ce qui est nous et ce qui ne l'est pas – entre le soi et le non-soi. Si le système immunitaire est suractivé par des antigènes *externes*, comme des bactéries ou des pollens, une allergie peut alors se développer ; s'il est sous-activé, une infection peut alors se déclarer ; s'il est suractivé contre un antigène *interne*, il peut alors commencer à se détruire lui-même, comme dans le cas de **maladies auto-immunes** ; s'il est sous-activé, alors des cellules anormales du corps peuvent se développer, comme dans le cas d'un **cancer**.

Le système immunitaire fonctionne principalement de deux manières. Tout d'abord, quand le système rencontre une substance étrangère (telle une bactérie), un anticorps est formé dans le sang par les globules. Ainsi les anticorps développent une immunité pour prémunir l'organisme contre d'autres éventuelles invasions du même antigène. C'est sur ce principe que la vaccination s'est développée. C'est pourquoi les maladies infectieuses aident le corps à se construire une force et une résistance, ce qui explique que les maladies infantiles comme la rougeole ou les oreillons ne se produisent qu'une seule fois.

Nous bénéficions également d'une autre forme d'immunité, produite grâce à des cellules spécialisées du sang. Les cellules T détruisent la substance étrangère (certaines d'entre elles, chargées d'apporter leur aide, sonnent l'alarme, les cellules T « tueuses » s'occupent de détruire la substance nuisible, et les cellules T « nettoyeuses » sonnent la retraite quand le travail est terminé), et les macrophages l'englobent et nettoient les déchets cellulaires. Les cellules T sont originaires de la moelle épinière et passent par le thymus pour atteindre leur maturité, avant d'entrer dans le système sanguin. Comme leur principale fonction est d'identifier et de détruire les cellules anormales, elles doivent reconnaître les substances qui sont inoffensives et celles qui sont nuisibles.

Le mot « tolérance » est employé pour décrire cette distinction entre le soi et le non-soi, qui doit permettre d'attaquer seulement les substances qui n'appartiennent pas au soi. L'« intolérance » est l'incapacité à faire la distinction entre ce qui est nocif et ce qui ne l'est pas, le non-soi peut alors apparaître comme faisant partie du soi. Un tel processus de discrimination est un élément vital du sens de notre propre identité – la capacité à définir nos propres sentiments et nos propres pensées, plutôt que d'être facilement influencé pas les autres.

Le thymus est un organe glandulaire de la plus grande importance pour maintenir la force de notre système immunitaire – en Chine, il est connu comme étant une source du *Qi* ou énergie de la guérison. Son nom est issu du mot grec *thymos*, qui signifie « âme » ou « personnalité », ce qui nous montre bien sa relation avec le sens de notre propre identité. Le thymus est également connu pour être le siège du feu, parce qu'il entretient un lien très étroit avec le cœur. Par exemple, quand nous sommes amoureux, que nous ressentons de la confiance ou que nous sommes de bonne humeur, nous avons moins tendance à tomber malades ; inversement, quand nous nous sentons déprimés, seuls ou tristes, nous attrapons froid et tombons malades plus facilement. Il semble que l'état émotionnel du cœur peut insuffler de l'énergie ou épuiser le thymus qui, à son tour, influence le fonctionnement de notre système immunitaire.

Un système immunitaire soutenu et solide sur le plan émotionnel nous donne une plus grande résistance et une plus grande force pour affronter les influences et les agressions extérieures : plus nous ressentons de l'amour, plus nous nous sentons « en forme » et moins nous sommes enclins à nous sentir déprimés. Si notre système est affaibli – que ce soit à cause d'un sentiment de solitude ou après la perte d'un être cher –, notre capacité à résister aux attaques extérieures est également affaiblie. Le système immunitaire s'épuise, tout comme notre résistance et notre « tolérance » au stress ou aux épreuves s'amoindrissent.

Il ne faut pas pour autant nier l'impact des toxines chimiques que l'on trouve dans l'air, la nourriture et l'eau, qui est énorme. Le système immunitaire essaie de maintenir l'harmonie en tolérant et en équilibrant les états internes avec les états externes. Si les substances externes deviennent trop envahissantes, le système immunitaire peut se retrouver acculé au-delà de son seuil de tolérance. De la même manière, si le niveau de toxines émotionnelles diminue, cela amoindrit également sa force.

Les ganglions lymphatiques représentent également une part importante du système immunitaire. Les liquides dans le corps sont transportés vers ces ganglions et collectés dans les nœuds lymphatiques, afin que toutes les substances étrangères puissent être attaquées par les anticorps et les cellules T. Des ganglions lymphatiques enflés, par exemple dans les aisselles ou l'aine, montrent que le système immunitaire est occupé à combattre une infection. S'ajoute à ce système la rate, qui est chargée de filtrer le sang pour lui ôter ses déchets (les vieilles cellules sanguines et les substances étrangères), et d'y injecter de nouvelles cellules immunitaires.

Le mot « spleen[1] » signifie morosité et nervosité, c'est pourquoi les problèmes rencontrés au niveau de la rate indiquent

1. En anglais, le mot « spleen » signifie rate quand il désigne une partie anatomique.

que, plutôt que de filtrer les impuretés du sang, elle devient un refuge pour les sentiments et les pensées qui ne parviennent pas à être évacués. Cela crée une perturbation ou une « indigestion », et une augmentation de l'irritabilité. Une rate saine et forte encourage la clarté, la compassion et la sympathie, et le sang se trouve ainsi libéré de toutes les influences négatives.

1. Les maladies auto-immunes

En temps normal, le système immunitaire est capable d'identifier quelles substances sont étrangères et potentiellement nocives et lesquelles sont inoffensives. Quand il commence à s'attaquer lui-même de la même manière qu'il attaque les substances étrangères se développent alors des maladies auto-immunes, comme la **polyarthrite chronique évolutive** ou **polyarthrite rhumatoïde** (voir chap. XI), le **lupus** et le **sida.** Dans ces cas, la capacité de différenciation devient si confuse que le soi apparaît comme le non-soi.

Par conséquent, les questions que nous avons besoin de nous poser concernent nos sentiments sur nous-mêmes. Toutes ces interrogations ne sont pas faciles à énoncer, car elles exigent une très grande honnêteté et une profonde sincérité. Avez-vous le sentiment que votre vie ne vaut pas grand-chose ou qu'elle n'apporte rien ? Continuez-vous à porter un sentiment de culpabilité, de honte ou de faute, issu de votre passé, qui ronge votre respect et votre estime envers vous-même ? Avez-vous une haine ou une antipathie sous-jacente de vous-même ? Passez-vous votre temps à aider les autres, mais à refuser de vous apporter le moindre réconfort ? Qu'est-il nécessaire de changer pour que vous deveniez capable de vous reconnaître, de vous accepter et de mettre cette partie de vous-même en un endroit de votre être où elle puisse être aimante et aimée ?

Nous avons besoin de voir où nous nions notre beauté intérieure et sous-estimons l'amour de la vie. Êtes-vous trop critique envers vous-même ? Avez-vous tendance à constamment vous mettre de côté ? Y a-t-il quelque chose d'autre qui vous dévalorise, qui déprécie en permanence votre propre estime de vous-même ?

2. Le sida

Normalement, quand une substance étrangère et agressive pénètre le corps, le système immunitaire sonne l'alarme et se met immédiatement au travail. Cependant, quand le virus HIV entre dans le corps, il n'envahit pas seulement les cellules T, mais il coupe également l'alarme. Cela laisse le corps ouvert aux agressions non seulement du HIV (qui semble être le précurseur du sida), mais également de toutes les substances agressives telles que les bactéries, les mycoses et autres virus. Avec le sida, le corps devient vulnérable et n'est plus protégé contre les infections. Le système immunitaire perd ses limites et devient incapable de faire la distinction entre le soi et le non-soi.

Les récentes recherches tendent à montrer que les personnes qui souffrent du sida développent principalement deux types de réaction psycho-émotionnelle, l'une étant la sensation d'être une victime, et la seconde une tendance à réprimer ses émotions. Les populations parmi lesquelles le sida s'est développé de manière prédominante sont celles qui sont largement les moins respectées par la société : ce sont les populations africaines les plus miséreuses, les toxicomanes, les prostitués et les homosexuels. Par exemple, les homosexuels, même les plus ouverts et les plus honnêtes à propos de leur sexualité, doivent reconnaître que la société est encore loin de les accepter, et la majorité d'entre eux perdent de nombreuses années à se sentir coupables ou honteux. Pour certains, dire à leurs parents leur préférence sexuelle est sans doute la chose la plus difficile qu'ils aient à faire de leur vie, d'autres se sentent totalement incapables de le faire, connaissant la douleur et la culpabilité que cela va engendrer. Les prostitués et les toxicomanes vivent constamment dans la peur d'être arrêtés, alors que les personnes défavorisées sont les victimes de nombreuses batailles politiques et de préjugés sociaux. Même les hémophiles représentent finalement un groupe social vulnérable, car ils doivent passer leur vie entière à se protéger de toute blessure éventuelle.

Le fait que le virus HIV se transmette par le sang et le sperme peut nous donner des perspectives intéressantes sur la maladie. Le sang représente la circulation de l'amour du cœur vers toutes les parties de notre être et contient l'oxygène indispensable à la vie. Le sperme représente l'expression de l'amour d'une personne pour une autre personne et renferme en lui le potentiel d'autres vies. Pourtant, c'est à travers ces deux liquides essentiels et pourvoyeurs de vie qu'une cause latente de la mort est transmise.

L'amour et la vie sont indivisibles. Sans amour, la vie n'a aucun sens ; sans vie, l'amour ne peut s'exprimer. Sans amour – ou amour de la vie – surviennent bientôt la dépression, le désespoir et la recherche interminable d'un quelconque accomplissement. Il peut y avoir une haine de soi, de la colère ou de la peur qui nous coupent des sentiments contenus dans notre cœur. La transmission de ce virus implique-t-elle un manque d'amour ? Est-ce un manque de défenses intérieures qui attire le virus, ou le virus qui crée un état sans défenses ?

Et de quoi dépend le fait que cette transmission du virus HIV s'effectue ? Il semblerait que ce virus puisse parfois être lié à l'environnement émotionnel ; s'il n'existe aucune prise ni aucune « place », le virus peut alors ne pas être transmis. Il y a eu des cas exceptionnels où un des partenaires était séropositif, alors que l'autre, en dépit de rapports sans protection, restait séronégatif. Est-ce que la force de l'amour entre deux partenaires offre une forme de protection ?

Avec le sida, nous avons pris conscience que l'amour peut guérir, comme si le virus lui-même nous éveillait pour voir à quel point nos cœurs peuvent être fermés. Il est extraordinaire de constater comme de nombreux malades du sida, particulièrement au cours de leurs derniers mois et de leurs dernières semaines, retrouvaient en eux un amour inconditionnel. Les familles sont réunies, les parents acceptent leurs enfants qu'ils rejetaient jusqu'alors, les amis et les compagnons portent plus d'attention à autrui, les conflits intérieurs sont résolus. J'ai vu peu de maladies qui touchent aussi profondément l'amour et l'ouverture des cœurs.

Paul Krueger, un de mes amis les plus chers qui est mort du sida au cours de la rédaction de ce livre, avait écrit une chanson intitulée « Enfin libre » :

Un jour où je me suis levé désespéré
Un soleil levant a brisé l'obscurité
Et à l'horizon, qu'ai-je vu ?
Une centaine d'anges divins qui volaient si haut
Mon cœur a pris son envol, mes yeux ont pu voir
La voix de mon âme criait : « Je suis enfin libre ! »
Puis, à ma grande surprise
Chacun s'envola pour aller à la rencontre des anges
Les peuples de haine et les peuples de paix
Tous les opposés de la race humaine
La Mère et le Père aussi
Les démons en moi et les anges en toi
Et quand sonna l'heure bénie
En toute liberté, nous nous sommes tous envolés vers le soleil
Nous ne portions plus aucune haine ni aucune arme
Les jeux étaient faits, la bataille achevée
Enfin libre, je suis enfin libre, je peux voler tel un ange.

Certaines personnes également ont contracté le virus du sida accidentellement – par une transfusion sanguine – et n'intègrent alors aucune des catégories précitées. C'est à ce point que notre compréhension des implications du sida a besoin de s'élargir.

Le pouvoir de l'énergie de l'amour est sans limites – il devrait être la force qui détermine le sens de nos vies. Mais, dans notre société de surconsommation, nous sommes devenus hostiles à autrui, plus inclinés à nuire qu'à partager l'amour. Notre ignorance de notre lien essentiel et vraiment profond avec chaque être est tout aussi destructrice. Le sida peut aussi être considéré comme un appel d'éveil qui nous est adressé à tous – pas seulement à ceux qui sont individuellement affectés – pour retrouver toujours plus profondément l'amour qui est en nous. (Se référer également au chap. XVIII.)

3. Les allergies

Les allergies se produisent quand le système immunitaire réagit trop fortement à un stimulus extérieur – ce qui provoque des éternuements, des larmes, le **rhume des foins** et/ou des problèmes respiratoires (voir également chap. XIII). Cela implique que notre tolérance ou notre équilibre sont bouleversés et que nous réagissons trop vivement à une substance qui est normalement inoffensive.

C'est comme si le monde extérieur était devenu un ennemi, quelque chose dont on doit avoir peur et auquel il faut tenter de résister. La peur pousse à toujours vouloir rester en arrière, mais en refusant de laisser les choses nous pénétrer, nous devenons également incapables de laisser s'extérioriser les choses qui sont en nous – nous sommes incapables d'exprimer nos sentiments. Les réactions peuvent tout aussi bien être émotionnelles et se manifester par des pleurs et un nez qui coule, mais également par des problèmes respiratoires, qu'ils soient d'inspiration ou d'expiration. Avez-vous réagi de manière trop vive à une situation émotionnelle? Cela manifeste-t-il le désir d'être débarrassé de quelqu'un ou de quelque chose qui provoque chez vous une réaction de forte irritation? À qui ou à quoi êtes-vous véritablement allergique?

Voir le monde comme hostile et potentiellement agressif peut être dû au fait de réprimer nos propres hostilité et agressivité. Il est socialement beaucoup plus acceptable de manifester cette agressivité par une allergie plutôt que de « faire le coup de poing » et de hurler. Cela montre un refus de communiquer, le désir de ne pas être liés et de ne pas partager notre être avec le monde. Avant que les symptômes de l'allergie ne se développent, étiez-vous hostile au fait de communiquer avec quelqu'un? Aviez-vous envie de crier et de frapper? Vous sentiez-vous replié vers l'intérieur et cherchant à éteindre le feu de vos sentiments?

Souvent les sentiments qui sont réprimés sont directement liés à la cause de l'allergie. Si nous nous penchons véritablement sur ce que l'allergie symbolise, nous devenons alors plus proches de la part de nous-mêmes que nous cherchons à rejeter. Par exemple, le pollen symbolise le sexe, la fertilité et l'aspect sauvage de la nature. Refusez-vous de vous libérer des sentiments sauvages et passionnés qui sont en vous ? Cela témoigne-t-il d'une peur de la fertilité ou de la reproduction ? Cela s'applique également aux **rhinites chroniques**, la réaction allergique aux poussières de la maison, à la fourrure animale, aux mites, aux plumes et à la poudre de maquillage. Qu'est-ce que toutes ces substances représentent dans votre vie ? Pourquoi les rejetez-vous de manière aussi forte ? La fourrure animale nous rappelle l'aspect instinctif et animal de notre nature, alors qu'une allergie aux poussières peut indiquer une peur de la saleté ou de la contamination. Mais la vie n'est pas « propre », ni bien ordonnée ou entièrement sous notre contrôle. Elle est pleine de poussières, de passions, de jeux et de désordres. Votre allergie indique-t-elle une peur des aspects les plus profonds et les plus incontrôlables de votre personnalité, qui vous oblige à rester replié sur vous-même au mépris de toute forme de liberté ?

Les **allergies alimentaires** se sont fortement développées au cours des dernières années. À un large niveau, cette augmentation est en partie imputable à l'utilisation de plus en plus fréquente d'éléments chimiques dans les processus de production alimentaire. Il est également indéniable que certains aliments, comme le café, les cacahuètes, les fruits de mer et le blé, peuvent provoquer des réactions physiques extrêmes, et de nombreux adultes sont allergiques aux produits laitiers.

Cependant, ces allergies peuvent également trouver des raisons psycho-émotionnelles. Si la liste des allergies alimentaires est longue, vous pouvez alors vous interroger plus étroitement sur votre relation au contrôle et au pouvoir. Cela vous rend-il spécial de ne pas manger dans les mêmes endroits ou la même nourriture que les autres ? Est-ce que cela cache un besoin d'attention et d'amour ? Est-ce pour vous une raison de ne pas participer ? Quand vous rejetez certains aliments, est-ce une manière de rejeter certains aspects de vous-même ? Est-il plus facile de blâmer les aliments que de vous pencher sur votre comportement ? Une allergie alimentaire indique un retrait ou une résistance à pleinement entrer dans la vie.

4. Le cancer

Après les maladies du cœur, le cancer est la cause la plus courante de décès. Il n'y a aucun doute que nous faisons face à un énorme accroissement des carcinogènes (agents qui peuvent provoquer le cancer) dans notre environnement – l'augmentation de l'utilisation d'éléments chimiques et le frelatage des aliments sont à la base de substances complètement étrangères à notre corps, c'est pourquoi la capacité à combattre les cellules anormales est sérieusement affaiblie. Cependant, bien que nous soyons tous exposés à ces carcinogènes, nous ne développons pas tous des cancers. Il semblerait que ce soit une combinaison des facteurs environnementaux et psycho-émotionnels qui affecte le plus notre système immunitaire.

Les cellules anormales se développent en permanence dans le corps, mais le système immunitaire parvient habituellement à les traiter et à les neutraliser. Dans le cas d'un cancer, le système immunitaire ne parvient pas à neutraliser les cellules anormales ; au contraire, elles ont la possibilité de croître et de proliférer. Une cellule anormale devient obstinée, voire rebelle, et se comporte différemment des autres cellules ; plutôt que de remplir son rôle en se joignant à l'ensemble, elle tend à s'individualiser et à se renfermer sur elle-même. Plutôt que sur le bien-être de l'ensemble, elle concentre son intérêt sur elle-même. Malheureusement, un tel comportement affecte la survie de l'ensemble. Et, tout comme les cellules cancéreuses deviennent isolées, nous devenons isolés de nous-mêmes et coupés de nos véritables sentiments.

Une accumulation de problèmes ou de stress peut être à l'origine de cet état d'aliénation intérieure. Le stress est né d'un choc émotionnel, comme la mort d'un être aimé, un divorce, la perte soudaine de son emploi ou une subite insécurité financière. Un tel traumatisme peut sérieusement diminuer notre sens de l'objectif ou notre identité. Ce qui a pour conséquence de supprimer le système de défenses naturelles du corps. Les deux années qui précèdent la manifestation des symptômes représentent la période la plus critique, notamment si des sentiments forts ne sont pas pleinement admis et libérés, mais au contraire conservés à l'intérieur, repoussés ou ignorés. L'énergie contenue dans ces sentiments est bloquée.

Il existe certaines caractéristiques ou traits de personnalité qui semblent donner des dispositions pour le développement d'un cancer. Leur principale caractéristique commune est un manque de respect ou d'attention envers soi, au point de mettre de côté ses propres sentiments et de ne jamais les reconnaître. Il peut s'agir notamment de trop donner à autrui au détriment de soi – nier ses propres besoins à force de croire que les autres doivent toujours passer en premier ; cela peut être une incapacité à exprimer des sentiments négatifs, notamment les sentiments de colère, de honte ou de peur ; un ressentiment ou une culpabilité, souvent issus de l'enfance, qui peuvent n'avoir jamais été exprimés ; un sentiment d'impuissance, comme lorsqu'une autre personne est plus forte émotionnellement ou plus dominante ; le sentiment de ne rien valoir, d'être sans importance ou de ne pas être assez bien ; un désespoir intérieur.

Évidemment toutes les personnes qui souffrent d'un cancer n'ont pas forcément tous ces traits de personnalité : quiconque peut être touché par un cancer, sans discrimination particulière. Le cancer possède indéniablement un facteur mystère. Cependant, nous pouvons en tirer quelques leçons – que ce soit au niveau de notre comportement envers nous-mêmes et envers les autres, ou pour accepter et aimer de manière inconditionnelle, et notamment nous aimer nous-mêmes. Nombre de personnes qui ont survécu à leur cancer disent que leur guérison est intervenue lorsqu'elles ont commencé à se respecter davantage et plus profondément. Pour beaucoup, le cancer leur a donné l'occasion de s'estimer davantage, d'être plus honnêtes à propos de leurs sentiments et de clarifier leurs priorités.

Il est essentiel de se souvenir que le cancer n'est pas contagieux, que ce n'est pas quelque chose d'étranger qui entre dans le corps et le terrasse. Les cellules anormales grandissent en nous – elles sont une part de nous-mêmes aussi bien que toutes les autres cellules de notre corps. Si le cancer représente une partie aliénée de nous-mêmes, la rejeter et chercher à l'isoler ne favorise pas la guérison. Nous ouvrir à l'amour signifie également aimer son cancer, l'intégrer dans notre cœur pour l'accepter comme une expression de nous-mêmes.

Nous pouvons travailler sur notre cancer de différentes manières – à travers la visualisation créative, la relaxation et la méditation, un régime alimentaire particulier ou d'autres formes de thérapie. Être capables de partager nos sentiments – que ce soit avec un thérapeute, un groupe de thérapie ou simplement en parlant avec un ami – apporte une aide vitale pour recouvrir la santé. Quand nous reconnaissons l'aliénation et le lien rompu avec nos sentiments, nous pouvons ramener vers l'ensemble ces parties isolées de nous-mêmes – comprendre la partie du corps affectée et sa fonction nous aide à toucher la partie de notre être qui est ignorée ou écartée.

Il est essentiel de renforcer le fonctionnement du système immunitaire – car il implique le renfort du désir de vivre. Ceux qui développent un esprit combatif, une vigueur et une résistance mentale, et qui parviennent à s'accepter, semblent avoir un meilleur taux de survie. Leur plus grande force se développe en adoptant un comportement qui dit « Je veux vivre ». Cela signifie définir ce qui a pour soi véritablement un sens et creuser plus profondément en soi pour découvrir son réel objectif dans la vie.

5. La grippe et le rhume de cerveau

Il existe de nombreuses versions différentes du **rhume de cerveau**, bien que les symptômes soient toujours à peu près les mêmes : nez qui coule, larmoiements, sinus bouchés et douloureux, gorge enflée, auxquels s'ajoute parfois une toux. Cela peut d'abord se déclarer dans la poitrine pour ensuite remonter, ou démarrer dans le nez et descendre. Dans tous les cas, il se produit souvent chez ceux dont le système immunitaire est presque complètement à plat, peut-être à cause du surmenage, du stress ou de problèmes émotionnels. Un système immunitaire fort et solide ne succombera pas facilement à un rhume, même si vous êtes entouré de personnes malades.

Lorsque nous pleurons, notre nez coule. Lorsque nous avons un rhume, ce sont nos yeux qui pleurent. Les rhumes, le nez qui coule et les larmes, tous ces phénomènes sont liés. Nous ressentons souvent le même désespoir et la même impuissance, le même besoin de réconfort. Les larmes et les muqueuses peuvent aider à libérer des émotions qui ont été réprimées à l'intérieur. Alors, si vous avez un mauvais rhume, peut-être devriez-vous chercher s'il n'y a pas quelques pleurs ou chagrins que vous réprimez, quelque profond sentiment que vous essayez vainement d'écarter. Les larmes retenues trouvent le moyen de s'écouler par le nez, qu'elles soient dues à la tristesse, à un sentiment de frustration ou de culpabilité. Un rhume survient souvent à la mort d'un être cher ou à la suite d'un choc émotionnel sous une forme ou une autre, notamment si on ne reconnaît pas notre propre tristesse ; il peut indiquer que nous devenons émotionnellement froids ou que nous restons froids devant nos sentiments. Les rhumes sont assez courants, en fait, tout aussi courants que la volonté de ne pas montrer ce que l'on ressent.

Êtes-vous frustré par votre travail et incapable de l'exprimer ? Ou vous sentez-vous mentalement et émotionnellement submergé par trop de pression ? Un rhume ne libère pas seulement un sentiment, il nous permet aussi de faire une pause pendant quelques jours – le temps nécessaire pour que nous retrouvions notre équilibre. Il peut également mettre une distance entre une personne et vous. Est-ce justement ce que vous souhaitez, garder quelqu'un à distance ? Avez-vous peur de l'intimité ? Avez-vous besoin d'un peu de temps pour vous retrouver ? Un rhume peut exprimer un besoin d'amour et d'attention, un besoin d'être soigné et materné. Souhaitez-vous plus de réconfort, sans être capable de le demander ? Un rhume peut également indiquer un moment de transition et de changement, quand tout se passe en même temps et que nous avons besoin de faire une pause, de ralentir notre absorption des événements pour permettre une meilleure assimilation.

La **grippe** – qui se manifeste par une forte température et un raidissement des muscles – montre clairement que nous avons besoin de nous retirer pendant un moment. Le mot *influenza* signifie « être sous influence », ce qui implique que quelqu'un ou quelque chose exerce une forte influence sur nous, provoquant peut-être un doute sur ce que nous pensons et ressentons vis-à-vis de nous-mêmes. Cela peut affaiblir le sens de notre propre identité ou de notre objectif et nous avons besoin de nous reconnecter avec nos propres sentiments. La grippe est également une façon pour la nature de nous inciter à prendre du repos, pour nous aider à raffermir notre force intérieure. Elle se produit souvent lors des changements de saison – peut-être est-ce une manière pour le corps d'éliminer ses toxines et ses déchets, de faire une sorte de « ménage de printemps ».

6. L'herpès

Le virus de l'herpès affecte les parties génitales et la bouche, avec des **boutons de fièvre** qui éclosent et laissent une croûte. Une des caractéristiques de l'herpès est de n'être pas guérissable, le virus nous accompagne toute notre vie, et ses éruptions sont imprévisibles. Cependant, il semble qu'il apparaisse plus favorablement à la suite d'un stress ou d'un conflit émotionnel, notamment s'il concerne une relation affective, car l'herpès interdit toute forme d'intimité. Il peut s'agir d'un sentiment de tristesse ou de douleur qui a besoin d'être libéré. Quelqu'un vous attriste-t-il ? Trouvez-vous que votre relation affective manque de sens, comme si elle n'était finalement fondée que sur le sexe ? L'intimité vous fait-elle peur ? Vous êtes-vous senti poussé à devenir intime avec quelqu'un trop rapidement ? Éprouvez-vous des difficultés à communiquer ?

L'herpès peut également être lié à un sentiment de culpabilité – peut-être vous sentez-vous coupable d'une relation sexuelle passée, ou avez-vous le sentiment d'être mauvais ou « souillé » ? Quelqu'un ou quelque chose vous remet-il en mémoire un comportement dont vous vous sentez honteux ou coupable ? Une infection dans les parties génitales ou la bouche peut signifier que nous voulons réellement cesser ce que nous sommes en train de faire pour nous retirer en nous-mêmes. L'herpès empêche qui que ce soit d'être trop proche de nous, ce qui nous permet de prendre du temps avec nous-mêmes.

Cela peut également s'appliquer aux difficultés de travail ou financières (notamment pour les hommes), lorsque la pression de la réussite à tout prix nous pousse à vouloir tout cesser, du moins pendant un moment.

7. Les infections

Les infections sont favorisées par notre style de vie et les questions environnementales, telles que l'hygiène, les installations sanitaires et les habitudes personnelles – la consommation de tabac ou une alimentation déséquilibrée augmentent le risque d'infection en affaiblissant le système immunitaire.

Cependant, même si nous vivons dans un environnement complètement stérile et sans germes, une infection est toujours possible sans que la présence de germes ou de bactéries en soit nécessairement la cause. Cela peut également être dû à une faiblesse dans le système immunitaire. Prenons l'exemple de cinq personnes travaillant dans le même bureau, une d'entre elles attrape un rhume, à la suite de quoi deux autres personnes tombent également malades, mais il reste deux personnes à qui il n'arrive rien. La personne contaminante est contagieuse sans distinction pour toutes celles de son environnement, et pourtant toutes ne tombent pas malades, c'est pourquoi il doit certainement y avoir d'autres facteurs qui entrent en jeu. « Le stress chimique affaiblit le système immunitaire, l'inactivité affaiblit le système immunitaire et, en définitive, nos émotions négatives affaiblissent également le système immunitaire, écrit le Dr Normann Shealy[1]. Le nouveau domaine de la psychoneuro-immunologie suggère aujourd'hui que les émotions peuvent être l'élément qui finalement provoque la décomposition du système immunitaire. »

Être *infecté* indique que quelque chose ou quelqu'un nous affecte au point d'affaiblir notre capacité à nous défendre et à nous protéger nous-mêmes. Est-ce quelqu'un qui amoindrit votre sens du soi ? Vous sentez-vous envahi ou contaminé ?

1. Dr Normann Shealy et Caroline Myss : *The Creation of Health.*

Quelqu'un ou quelque chose vous rend-il intolérant, insécurisé ou craintif ? Avez-vous été récemment surmené – au point de remettre en cause votre équilibre ? Vous êtes-vous senti déprimé, triste ou à côté de vos sentiments les plus profonds ? Tous ces sentiments peuvent épuiser nos ressources intérieures. Définir où se situe l'infection nous aidera à comprendre plus profondément sa signification. (Se référer au chap. X, pour plus de détails sur la partie du corps affectée.)

8. L'inflammation

Être enflammé nous renvoie à des images fortes d'ardentes passions, de rougeurs et de vives colères. Vous sentez-vous en colère et « en feu » à propos de quelque chose ? Une inflammation provoque des douleurs et des enflures – y a-t-il quelque chose qui vous dérange intérieurement ? Une inflammation signale qu'une véritable guerre est en train de se dérouler entre une substance étrangère et votre être intérieur ; votre système immunitaire est en train de se battre contre ce qui ne lui appartient pas dans l'intention de maintenir son équilibre. Peut-être cherchez-vous à éviter de reconnaître cette bataille qui se produit en vous. Cette guerre se produit-elle entre ce qui est acceptable et ce qui ne l'est pas ? Entre le bien et le mal ? Entre vos propres certitudes ou vos propres sentiments et ceux de quelqu'un d'autre ? Qu'est-ce qui a pénétré vos défenses ? (Se référer au chap. X, pour plus de détails sur la partie du corps affectée.)

9. L'encéphalomyélite myalgique. Le S. F. C. (syndrome de la fatigue chronique)

Cette maladie comprend de fortes douleurs musculaires, un affaiblissement des muscles et un épuisement important, et s'accompagne selon les cas de maux de tête, d'allergies et quelquefois de fortes fièvres. Elle peut durer des années et peut affecter n'importe qui à tout âge. Elle peut être d'origine virale et se développer à la suite d'une infection, comme une **mononucléose infectieuse**, quand le système immunitaire est trop longtemps affaibli. Mais elle peut également être due à un dysfonctionnement immunitaire.

Le syndrome de la fatigue chronique semble être symptomatique de notre époque, une maladie qui s'est développée en réponse à la pression croissante du devoir de réussite, bien souvent aux dépens de nos rêves ou de nos aspirations. Parmi les caractéristiques manifestées par le S. F. C., on trouve notamment le fait de penser ne pas être assez bien et devoir se pousser davantage pour être encore meilleur ou réussir mieux ; ou un renoncement et une lassitude qui annihilent tout sens de l'objectif ; une tendance à être trop conscient de son image et trop exigeant avec soi-même ; un puissant désir d'être pris en charge, sans pour autant être capable de demander de l'aide – même si l'on trouve difficile de se débrouiller seul ; et une résistance à prendre soin de nous-mêmes – par exemple, ne pas prendre soin de notre régime alimentaire – parce que cela semble injustifié et que cela nous paraît demander trop d'efforts. Ainsi, d'un côté, nous avons une peur de l'échec et, de l'autre, on trouve un manque d'efforts et d'amour-propre.

Il est intéressant de remarquer que cette maladie s'appelle encéphalomyélite myalgique (bien qu'aux États-Unis elle soit également connue sous l'abréviation de CFIDS [syndrome de déficience immunitaire et de fatigue chronique]). Plus que toute autre maladie, l'encéphalomyélite myalgique semble générer une obsession vis-à-vis de soi-même. Nous devenons absorbés par nos propres problèmes et ne cessons plus de parler de nous en nous plaignant – le syndrome du « pauvre de moi ». Cela montre combien l'encéphalomyélite myalgique est liée à l'ego. Le besoin de se focaliser sur soi-même est peut-être dû à une peur d'être perdu dans la masse, de ne pas être remarqué ou reconnu, ou peut-être veut-on ardemment être considéré comme spécial et différent. Peut-être est-ce vous-même qui ne vous respectez pas suffisamment à un niveau intérieur. Faites-vous ce que quelqu'un d'autre veut que vous fassiez plutôt que de faire attention à vos propres désirs ? Essayez-vous d'assouvir les besoins des autres et de les rendre plus importants que vos propres sentiments ? Avez-vous le sentiment d'être prisonnier dans le vide de votre existence ? Dans tous les cas, il y a une aliénation croissante de nous-mêmes, une rupture avec ce que nous sommes véritablement, profondément, et notamment une perte d'esprit. C'est comme si la rupture d'avec notre esprit intérieur ou notre véritable moi nous poussait à compenser en devenant excessivement liés à l'ego ou au soi superficiel.

Comme il n'existe plus aucune motivation ni aucun objectif clairement défini, tout mouvement en avant est entravé – les muscles deviennent très faibles et douloureux, l'épuisement devient total. Se dévoile le désir de renoncer, d'être libre de tous les efforts nécessaires au simple fait d'être un humain. L'encéphalomyélite myalgique offre une sorte d'abri d'où nous ne pouvons nous extraire, un refuge dans la tempête. Il y a toujours une excuse pour ne pas participer, pour ne pas avoir de travail, pour ne pas entretenir de rapports sociaux ou intimes. Cela peut être dû au surmenage et au fait d'avoir assumé trop de responsabilités, qui nous ont mené à un épuisement intérieur; mais cela peut également être dû aux autres s'ils ont auparavant trop souvent rempli ce rôle dans notre vie et à une peur de faire face à nos propres responsabilités ou d'échouer. Cela exprime une très forte demande d'attention.

L'affaiblissement du système immunitaire signale une perte de toute sensation de vie intérieure, qui a pour résultat une incapacité à nous protéger nous-mêmes. Il n'existe pas d'affirmation qui dise « Je veux vivre ». Cela demande un profond engagement pour être capable d'aller au-delà de l'ego – qui se manifeste par un égocentrisme et une obsession –, pour renouer le lien avec notre esprit intérieur, avec notre véritable objectif.

10. Le zona

Un zona est un herpès zostérien et un virus de la varicelle, dont souffrent habituellement les adultes et les personnes âgées dans les périodes où leur système immunitaire est le plus faible, notamment lorsqu'ils sont stressés ou émotionnellement traumatisés. Il affecte un ou plusieurs nerfs, le plus souvent dans la poitrine, occasionnellement au visage, et provoque des rougeurs et d'intenses douleurs le long des nerfs affectés, sur lesquels des boutons et autres formes d'éruptions peuvent apparaître. Il implique une profonde anxiété, une douleur intérieure qui s'est construite sur une très longue période de temps. Comme les nerfs sont nos moyens de communication, un zona peut représenter un cri de douleur, qui se traduit par une demande de tendresse et d'attention, un sentiment d'être faible et vulnérable. Notre corps nous dit de cesser d'aider les autres et de commencer à nous aider nous-mêmes, pour libérer notre stress et notre tension, communiquer nos sentiments, et prendre le temps de nous nourrir et de nous aimer.

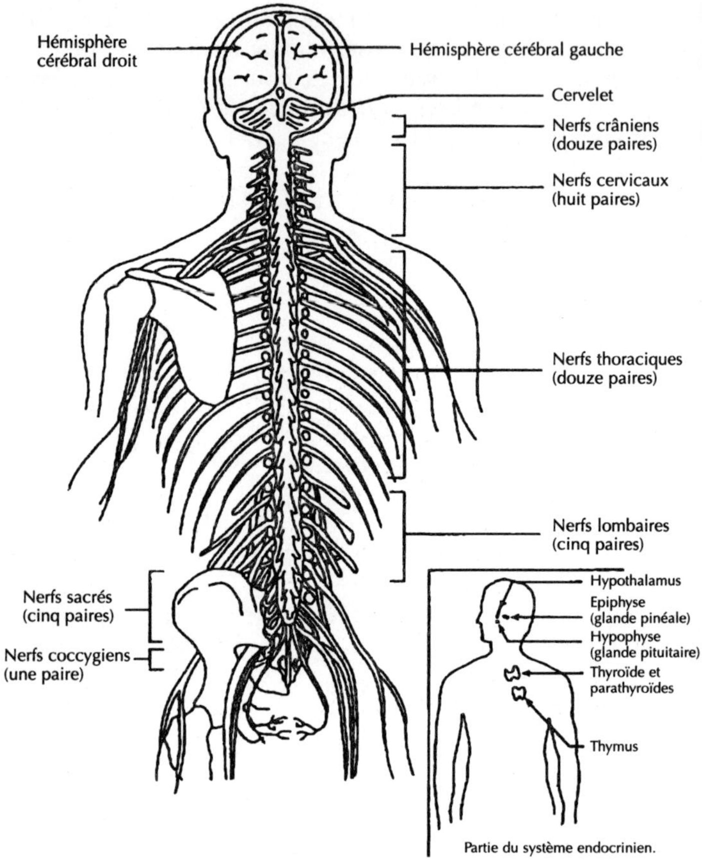

Le système nerveux central.

Chapitre XVI

Le contrôle central : le système nerveux

Le système nerveux contrôle et coordonne les mouvements du corps. Il reçoit les informations et les impressions envoyées par nos cinq sens, et transmet ces informations au cerveau – le centre du système nerveux –, lequel est responsable de nos pensées, de notre personnalité, de nos mouvements et de notre comportement. À partir du cerveau, l'information est retransmise à travers le *système nerveux central* par la moelle épinière, avec les *nerfs centrifuges*, qui conduisent l'information sous forme d'influx nerveux des centres nerveux vers les autres parties du corps, et les *nerfs centripètes*, qui conduisent l'information d'un centre nerveux vers un autre. Le *système nerveux automatique* est un faisceau de nerfs séparés qui maintient les réactions automatiques à l'intérieur du corps, telles que le souffle, les battements du cœur et la digestion.

Le cerveau forme la plus grande partie du système nerveux, chaque section est liée à une partie différente de notre être, qu'il s'agisse de l'ouïe, de la vue, de la pensée, des émotions, de la parole, du souffle ou de la marche. L'hémisphère gauche du cerveau contrôle le côté droit de notre corps et inversement, chaque côté ayant des espaces de fonctionnement tout à fait distincts. (Voir *Les côtés gauche et droit du corps*, p. 188.) À la base du cerveau se trouve l'hypothalamus, qui est un des centres nerveux majeurs. À travers l'hypophyse, l'hypothalamus contrôle l'appétit et la soif, le sommeil, le désir sexuel et la température du corps. L'hypophyse régule la croissance physique, la puberté et la grossesse, et libère de puissantes endorphines qui n'agissent pas seulement comme des analgésiques, mais également comme des antidépresseurs. L'hypophyse s'occupe également de tout le système endocrinien (hormones), bien que nombre de ses ordres soient issus de l'hypothalamus.

L'épiphyse (ou glande pinéale) fait également partie du système endocrinien ; elle est liée à l'aptitude mentale et à l'activité sexuelle. Cette petite glande, appelée par Descartes le « siège de l'âme », peut être vue comme une liaison à deux voies entre l'esprit et la matière, entre l'abstrait et le relatif. Cela indique la relation intime qui existe entre l'esprit, le système endocrinien et le système nerveux – entre comment nous nous sentons et comment nous nous comportons, entre nos émotions et notre état physique.

Les neuropeptides, connus comme des messagers moléculaires, se trouvent dans les parties du cerveau qui gouvernent nos émotions, dans le système immunitaire et dans l'ensemble du système nerveux. Ce sont des éléments chimiques qui transmettent les informations, qui peuvent être des pensées, des sentiments ou une expérience. De cette manière, le corps et l'esprit sont inextricablement liés. « Les neuropeptides sont les *lingua franca* de l'intelligence du corps, un réseau qui bourdonne d'informations et d'intelligence, écrit Marc Ian Barasch[1]. Nos pensées et nos sentiments sont légèrement modifiés par les neuropeptides ; certaines maladies sécrètent des neuropeptides ; ils sont la clef de la guérison. »

Le système nerveux est le réseau de communication qui relie toutes les parties de notre être. C'est pourquoi tout dégât à l'intérieur de ce système provoque une perturbation dans la communication qui s'effectue entre le cerveau et les différentes parties de notre corps (comme lors d'une attaque). Cela peut signifier une augmentation de la sensibilité qui mène à une

---

1. Marc Ian Barasch : *The Healing Path.*

hypersensibilité pathologique ou à une extrême nervosité ; ou encore à une forme d'engourdissement, de névralgie ou de paralysie. Comme dans un échange téléphonique, de nombreuses communications vont et viennent à la fois, se croisant et alternant les unes avec les autres. Un incident dans une seule partie peut alors affecter toutes les autres parties, créant ainsi un blocage ou une « panne » de l'ensemble du système.

1. Les maux de tête

On trouve de nombreuses raisons à l'origine des maux de tête. Certaines peuvent révéler d'autres problèmes du corps : déséquilibre hormonal (par exemple, durant la menstruation), allergies, fatigue ou troubles plus sérieux de la tête ou du cerveau. Les maux de tête sont une manière pour le corps de dire que nous allons trop vite, que nous en faisons trop, que nous sommes surmenés et que nous avons rompu tous les liens avec les besoins intérieurs. Les vaisseaux sanguins deviennent plus étroits et limitent l'apport d'oxygène vers la tête. Cela implique une tension intérieure qui se retient et qui ne circule pas.

Les maux de tête peuvent avoir pour cause :

— Des sentiments inexprimés (comme la colère, le ressentiment, la frustration, voire la « rage »), qui construisent et créent une pression intérieure.

— L'inquiétude, le doute de soi ou la peur de l'échec, qui créent un détachement et une aversion de soi.

— La fierté et l'arrogance, l'obstination et les pensées rigides, le fait d'être persuadés que nous avons toujours raison, ce qui a pour effet de réduire notre vision et de restreindre notre sensibilité.

— Notre résistance aux événements et aux circonstances, ce qui nous contraint à refuser toute forme de participation.

— Le fait d'en assumer plus qu'il n'est réaliste, ce qui nous mène au surmenage, au stress et crée une tension entre la tête et le corps (entre la pensée et l'action).

— Un désir de contrôle, notamment s'il est associé à une forte volonté et à un souci de perfectionnisme, ou également un sentiment d'avoir perdu tout contrôle.

— Une absorption mentale excessive et l'égocentrisme, qui mènent à un manque de contact avec le cœur et les sentiments intérieurs.

— Des tensions et des raideurs dans le cou et les épaules, issues d'une mauvaise posture, qui créent une rupture entre le corps et l'esprit.

Si vous souffrez fréquemment de maux de tête, essayez de tenir un petit journal dans lequel vous noterez toutes les fois où vous avez des migraines et dans quelles circonstances. N'oubliez pas d'indiquer ce que vous avez mangé au cours des heures précédentes et quel était votre environnement psycho-émotionnel. Décrivez votre mal de tête, sa localisation, sa durée et sa force. Décrivez tous les sentiments qui ont précédé le mal de tête. De cette manière, vous pouvez vous construire une image de ce qui se passe, et comprendre notamment s'il n'est pas dû à un comportement ou à une attitude précis. Résistez-vous à quelqu'un ou à quelque chose ? Mettez-vous trop d'énergie dans votre tête, tout en oubliant et en délaissant votre cœur ? Rendez-vous les choses trop difficiles à exécuter à force de les vouloir trop parfaites ? Ou essayez-vous de faire quelque chose sans demander aucune aide ?

2. Les migraines

Les migraines sont dues à une restriction dans l'apport de l'oxygène au cerveau, elles peuvent durer des heures et s'accompagner de nausées, de vomissements et du besoin de rester complètement enfermé dans une pièce sombre. Parmi les causes physiques, on trouve des allergies à certains aliments, et plus souvent au chocolat, au café, au fromage, au vin rouge ou au blé.

Une diminution d'oxygène entraîne une diminution de la *force vitale*, un empêchement de pouvoir pleinement participer, un désir d'éviter ce qui se passe et de rester complètement en retrait en nous-mêmes. Les migraines sont souvent liées aux attentes psycho-émotionnelles qui ne sont pas satisfaites, ou à une peur de l'échec.

Parmi les causes liées à l'*intelligence du corps*, on trouve :

— Le désir de réprimer complètement ses sentiments, particulièrement la colère, ce qui provoque une accumulation de tension nerveuse et de frustration extrême.

— Une tendance à être perfectionniste et à vouloir tout contrôler, à reporter notre stress sur notre comportement, en ayant peur d'être spontanés ou d'exprimer nos émotions.

— Les sentiments sexuels fortement réprimés, souvent à cause de leur nature apparemment incontrôlable.

— De grandes attentes, qui créent un stress intérieur.

— Les projets inachevés et une profonde déception, le sentiment d'avoir été abandonné.

— La peur d'être incapables de faire quelque chose qui nous est demandé, ou une forte résistance à nous engager.

— Le besoin d'être aimé et choyé – un cri silencieux en quête d'attention.

Comme pour les maux de tête en général, il est essentiel de tenir un journal quotidien des moments et de la durée des migraines, de noter vos aliments et l'atmosphère psycho-émotionnelle. Précisez tous les sentiments qui précédaient la migraine, et voyez si vous pouvez mettre le doigt sur sa cause – s'il s'agit d'une allergie alimentaire, d'une médication, du stress ou d'une réaction émotionnelle.

Il est important de réussir à « enrayer » cette migraine avant qu'elle n'atteigne son apogée et, si possible, de réguler les vaisseaux sanguins. Une bonne manière de faire cela est de prendre quelques minutes, de s'asseoir ou de s'allonger tranquillement, et de visualiser vos mains devenant de plus en plus chaudes (voir p. 84). *La relaxation de la conscience intérieure et La méditation par la conscience du souffle* (décrites chap. V) vous aideront également.

3. Les douleurs nerveuses

Nous n'aimons pas souffrir et, habituellement, nous faisons tout ce qui est possible pour l'éviter. Pourtant, la douleur est une manière pour votre corps d'attirer votre attention et, plus particulièrement, de nous dire que quelque chose ne va pas, que nous avons besoin de nous arrêter pour faire le point sur notre activité, de trouver quels changements sont nécessaires. Si nous endormons simplement la douleur, ces messages ne sont alors plus entendus et des problèmes plus importants peuvent apparaître. La douleur est normalement provoquée par un accident, une blessure ou une tension, mais on trouve invariablement une faiblesse sous-jacente dans la partie du corps qui a été blessée. Il est facile de blâmer l'accident pour notre douleur, car faire face à une douleur intérieure nous en demande beaucoup plus. Cependant, les deux sont inextricablement liés. La douleur physique est comme un poteau indicateur qui nous montre que nous avons besoin de nous relier à notre douleur psycho-émotionnelle.

La douleur nous fait réaliser combien nous sommes précaires, combien le corps est véritablement fragile. Nous confronter à notre propre vulnérabilité nous révèle souvent un besoin d'amour et d'affection, un besoin que nous entretenons depuis longtemps sans l'avoir jamais réalisé. Avez-vous besoin d'être « nourri » ? Êtes-vous capable de demander de l'aide ? Une douleur nous indique que nous sommes trop attachés, que nous avons besoin de lâcher prise. Elle crée une prison. Vous sentez-vous enfermé dans des sentiments négatifs, comme le désir de vengeance, la culpabilité ou la honte ? Y a-t-il quelqu'un ou quelque chose que vous essayez de retenir ? Est-ce une douleur intérieure qui vous demande de l'attention ? Quelle partie de vous-même est si fortement blessée ? Que doit-il se passer pour apaiser cette douleur et, peut-être, complètement la libérer ?

Lorsque nous ressentons une douleur, nous avons l'habitude de prendre des analgésiques, des calmants, de boire un verre ou d'essayer de nous distraire l'esprit. Bien entendu, tout cela peut nous aider, mais seulement temporairement – la douleur est toujours présente lorsque la diversion est passée. Une autre façon de ménager sa douleur est d'entrer complètement en elle, sans réserve, de nous ouvrir pour comprendre ce qu'elle veut nous dire. De la pénétrer comme la pluie pénètre la terre. « Plusieurs expériences de laboratoire sur des douleurs aiguës ont démontré que *se mettre à l'écoute* des sensations est la manière la plus efficace pour réduire la douleur, écrit Jon Kabat-Zinn[1]. Vous pouvez essayer de découvrir votre douleur, de mieux la connaître, d'apprendre d'elle, et non pas de l'arrêter, de l'éviter ou de lui échapper. »

C'est tout à fait vital, car la peur ne fait qu'accentuer la douleur en lui ajoutant de la tension – la peur d'être malade, la peur de ne pas être capable de travailler, la peur d'être invalide. En entrant dans la douleur, nous affrontons notre peur. Demandez à votre douleur de vous dire ce que vous avez besoin de savoir, de vous montrer ce à quoi vous restez cramponné et pourquoi. Ouvrez-vous au lâcher-prise. Respirer dans la douleur est une manière d'y parvenir. La douleur nous oblige habituellement à retenir notre respiration pour essayer de la neutraliser. Mais respirer à l'*intérieur* d'elle, le plus profondément possible, nous permet de relaxer nos muscles et de libérer la tension. Cela nous aide à l'effacer. Dirigez votre respiration vers l'endroit qui vous fait souffrir, laissez votre souffle remplir les cellules d'oxygène, et voyez votre douleur s'adoucir et disparaître. (Se référer également au chap. X, pour plus de détails sur la partie du corps affectée, et au chap. V, pour les techniques de respiration.)

4. Les « nerfs tendus »

Être tendu est généralement dû au sentiment d'être sous pression et comprimé, comme si quelqu'un ou quelque chose contraignait notre circulation normale d'énergie. Cela peut être dû à un excès de stress, qui se manifeste en mettant sous tension nos muscles et nos os. Trouvez pourquoi une partie de votre être psycho-émotionnel est si tendue. Vous sentez-vous prisonnier de quelqu'un ou de quelque chose ? (Se référer au chap. X, pour plus de détails sur la partie du corps affectée.)

5. La sciatique

Un excès de pression sur le nerf sciatique, dû à une **hernie discale** ou à un **nerf tendu**, provoque une vive douleur dans le

1. Jon Kabat-Zinn : *Full Catastrophe Living.*

dos, dans les fesses et jusqu'au bas de la jambe, qui peut se manifester que nous soyons debout ou couchés. Une hernie discale est liée à un excès de stress et de pression, ou à un fardeau beaucoup trop lourd à porter (se référer également au chap. XI). Les nerfs sont les conducteurs de la communication et de la sensibilité. Un nerf enflammé ou comprimé montre que nous nous sentons fermement tenus par quelqu'un. Comme le nerf sciatique touche les hanches et les jambes, il est associé au sol, à la manière dont nous nous tenons debout ou dont nous effectuons nos mouvements. Une sciatique peut manifester une colère inexprimée, une frustration à propos d'une situation que nous ne pouvons plus supporter, ou le sentiment que nous ne pouvons nous défendre et que nous avons besoin d'aide. Pouvez-vous trouver de quel besoin intérieur il s'agit et l'exprimer ? Sur quelle douleur cherchez-vous à vous asseoir ou quelle douleur cherchez-vous à cacher dans votre dos ? Quelqu'un ou quelque chose restreint-il votre liberté de mouvement ? Cela manifeste-t-il un doute, ou une peur, sur l'endroit vers lequel vous vous dirigez et sur votre capacité à vous débrouiller avec ce que vous allez découvrir ? Ressentez-vous des trépidations à propos du futur ? Qu'est-ce qui est nécessaire pour libérer votre tension ?

Comme une sciatique se produit souvent au moment de la grossesse, il est important d'écouter et de comprendre vos sentiments sur le fait d'avoir un bébé. Avez-vous peur de cette nouvelle responsabilité ? Vous sentez-vous seule et sans soutien ? Une grossesse n'est pas toujours joyeuse ; elle peut également provoquer une confusion, une peur, et paraître incontrôlable. De quoi avez-vous besoin pour vous sentir plus à l'aise ? Êtes-vous suffisamment soutenue ?

6. L'engourdissement

Un engourdissement est un manque de sensation dans les nerfs. Il implique une rétention des sentiments, peut-être justement parce qu'ils nous semblent trop douloureux à supporter. Être engourdi est une manière de nier la douleur, de l'écarter et d'oublier certaines parties de soi-même. Cela indique un manque de vitalité intérieure, un détachement des sentiments, voire un renoncement et un profond désespoir. Cela peut être provoqué par le stress et un excès de tension, nous donner l'envie de nous arrêter, de nous retirer, de revenir en arrière et, plus particulièrement, de ne rien ressentir. Y a-t-il quelque chose ou quelqu'un que vous ne voulez pas « ressentir » ? Quelle partie de vous-même cherchez-vous à écarter ? Quels sentiments voulez-vous cacher ? Des rêves et des espoirs perdus depuis longtemps ? Que doit-il se passer pour que vous deveniez capable d'accepter cette partie de vous ? Pour que vous reveniez à la vie ? (Se référer également au chap. X, pour plus de détails sur la partie et le côté du corps affectés.)

7. La paralysie

Bien qu'il existe de nombreuses raisons pour expliquer la paralysie – blessure, virus, **attaque** –, le message que le corps nous donne est toujours le même. La paralysie implique une incapacité à continuer de vivre de la même manière. Quelque chose doit être changé, cédé ou abandonné. Cela n'est généralement pas sans lien avec des questions de contrôle et de pouvoir, un besoin de dominer et d'instaurer des règles, en contraste avec un monde qui est essentiellement fluide et incontrôlable ; le résultat est un système qui devient coincé et surchargé de stress. Il peut également s'agir d'une peur intense de ce qui se passe, de ce qui se cache derrière les événements – peut-être due à un choc ou un traumatisme – et, par conséquent, c'est un retour en arrière et un refus d'avancer. Une paralysie signifie que nous sommes incapables d'effectuer le moindre mouvement et, ainsi, que nous n'exprimons plus nos sentiments.

Être paralysé signifie également être dépendant des autres, avoir en permanence besoin d'être soigné et protégé, ce qui est l'opposé exact de celui qui se prend en charge. Cela peut être très difficile d'accepter une telle situation, cela peut donner naissance à un sentiment d'amertume et de colère, ce qui ne fait qu'ajouter de la tension au corps. (Se référer également au chap. X, pour plus de détails sur la partie du corps affectée.)

8. La sclérose en plaques

C'est une maladie dégénérative de la membrane qui entoure les fibres du nerf. Elle peut se produire dans n'importe quelle partie du cerveau ou de la moelle épinière et mener ainsi à la sclérose des nerfs. La **sclérose en plaques** peut rester longtemps « en sommeil », ne pas manifester le moindre symptôme, seulement occasionnellement quelques-uns qui passent très vite, ou encore elle peut se déclarer au travers d'un long processus, au cours duquel le corps, et notamment les jambes, devient de plus en plus limité dans ses mouvements.

Bouger signifie donner de la vie à nos émotions et à nos sentiments. Une sclérose en plaques restreint et limite le mouvement, l'expression de nos sentiments s'en trouve ainsi un peu plus retenue. Prenez-vous une direction dans laquelle vous ne voulez pas aller, peut-être vous sentez-vous obligé de suivre la direction de quelqu'un au détriment de votre propre volonté ? Vous sentez-vous incapable de vous défendre ? Faites-vous taire vos sentiments dans l'intention de garder chaque chose immuable, par peur de ne pouvoir supporter un changement ?

Cela peut cacher un profond ressentiment devant le fait de devenir adulte, un refus d'assumer ses responsabilités ou le sentiment de perdre une opportunité. Une sclérose en plaques exprime bien souvent une colère réprimée, un refus de pardonner à autrui (une amertume, comme si le monde était responsable de tous nos problèmes). Mais cette colère a bien du mal à se cacher derrière une apparence « bien polie ». En réprimant ces émotions, nous contenons tous nos sentiments – s'affiche un état de négation émotionnelle – et nous devenons peu à peu incapables d'exprimer la moindre joie ou le plus petit sentiment d'amour.

Une sclérose en plaques signifie invariablement que nous devenons dépendants des autres tout le temps que notre corps dégénère, comme si nous devenions littéralement *dé-générés* – que nous régressions à travers les années pour bientôt nous retrouver à l'état d'un petit enfant. Est-ce que cela indique une peur de devenir un adulte responsable ? Est-ce une peur d'échouer en tant qu'adulte et un désir de retourner dans la sécurité de la dépendance ? Comment pouvons-nous commencer à retrouver notre pouvoir personnel ? À retrouver notre sens du soi et de notre objectif dans la vie, notre propre direction ? À quels sentiments cherchons-nous à résister ? Lesquels ont besoin d'être libérés ?

9. L'attaque d'apoplexie

Une attaque est due à une interférence dans l'apport du sang au cerveau, ce qui empêche pendant un moment une partie du cerveau de fonctionner. Une attaque dans l'hémisphère droit du cerveau affectera inévitablement le côté gauche du corps et inversement. Une forte tension artérielle peut constituer un facteur aggravant. Une attaque aboutit habituellement à une **paralysie partielle** et à des problèmes d'élocution.

Dans ce cas, les vaisseaux sanguins – les moyens que nous avons d'exprimer notre amour et de répartir dans l'ensemble de notre corps les constituants qui soutiennent notre vie – deviennent plus étroits et diminuent l'apport de sang au cerveau, le centre de notre système nerveux. Cela mène à une restriction du mouvement, qui est également une restriction dans l'expression de nos sentiments. Une attaque est une manière de stopper le processus de la vie, d'exprimer une résistance émotionnelle, de se parer contre plus de changements ou de mouvements, cela est souvent dû à une peur de ce qui se cache derrière.

La plupart des attaques arrivent tard dans la vie, au moment où nous avons le plus peur d'agir, de devoir affronter la maladie, la solitude et la mort. Cette peur peut être associée à une personnalité très forte, qui éprouve de nombreuses difficultés à vieillir et à perdre de son pouvoir, tout en étant incapable d'exprimer ses sentiments de besoin, de manque d'aide ou d'amour. Cela implique une profonde peur de l'insécurité financière ou l'angoisse de vivre un manque de soutien familial. Un grand nombre d'attaques se produisent lorsque les personnes âgées sont obligées de partir dans une maison de retraite, quand elles ressentent de la peur et de l'insécurité provoquées par la perte d'un entourage familial. Cependant, le nombre des attaques chez les jeunes gens ne cesse d'augmenter, ce qui indique que l'accroissement du stress peut provoquer des dégâts considérables, notamment au niveau du système nerveux. C'est un avertissement sérieux qui nous montre que nous avons besoin de nous détendre et de retrouver un meilleur équilibre dans nos vies.

10. L'épilepsie

Ici, le cerveau a une crise provoquée par un trouble électrique ou nerveux. Il peut s'agit du *grand mal*[1] : une perte complète de conscience accompagnée de tremblements et de convulsions, les lèvres peuvent également être cernées d'écume et la langue peut être mordue ; ou bien du *petit mal*[1], qui est beaucoup moins grave ; il s'agit d'une simple perte de conscience pendant quelques secondes, voire un peu plus. Les crises sont apparemment imprévisibles, mais elles ont tout de même des liens avec des blessures à la tête datant du passé ou des traumatismes à la naissance. L'alcool et la drogue ont également une incidence importante sur les crises d'épilepsie. En plus du reste, les causes peuvent comprendre des déséquilibres métaboliques.

Par sa nature, une crise d'épilepsie représente une rupture interne, une explosion, provoquée par une pression inexprimée qui accable le système nerveux. C'est comme si nous étions « saisis » par une émotion. Cela montre qu'un véritable combat est en train de se produire entre notre monde intérieur et le monde qui nous entoure.

Si nous ne sommes pas capables d'exprimer nos peurs intérieures, nos sentiments d'insécurité ou nos soucis – qu'ils soient réels ou imaginés –, la pression s'accumule à l'intérieur jusqu'à ce qu'il y ait un « court-circuit ». Ce brusque « arrêt » dans la conscience montre qu'il y a une séparation entre la réalité rela-

1. En français dans le texte. (*N.d.T.*)

tive et la perception intérieure. La séparation peut également se trouver entre le divin et nous, car les crises d'épilepsie sont connues pour se produire au cours des états mystiques de frénésie émotionnelle ou de dévotion, comme si l'extase était tellement vécue au sein du cerveau humain qu'elle provoquait une rupture dans le circuit.

CHAPITRE XVII

Le gardien de l'équilibre : le système urinaire

Les liquides de notre corps correspondent aux aspects émotionnels de notre être, lesquels donnent une direction, un objectif et un sens à notre vie. Tout comme le sang correspond à l'amour, l'urine symbolise les émotions avec lesquelles nous en avons terminé et dont nous n'avons plus besoin. Si elles n'étaient pas évacuées, nous pourrions bientôt nous noyer dans notre propre négativité ! Le système d'évacuation maintient un équilibre essentiel ; c'est un processus de purification qui garde notre corps en harmonie. Par conséquent, les problèmes de reins ou de vessie tendent à se produire lorsque nous éprouvons des difficultés à « lâcher nos émotions » – et notamment nos émotions négatives –, nos sentiments finissant ainsi par rester à l'intérieur.

1. Les reins

La principale fonction des reins est d'extraire les substances toxiques du sang. Pour y parvenir, les reins doivent faire la distinction entre ce qui est bénéfique pour le corps et ce qui ne l'est pas. Êtes-vous capable de voir ce qui est bon pour vous et ce qui peut être potentiellement mauvais ? Pouvez-vous reconnaître quels besoins doivent être libérés ?

La fonction la plus difficile à accomplir pour les reins est de maintenir l'équilibre acide/alcalin dans le sang. C'est un équilibre essentiel entre des opposés – chaud et froid, bon et mau-

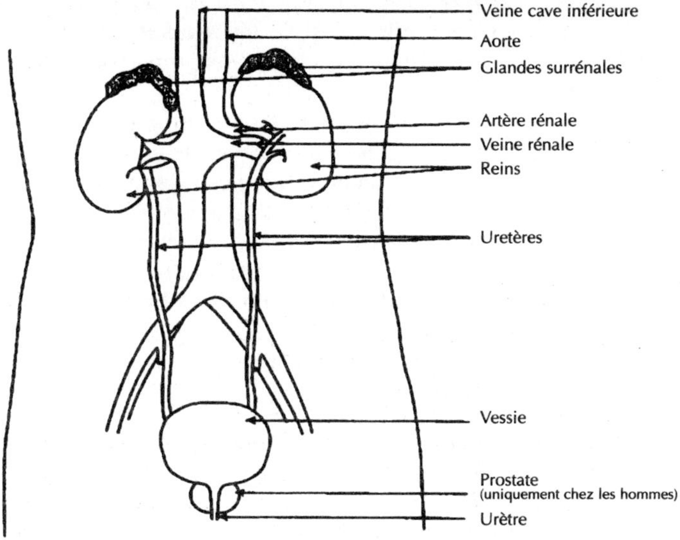

Le système urinaire.

vais, masculin et féminin –, symbolisé par les deux reins, chacun entretenant une relation avec l'autre. Les problèmes rencontrés à ce niveau sont directement liés à notre équilibre affectif, aux relations que nous entretenons avec les autres – et notamment avec notre partenaire conjugal – ou à un déséquilibre entre les énergies masculine et féminine qui sont en nous. Les reins sont également impliqués dans la production des cellules rouges et, par conséquent, dans le fait de générer de l'amour à travers l'ensemble de notre être. Vivez-vous des difficultés dans votre relation de couple ? Essayez-vous de retenir des problèmes émotionnels qui créent pourtant en vous un déséquilibre ? Réprimez-vous une colère ou une peur ? Êtes-vous capable de lâcher prise avec vos difficultés passées ? En quoi votre vie a-t-elle besoin de davantage d'équilibre ?

Les glandes surrénales se situent au sommet des reins (voir schéma ci-dessus). Elles produisent l'adrénaline qui est libérée en réaction à la peur. Dans la médecine chinoise, les reins sont considérés comme le « siège de la peur ». Les problèmes rénaux sont particulièrement influencés par les peurs issues de notre relation affective, notamment la colère inexprimée ou l'insécurité émotionnelle.

La peur nous motive dans l'action et nous immobilise dans l'inaction. Cela indique le lien étroit qui existe entre les reins et les articulations – entre la capacité de nous exprimer et celle de nous mouvoir. L'acide urique est normalement sécrété par les reins mais, s'il n'est pas évacué, il peut s'accumuler dans les articulations, comme c'est le cas avec la **goutte**, qui provoque des enflures très douloureuses et une immobilité. La goutte touche particulièrement les orteils, ce qui indique une peur spécifique et profonde de ce que l'avenir nous réserve. (Voir également *La goutte*, p. 198.)

Les **calculs rénaux :** il s'agit de substances condensées – telles que l'acide urique et les minéraux – qui sont normalement évacuées avec l'urine mais qui, au lieu de cela, commencent à se séparer et à lentement s'amasser, comme une boule de neige, jusqu'à ce qu'un calcul se forme. Cela peut être extrêmement douloureux. La matière condensée représente les pensées et les émotions condensées, et plus particulièrement celles qui sont liées à la peur et à la colère. Les calculs rénaux sont en quelque sorte des larmes qui se sont solidifiées à force de ne pas être versées. Ils se forment plus généralement chez les gens qui affichent une apparence de détente et de facilité, mais qui intérieurement sont rongés par la tristesse, l'angoisse et l'insécurité. Ils peuvent être dus à des expériences passées – comme des griefs irrésolus – qui se sont accumulées, qui n'ont pas été exprimées, jusqu'à ce qu'elles prennent forme et provoquent une douleur. Reconnaître notre peur intérieure et nos pensées négatives est essentiel.

2. Les surrénales

La principale fonction des surrénales est de libérer l'adrénaline, une hormone motivée par la peur, le stress ou le sentiment de danger. Cela peut être très utile si les surrénales répondent à un danger réel. Cependant, elles répondent également au danger potentiel, lequel peut simplement être provoqué par un bébé en train de hurler alors que le téléphone sonne, des travaux sur la route qui engendrent un retard important, ou une sirène d'alarme qui se déclenche pendant la nuit. Le stress dit à notre corps d'être prêt à combattre la situation ou à la fuir, quand en fait aucune de ces deux réponses n'est appropriée. Cela signifie que les surrénales sont continuellement activées, qu'elles provoquent une usure des organes concernés, à laquelle s'ajoute une fatigue accrue, une tension musculaire et des problèmes digestifs. Si l'adrénaline ne trouve pas le moyen de se disséminer, le stress s'accumule dans le corps.

Le fait que nous ayons deux glandes surrénales, une sur chaque rein, implique un besoin d'équilibre, particulièrement dans notre relation avec le monde. Sans cet équilibre, nous accumulons nos peurs et nos anxiétés irrationnelles, nous pouvons chercher à en faire trop jusqu'à souffrir de différents troubles. Si l'on souhaite éviter les problèmes de surrénales, il est important de consacrer du temps à se relaxer et à apporter plus d'équilibre dans notre vie. (Se référer au chap. V pour connaître les techniques de respiration et de profonde relaxation.)

3. La vessie

La vessie est un réservoir dans lequel s'accumule l'urine, qui arrive des reins par les uretères avant d'être évacuée. L'une de ses plus grandes qualités est sa capacité à se dilater, puis à se réduire, selon la quantité d'urine qui s'accumule. La décontraction de muscles spécifiques permet à l'urine de s'évacuer et à la tension de se libérer. Le soulagement dû à la libération de cette tension est évident.

Cela symbolise la libération des émotions, le soulagement est donc provoqué par le fait que l'émotion est extériorisée plutôt que contenue à l'intérieur. Par exemple, il est tout à fait courant d'avoir envie d'uriner après une confrontation ou une expérience particulièrement émotionnelle, comme si la peur de cette expérience se libérait avec l'urine. La libération de l'urine clarifie le système des sentiments « usés » et nous prépare pour l'action.

Les problèmes de vessie sont liés à notre besoin de laisser aller nos émotions – de libérer plutôt que de contenir. Ils peuvent également être en relation avec notre capacité d'adaptation – notre accommodation aux différentes circonstances et aux différents sentiments –, qui est contraire au désir de conserver les choses telles que par le passé.

a) La cystite et l'infection urinaire

Ce sont des irritations du système urinaire qui nous indiquent que nous sommes enflammés par nos émotions intérieures et que nous nous sentons irrités – nous en avons marre ! C'est extrêmement douloureux et l'urine a du mal à s'évacuer, tout comme nous avons du mal à libérer nos sentiments négatifs. De nombreux cas de cystites sont liés aux périodes de relations conflictuelles ou aux ruptures, que ce soit entre des partenaires ou entre des parents et leurs enfants. Ces moments peuvent être l'occasion d'une abondance d'émotions négatives si nombreuses qu'elles ne peuvent plus être évacuées, ainsi, la confusion, la tristesse, la colère ou la peur s'accumulent à l'intérieur. Il n'est pas facile d'exprimer son émotion quand un partenaire nous quitte, nous nous sentons abandonnés, seuls et perdus, mais sans pour autant pouvoir l'exprimer. Généralement, nous avons tendance à vouloir conserver cette relation, même si le temps est venu de l'achever. Une rupture implique toujours un changement. Cela signifie habituellement ne plus être codépendant pour devenir indépendant, et cette transition ne s'effectue que très rarement sans conflits.

Les cystites se produisent souvent au moment d'une lune de miel, car une telle situation d'intimité est propice à libérer nos sentiments les plus profonds – l'amour met toujours en relief ce qui n'est pas de l'amour –, et nous devenons irrités contre notre partenaire, quand c'est en fait vers nos transformations intérieures que nous devrions nous tourner. Est-ce l'émergence d'un sentiment profond ? Quels sentiments enflammés essayez-vous de retenir ? Avez-vous peur de l'intimité ? De quoi avez-vous besoin pour vous aider à libérer ces sentiments ?

Un des moyens de nous guérir d'une cystite est de boire quantité d'eau pure – de nous nettoyer à grande eau avec des émotions pures – ou de libérer nos émotions, par exemple en tapant dans un oreiller ! Lorsque des enfants vivent certaines difficultés dans leurs relations avec leurs parents, il est très important de les aider à exprimer leurs sentiments, peut-être avec le soutien d'un thérapeute.

b) Uriner trop fréquemment

La vessie peut accroître sa capacité de rétention mais, si nous nous trouvons dans une situation où nous sommes contraints tant psychologiquement qu'émotionnellement, certains problèmes physiques peuvent alors apparaître, comme vouloir uriner en permanence, ce qui signale que trop de pression se concentre dans la vessie.

Cela peut être dû au sentiment d'urgence, ou d'être pressé de faire les choses, ou encore au sentiment d'être dépassé par les événements. Toutefois, on peut également trouver comme origine un excès d'émotions – un débordement émotionnel. Cela peut également montrer que nous ne voulons pas reconnaître nos sentiments les plus profonds ou leurs conséquences – ils ont été libérés trop rapidement, aussi n'ont-ils pas été complètement admis ou reconnus. Avez-vous le sentiment d'en assumer plus qu'il n'est possible ? Essayez-vous de faire les choses si rapidement que rien n'est correctement fait ? Ou voulez-vous mettre quelque chose hors de votre système sans l'avoir réellement admis ou compris ? Une envie d'uriner fréquemment implique une incapacité à s'adapter aux circonstances ou à se lancer dans de nouvelles expériences. Cela peut être une manière d'éviter des échanges avec d'autres personnes, de toujours avoir une excuse pour ne pas participer. Chez les hommes, ce problème est souvent provoqué par une *hypertrophie de la prostate* (appelée également adénome), qui met une pression sur la vessie. (Voir également *Les problèmes de prostate*, p. 306.)

c) L'incontinence

Une incontinence est le résultat d'une action musculaire qui a échoué – que le muscle soit trop faible pour accomplir sa fonction ou non –, ce qui tend à démontrer une faiblesse mentale ou une incapacité à concentrer son énergie, une attitude de désespoir ou d'effondrement intérieur. Nous ne sommes alors plus capables de nous adapter aux circonstances, de contracter nos muscles quand c'est nécessaire et, au lieu de cela, l'incontinence manifeste un renoncement qui peut être dû à une tristesse, à une perte ou à une peur. Elle démontre une incapacité à contrôler nos sentiments, ce qui donne lieu à un « écoulement » continuel et incontrôlable. Cela peut aussi signaler le sentiment que nous sommes impuissants face au monde, comme si nous étions une victime sans secours et que personne ne pouvait rien faire pour nous. Cela peut se produire quand nous nous sentons abandonnés, seuls et sans pouvoir personnel, comme lorsque les personnes âgées sont envoyées en maison de retraite.

d) L'incontinence nocturne

L'incontinence nocturne indique un extraordinaire besoin d'expression de trouble ou de bouleversement d'un sentiment, mais sans que l'on ait de raison apparente pour cela. Elle se produit le plus généralement chez les enfants et, dans ce cas, est habituellement due à la pression émotionnelle exercée par la famille, les amis ou l'école. Il peut s'agir d'un divorce parental, d'un abus physique ou psycho-émotionnel, de moqueries constantes, d'un échec scolaire et d'un tout autre traumatisme. Cela manifeste une incapacité à exprimer les sentiments qui s'accumulent à l'intérieur. L'incontinence nocturne est un cri d'appel. C'est une réaction que l'on peut comparer aux larmes – une libération des émotions internes –, qui ne sont pas contrôlées mais inconscientes. De plus, comme cela se produit la nuit, c'est comme un secret caché, une sombre douleur. Cela peut être une profonde tristesse, un sentiment de culpabilité ou de honte ; ou un besoin de pleurer mais que l'on considère comme inacceptable, peut-être à cause de la peur que suscite la réaction des parents – souvent le père – ou de l'enseignant. Il est essentiel qu'une telle situation soit traitée avec amour et tendresse, pour offrir l'occasion aux peurs et aux douleurs intérieures de s'exprimer.

CHAPITRE XVIII

Lui et elle : le système reproducteur

Les organes reproducteurs et les hormones qu'ils libèrent – œstrogène et progestérone chez les femelles mammifères et testostérone chez les mâles – affectent la maturité sexuelle de l'enfance à la puberté. Dans les ovaires se forment les œufs, et dans les testicules le sperme ; tous deux sont nécessaires pour que la vie se crée et se poursuive. Ces organes contiennent également toute notre connaissance ancestrale ; ce n'est qu'à travers la rencontre des opposés que cette continuité peut être accomplie. Nous ne pouvons avoir de mâles sans femelles, tout comme nous ne pouvons avoir de lumière sans obscurité, ou donner sans recevoir.

Lorsque nous atteignons l'âge adulte, nous commençons à connaître notre sexualité, la forme ou l'apparence de notre corps, la nature de l'intimité et du partage ; il est extrêmement rare que deux personnes se ressemblent dans leurs sentiments et dans leurs besoins. Les problèmes rencontrés au niveau du système reproducteur sont souvent liés aux problèmes rencontrés dans la sexualité ou dans nos relations affectives : les questions d'acceptation ou de rejet, le manque de communication, la méfiance, les traumatismes, l'aversion de soi ou les problèmes de confiance. La répression sexuelle, les heurts et les abus peuvent entraîner une mauvaise estime de soi, et ainsi une augmentation de l'agressivité, un désir de dominer ou de manipuler, une solitude, une rupture maritale ou une dépression. Nos sentiments les plus profonds concernant notre corps sont de première importance, car ils influencent tous les autres aspects de notre vie. Cependant, une grande partie de notre comportement sexuel est contenue en raison de la pression sociale qui nous pousse à nous conformer à une certaine image.

Chaque culture à travers le monde a son propre stéréotype de ce qu'un homme est censé penser ou ressentir, et réciproquement pour une femme. En Occident, ce stéréotype détermine que les hommes ne doivent pas pleurer ni montrer leur faiblesse émotionnelle, que les femmes ne doivent pas être fortes ou agressives, que les hommes ne sont pas faits pour tous les travaux ménagers, que les femmes ne décident pas de l'achat d'une voiture, et ainsi de suite. Les hommes doivent ainsi arborer une image macho et brave, tandis que les femmes doivent être douces et pleurnicheuses… et tous ces stéréotypes influencent notre comportement sexuel – les hommes sont dominants et les femmes dominées.

Malheureusement, pourrait-on dire avec ironie, personne n'est purement masculin ou féminin (nous possédons tous des aspects de ces deux caractères). C'est pourquoi de telles images empêchent les hommes d'être sensibles et attentionnés, ou les femmes d'être plus affirmatives et de prendre davantage de pouvoir. Les mouvements féministes ont commencé à ébranler cette manière de penser, offrant ainsi aux femmes l'opportunité d'explorer leurs qualités masculines. Mais les hommes eux, ont encore beaucoup de chemin à faire. Dans la tradition tibétaine, la sagesse est considérée comme une caractéristique féminine alors que la compassion est vue comme une vertu masculine. Et pourtant les femmes commencent à peine à revendiquer la profondeur de leur vision et seuls quelques hommes ont le courage d'être aimables et cléments. Jusque-là, les hommes ont toujours été considérés comme ceux qui avaient un cerveau et les femmes comme celles qui apportaient les soins et le réconfort. Jusqu'à ce que nous soyons capables de rétablir un véritable équilibre en nous-mêmes, nous devrons subir les effets d'une telle vision stéréotypée et son influence sur notre santé.

1. Lui

Il est traditionnel de penser que le mâle est dominant, et pas seulement sur le plan sexuel, mais également en matière de politique ou sur les questions mondiales. La religion est extrêmement patriarcale, nous avons pu le constater devant le tollé que déclenchèrent les premières femmes qui furent ordonnées prêtres par l'Église (anglicane ou protestante) ; de même, le nombre de femmes qui font de la politique est toujours extrêmement faible. Les femmes commencent à peine à atteindre les échelons les plus hauts dans le monde des affaires, mais les conseils d'administration des grandes entreprises sont encore largement dominés par les hommes. Une extraordinaire pression est exercée sur les hommes pour qu'ils assument pleinement ce rôle de pouvoir et de domination. Ils sont censés être toujours intelligents, capables et courageux devant l'adversité, et ils ne doivent surtout pas devenir des mauviettes, sembler avoir besoin d'aide ni être trop démonstratifs.

C'est pourquoi il n'est pas étonnant de voir des hommes ayant du mal à partager leurs conflits intérieurs à propos de leur masculinité – comment le doute ou la peur peuvent-ils être exprimés dans une ambiance où l'on doit passer pour quelqu'un d'extrêmement puissant ? Comme on vous a appris que les braves garçons ne pleurent jamais, les conflits intérieurs n'ont alors pas les moyens de s'exprimer et d'être reconnus.

Pourtant, nombre d'hommes se sentent incapables d'assumer leur image de mâle typique. Se considérer comme un échec aux yeux de la société peut nous mener à des sentiments de médiocrité, d'impuissance et de stress, qui peuvent ensuite se traduire par des problèmes avec les organes sexuels ou la sexualité elle-même. Nous nous sentons perturbés au sujet de notre sexualité et de notre niveau de « performance », du fait de ne pouvoir assumer nos responsabilités sociales et notre image. Ceux qui sont incapables d'accepter leur nature féminine finissent par critiquer les autres hommes et par considérer ces qualités comme des faiblesses. Plutôt que de considérer ces sentiments d'une manière constructive, certains hommes choisissent de sombrer dans l'alcool, de se plonger dans une activité sportive, la télévision ou le travail, d'approfondir leur trouble intérieur et leur manque de communication, et de séparer leurs sentiments de la réalité.

Cependant, l'histoire regorge de ces exemples de guerriers qui rassemblaient tout à la fois les qualités de force et de tendresse, de sagesse et de compassion – le mâle sans peur et sans reproche, avec un cœur d'artichaut, qui parvient pourtant à trouver l'équilibre entre ses énergies masculine et féminine. Ici, les qualités de force ne se démontrent pas seulement dans la compétition, l'agressivité ou l'exercice du pouvoir, mais également dans la protection de tous les êtres, sans distinction. Le guerrier est sans peur, non qu'il prétende ne pas ressentir la peur, simplement il sait l'accepter pour ne pas en souffrir ; en reconnaissant ses faiblesses, il gagne de la force. Le guerrier est celui qui connaît les profondeurs de son propre cœur et qui ressent les douleurs de ceux qui l'entourent – personne n'est rejeté, nié ou abusé.

Cette image nous encourage à explorer ce que signifie réellement être un mâle. Tout comme les mouvements féministes créent l'opportunité pour les femmes de s'interroger sur ce que signifie réellement être une femme, les hommes ont également besoin de se poser cette question à leur égard. Car les temps ont changé, les rôles ne sont plus aussi clairement définis. Dans la plupart des familles, l'homme n'est plus le seul à gagner le pain, et pourtant, en partageant la responsabilité de nourrir le foyer, partage-t-il également l'éducation quotidienne des enfants, le ménage et la lessive ? Qui cuisine le dîner ? Qui reste à la maison quand un enfant est malade ? Dans un documentaire récent diffusé à l'occasion du soixante-quinzième anniversaire du mouvement féministe, on voyait une femme qui travaillait dans le même bureau que son mari. « Nous faisons le même travail au bureau mais, moi, je me charge en plus de m'occuper des enfants, de faire la cuisine et le ménage. Où se trouve l'égalité ? », demandait-elle.

La pression sociale pour nier ou cacher nos sentiments, associée à l'ego du mâle qui est très difficile à surmonter, provoque de très fortes résistances. Si un homme souhaite partager sa douleur, il peut très vite se retrouver traité de « vieille pédale », et pourtant le guerrier nous enseigne que, quand un homme reconnaît ses sentiments et ses émotions, il devient plus fort, et non plus faible – plus il aime, moins il ressent la peur. L'exploration par les femmes de leurs qualités intellectuelles et d'affirmation apporte un élan aux hommes pour qu'ils reconnaissent leurs sentiments de peur et d'insécurité, pour découvrir leur tendresse et leur amour. Pour l'homme moderne, le pari n'est plus d'être macho mais d'ouvrir son cœur pour se faire ami avec ses sentiments, avoir moins peur et trouver la compassion. L'acteur Richard Gere, qui avait récemment accordé une interview à un journal féminin, disait combien il était facile de faire un film, mais qu'ouvrir son cœur était le véritable pari.

a) L'impuissance

La forme et la force d'un pénis en érection sont invariablement comparées à la capacité et au pouvoir d'un homme dans le monde : un homme fort et affirmatif est présumé avoir un grand sexe « débordant de santé ». Une incapacité à avoir ou à maintenir une érection peut, par conséquent, être dévastatrice pour la confiance d'un homme et affaiblir sa résolution et son désir.

Dans la plupart des cas, l'impuissance est due à des problèmes psycho-émotionnels. La communication entre un homme et sa partenaire est de première importance, notamment si la partenaire en demande beaucoup sur le plan émotionnel, nie la masculinité de son compagnon, ou que des problèmes de conception se mettent en place. Il peut y avoir une peur de sa partenaire, qui peut être due à une menace émotionnelle ; ou une peur de la pénétrer et d'être dévoré, ou de perdre sa puissance en elle. Peut-être l'homme joue-t-il un rôle de soumission, perdant ainsi tout lien avec ses qualités masculines, ou peut-être ressent-il un conflit intérieur au sujet de ses préférences sexuelles. L'impuissance peut également être liée au fait d'avoir été abusé au cours de son enfance. La mémoire s'accumule dans les tissus, aussi la mémoire des abus subis dans le passé peut-elle se trouver dans le pénis ; l'impuissance peut également être provoquée par une accumulation de culpabilité et de honte, ou par quelque chose qui n'a pas été partagé.

Elle peut être causée par un stress au travail, par la concentration de toute son énergie dans une activité mentale, loin de toute expression physique ; il peut être demandé à l'homme de déployer toutes ses capacités au travail, et il se retrouve ensuite à la maison incapable d'offrir la moindre énergie ; ou peut-être se sent-il « émasculé » par un patron trop agressif et critique à son égard. L'impuissance peut également avoir pour origine un manque de travail, ou se produire au moment de la retraite, lorsque nous avons le sentiment de ne plus être d'aucune utilité.

Derrière toutes ces raisons possibles se cache la peur – la peur de perdre son contrôle ou d'être impuissant, la peur de partager ses véritables sentiments et son intimité, la peur de devoir se défendre, la peur de ne pas réussir. Toutes ces craintes nous poussent à réprimer nos sentiments, à devenir perfectionnistes, à nier toute forme de spontanéité et à retenir notre expression sexuelle.

La virilité est une expression de masculinité, de puissance et de supériorité – perdre de sa virilité renvoie à perdre sa masculinité. Cela peut mener à une rupture maritale, à une profonde dépression, voire au suicide. Trouver la cause profonde de son impuissance est essentiel si l'on veut s'estimer et s'accepter. L'exercice *La relaxation de la conscience intérieure* (voir p. 104) est important. Il est également vital de reconnaître que la véritable masculinité n'est pas dépendante de nos performances sexuelles, mais est simplement une relation profonde et objective avec nous-mêmes.

b) Les problèmes de prostate

Située sous la vésicule, la prostate sécrète un liquide nécessaire à la formation et au passage du sperme et, par conséquent, à la pérennité de la vie. Les problèmes de la prostate se rencontrent davantage avec l'âge. Comme la prostate est liée à la capacité reproductive et à la performance, elle reflète souvent les conflits et les soucis vécus à propos de l'action. À l'âge de la retraite, un homme peut avoir le sentiment d'avoir perdu son objectif de vie en quittant son emploi. Jusque-là, il avait la responsabilité de rapporter l'argent nécessaire au foyer, aussi peut-il avoir l'impression d'être désormais inutile, de ne plus avoir d'importance ni de valeur. Les problèmes de la prostate peuvent être associés à des problèmes financiers, et à la peur de voir sa sécurité matérielle réduite ou perdue. Beaucoup d'hommes ne savent pas comment exprimer leurs émotions et souhaitent partager leur amour, mais ils ne savent pas comment trouver cet amour. Certains privilégient le sexe pour trouver l'amour mais, si des problèmes de prostate apparaissent, ce qui leur semble être leur pouvoir de séduction leur paraît soudain perdu, et ainsi ils deviennent encore plus seuls sur le plan émotionnel. Une hypertrophie de la prostate peut également ajouter de la pression sur la vessie, augmentant l'envie d'uriner, même si en réalité il n'y a rien à évacuer. Cela indique une difficulté à exprimer ses sentiments intérieurs de confusion et de désir.

c) Les testicules

Le sperme est la source de la vie; il a besoin d'être traité avec respect. Les testicules sont les réservoirs de cette vie, mais ils contiennent également toutes nos peurs et nos confusions intérieures liées à nos désirs sexuels et à nos ardeurs cachées. Un **cancer des testicules**, forme de cancer la plus courante chez les hommes âgés de vingt à trente-cinq ans, nous montre peut-être le nombre extraordinaire de conflits et de doutes que les hommes peuvent ressentir à propos de leur sexualité et de leur virilité.

2. Elle

Le rôle de la femme a énormément changé au cours de ce siècle : si, en 1900, aucune femme n'avait le droit de vote, certaines sont aujourd'hui à la tête de leur État; nombre de femmes ne sont plus aujourd'hui astreintes au statut de femme au foyer et choisissent de mener tout à la fois leur carrière professionnelle et leur vie de famille. Avec l'avènement du contrôle des naissances, les femmes peuvent choisir de s'épanouir sexuellement sans craindre à chaque rapport de tomber enceintes, choisir d'avoir un enfant ou pas, et être beaucoup plus libres quant à leur avenir. Tous ces facteurs ont radicalement changé leurs relations avec les hommes. Bien que nombre de femmes préfèrent être indépendantes et soient heureuses de travailler, ces changements ont provoqué un profond bouleversement dans la manière dont nous considérons la féminité – ce que signifie être une femme, ce qui est ressenti comme être une femme. Comment une femme fait-elle pour être affirmative et créatrice dans son travail le jour, une mère attentive et chaleureuse le soir et une amante pleine de charme et de séduction la nuit ? Comment fait-elle pour tout à la fois assumer sa menstruation et conduire un important rendez-vous d'affaires ? Pour vivre sa ménopause tout en enseignant une classe de trente élèves ? Ou avoir un enfant malade à la maison et des patients toute la journée dans son cabinet ?

Apprendre à équilibrer ces forces opposées signifie relever le pari d'équilibrer le féminin et le masculin : être affirmative sans être agressive, se sentir égale aux hommes sans perdre la capacité à être tendre et attentionnée, être à la fois terrestre et intuitive. Les temps où les femmes étaient soumises, émotives et impuissantes appartiennent au passé. De plus en plus, les femmes font entendre leur voix, et leur sagesse est entendue.

Mais, en même temps que les femmes gagnent une plus grande liberté, nous constatons également que le nombre des difficultés liées au système reproducteur féminin, telles que le **cancer du sein** ou le **syndrome prémenstruel**, est en nette progression. L'idée de faire un enfant génère de plus en plus de conflits (Serai-je capable d'être une bonne mère ?), ne pas vouloir d'enfant peut engendrer un sentiment de culpabilité, et ne pas être capable d'en concevoir un sentiment d'échec. Ces problèmes physiques peuvent également être liés à des problèmes sexuels, le fait de vouloir dominer et d'être plus affirmative, le sentiment d'être traitée comme une inférieure par les hommes, ou les sentiments de honte et de culpabilité après avoir subi des abus ou des violences dans le passé.

L'image du guerrier est aussi significative pour la femme que pour l'homme. L'image nous rappelle qu'assumer notre féminité ne dépend pas du fait d'avoir un corps idéal, de mettre des enfants au monde, d'être une mère parfaite, d'être une amante passionnée et même de réussir sa carrière professionnelle. La nature féminine est également faite de sentiments et d'intuitions – le « sixième sens » féminin –, associés à la profondeur de l'amour et à la compassion d'un cœur ouvert. La capacité de concevoir et de mettre au monde un enfant est un symbole de l'extraordinaire activité féminine et de sa capacité à évoluer en elle-même, pour donner naissance à de nouveaux aspects de sa personnalité intérieure. Plus ces nouveaux aspects se développent avec facilité, plus la femme est capable de s'accepter véritablement et de s'aimer comme elle est. La nature féminine est également liée au fait de renoncer à l'ego pour atteindre les plus hauts niveaux de la compréhension humaine.

a) Les seins

Les seins sont les symboles le plus en vue de la féminité; la partie du corps féminin la plus regardée, commentée, tourmentée et exposée. Les femmes aiment rarement leurs seins, elles croient facilement qu'ils sont ou trop petits ou trop gros, ou trop hauts ou trop affaissés. La pression sociale qui s'exerce sur elles exige qu'elles aient telle forme ou telle apparence pour être attirantes, et pourtant peu d'entre elles répondent aux critères draconiens qui font qu'elles sont considérées comme physiquement parfaites. Depuis plus d'une vingtaine d'années, nombre d'opérations et de traitements sont pratiqués pour augmenter ou diminuer les poitrines des femmes, malheureusement bien souvent au détriment de leur santé. Des seins peuvent tout aussi bien générer un embarras, une timidité, un sentiment de honte et d'insécurité que de la fierté et de la confiance en soi. Les seins influencent le sens de l'identité d'une femme, selon qu'elle se sent attirante ou non. Certaines femmes sont incapables de toucher leur poitrine, ressentant de la peur ou de la répulsion, incapables qu'elles sont d'accepter cette partie de leur être.

Les seins sont également source de nourriture, de chaleur et d'attention, une expression du cœur, une partie du corps tendre et sacrée. Ils offrent du lait au nouveau-né, n'apportant pas seulement des aliments pour soutenir la vie, mais également du réconfort et de la sécurité. Combien de fois voyons-nous un enfant se blottir contre le sein de sa mère, même après avoir passé de longues heures à téter? Les seins peuvent offrir ce même réconfort lors d'une relation sexuelle, le partenaire peut se sentir aimé et rassuré en se blottissant contre les seins de sa compagne. À travers les seins, une femme partage son amour, elle offre une part d'elle-même au bénéfice d'un autre. Mais cela peut également générer un conflit intérieur. Être incapable d'avoir des enfants, d'allaiter, ou éprouver des difficultés devant le fait de nourrir peut laisser émerger une culpabilité, un sentiment de honte ou d'aversion de soi.

Il peut également y avoir une tendance à vouloir « trop nourrir », à traiter les personnes comme des enfants et à vouloir les garder très « proches » de son sein. Il peut aussi y avoir une tendance à refuser de nous nourrir, à toujours mettre les autres en avant et à nier nos besoins personnels par souci d'apporter de l'attention et de l'amour. Une femme peut ne pas se sentir comblée dans ses relations affectives, que ce soit avec son compagnon ou avec ses enfants, ce qui peut la mener à se sentir rejetée ou sans valeur en tant que femme. Dans l'espoir de retrouver l'amour et l'affection qu'elle recherche, elle peut elle-même se sous-estimer. Tous ces problèmes psycho-émotionnels peuvent donner lieu à des problèmes de poitrine.

Un cancer du sein est indubitablement lié à une croissance de l'environnement carcinogène mais, sans conteste, d'autres facteurs psychologiques et émotionnels peuvent être liés. Les cas de cancer du sein se sont brutalement mis à augmenter dès l'époque où les femmes ont quitté leur rôle traditionnel de femme au foyer et ont intégré les forces de travail. Parfois appelé « blessure féminine », un cancer du sein tend à indiquer un conflit entre être à la fois un objet de désir et une mère attentive et nourrissante, entre la volonté d'être affirmative tout en restant réceptive. Quels sentiments associés à la féminité provoquent en vous une telle confusion ? Aimez-vous vos seins ou vous révulsent-ils ? Votre féminité a-t-elle été abusée ou rejetée ? Avez-vous le sentiment d'avoir échoué en tant que femme ou mère ? Êtes-vous suffisamment nourrie et vous porte-t-on autant d'attention que vous le souhaitez ? (Voir également *Le cancer*, p. 270 et *Les côtés gauche et droit du corps*, p. 188.)

b) Le vagin

Cette entrée cachée dans l'être d'une femme est également l'endroit par lequel elle peut facilement se sentir exploitée ou violée. La capacité à s'ouvrir et à se soumettre est une expression de la nature féminine, mais cela exige beaucoup de tendresse et de sensibilité et ne convient pas à la brutalité ou à la force. C'est généralement là que nos conflits avec notre sexualité se manifestent – les problèmes d'abus sexuels passés, le rejet sexuel, la peur de perdre le contrôle de sa propre sexualité, la culpabilité ou la honte liées à des actes du passé, ou la peur de l'intimité.

Une **descente de l'utérus** ou **du vagin** indique un effondrement ou une perte, le sentiment de ne plus avoir de contrôle sur ce qui se passe, une impression de désespoir et d'impuissance. Comme un **prolapsus** tend à se produire plus généralement juste après un accouchement ou après la ménopause, il peut signifier que nous avons le sentiment de ne plus contrôler notre corps, comme s'il ne nous appartenait plus, et que nous avons peur de perdre notre féminité. Cette descente d'organe est souvent liée au sentiment de ne plus être attirante sexuellement, d'être rejetée ou de ne plus désirer avoir de relations sexuelles.

c) L'utérus

L'utérus est le centre de la vie créative, l'obscurité d'où émerge la lumière, le cœur féminin. Les problèmes qui peuvent se manifester ici sont par conséquent extrêmement liés à notre monde intérieur, à nos sentiments les plus profonds et les plus obscurs, et plus particulièrement avec le fait d'être une femme et/ou une mère. Les sentiments de doute, de culpabilité, d'échec, de honte, de peur, de ressentiment, de solitude, de tristesse, de ne pas être nourrie et d'être incapable de nourrir – tous ceux-là et d'autres sont liés à l'utérus. Une hystérectomie peut passer pour l'ultime rejet de la féminité, générer des sentiments de désespoir, la sensation que nous ne sommes plus d'aucune utilité, que nous avons perdu notre créativité ou que nous ne sommes plus désirables. Il est vital de se reconnecter avec l'essence de la féminité qui est dépendante non pas des organes que nous pouvons avoir ou pas, mais de la lumière de sagesse qui brille profondément en nous.

d) Les ovaires

Les ovaires représentent la source de la vie et de la créativité en une femme. Cela ne s'applique pas seulement à la création d'autres êtres humains, mais également à la création d'une nouvelle vie en nous-mêmes. Les conflits à cet endroit du corps sont souvent dus au fait qu'une femme se sent coupée de sa propre créativité (du sentiment d'être vivante intérieurement) ou qu'elle a perdu toute forme de respect pour la vie. Des **kystes ovariens** peuvent créer des problèmes menstruels et empêcher la grossesse. Cela indique de profonds conflits liés au fait d'être une femme et de devenir une mère. Cela peut également être une émergence de blessures passées – peut-être des violences sexuelles passées.

e) Le cancer du col de l'utérus

Le nombre de cancers du col de l'utérus arrive en deuxième place après celui des cancers du sein. Il peut indiquer des sentiments conflictuels au sujet de la sexualité, et particulièrement du ressentiment, du rejet ou de la peur. Cela peut être lié à l'activité sexuelle, quand le plaisir n'est pas toujours partagé. Cela peut manifester le sentiment d'être dégoûtée du sexe, tout en s'obligeant à croire que l'on fait son « devoir » en assouvissant les besoins « primaires » de son partenaire. Cette forme de cancer peut également se développer après que nous avons été victime d'un viol, qui nous a laissé le sentiment d'avoir été souillée. Cela peut indiquer un profond désir, des fantasmes sexuels qui sont socialement inacceptables et dont nous avons honte. Tous les problèmes évoqués plus haut avec le vagin sont également valables ici, particulièrement ceux concernant les abus subis dans le passé ou le rejet de la féminité. (Voir également *Le cancer*, p. 270.)

f) Les fibromes

Un fibrome dans l'utérus ou sur le col de l'utérus tend à montrer que des pensées accumulées depuis trop longtemps commencent à se solidifier. Elles renvoient souvent à des sentiments de honte ou de culpabilité, à des conflits intérieurs, qui peuvent être liés à l'enfantement, à la maternité ou même à notre propre enfance. Comme l'utérus est l'endroit où nous « nourrissons » une vie nouvelle, il peut s'agir de conflits autour du fait de nourrir – peut-être de donner aux autres alors même que nos propres besoins ne sont pas satisfaits. Êtes-vous suffisamment « nourrie » ? Avez-vous besoin d'être davantage soutenue ? L'utérus représente symboliquement l'endroit où de nouveaux aspects de notre être peuvent être développés et de nouvelles idées créées, c'est pourquoi les problèmes rencontrés à cet endroit du corps peuvent manifester une peur du changement et de la nouveauté, ou un désir de garder toutes les choses telles qu'elles sont en bloquant nos forces et énergies créatives.

g) La frigidité

L'acte sexuel est très différent pour les hommes et les femmes. Quand, pour un homme, les problèmes sexuels peuvent indiquer une peur de pénétrer et d'être dévoré, pour une femme ils peuvent manifester une profonde peur d'être pénétrée ou envahie par un autre être. Durant l'acte sexuel, une femme s'ouvre et se soumet, ses sentiments sont ainsi laissés sans puissance ni protection – avant la pénétration, il y a encore une mesure de sécurité mais, après la pénétration, plus aucune défense n'existe. En s'abandonnant au corps de l'homme, une femme peut avoir le sentiment de perdre quelque chose qui, une fois perdu, est irrécupérable. L'incapacité d'une femme à partager le plaisir sexuel reflète souvent une profonde inhibition ou une peur de l'intimité, peut-être issues de l'enfance ou dues à un traumatisme passé et à des abus sexuels.

Cela s'applique particulièrement à l'orgasme. L'orgasme est par définition incontrôlable et spontané. Pour certaines femmes, cela peut sembler terrifiant, notamment celles qui considèrent l'ordre, la perfection et le contrôle comme des moyens de trouver la sécurité. Toute forme d'expression émotionnelle peut être difficile, nos sentiments peuvent être enfermés à l'intérieur, sous une apparence calme et paisible.

La frigidité implique un puissant désir de conserver le contrôle de la situation en contractant ses muscles. Elle peut être due à un conflit intérieur de préférence sexuel, mais cela arrive également parfois quand une femme n'accepte pas ses désirs érotiques et bloque ses sentiments à l'intérieur de son corps. Elle peut se sentir laide et sans intérêt, préférant cacher son corps de la vue d'autrui. Pour certaines femmes, refuser l'acte sexuel représente le seul véritable pouvoir qu'elles possèdent. D'autres ont le sentiment que l'acte sexuel est quelque chose de laid et qu'il fait d'elles des putains – de tels sentiments se développent souvent au cours de l'enfance à cause de l'attitude des parents envers leur propre sexualité. Le sexe doit être quelque chose d'agréable et de sensuel, mais le plaisir devient inaccessible si on le considère comme immoral. Votre mère avait-elle peur du sexe ? A-t-elle été forcée par votre père ? Vous disait-elle que c'était mal ? Les techniques de relaxation (chap. V) et la libération de la peur de ses sentiments vous aideront certainement. (Voir également *La sexualité*, p. 320.)

h) Le muguet

Le *candida albicans* est une levure qui infecte les muqueuses, telles que la bouche et les intestins. Quand elle se produit dans le vagin, cette infection est appelée **muguet**. Le *candida* est normalement maîtrisé par l'équilibre acide/alcalin dans le vagin mais, si cet équilibre est bouleversé – que ce soit pour des raisons psycho-émotionnelles ou à cause des antibiotiques qui détruisent la flore naturelle –, cette levure fleurit et produit une substance blanchâtre et mousseuse qui irrite les membranes.

Cette substance symbolise les sentiments refoulés, et notamment ceux que nous considérons comme inacceptables. Une infection montre que quelque chose nous affecte d'une manière irritante et agressive et prolifère en nous. L'intimité laisse-t-elle émerger quelque conflit intérieur ? Êtes-vous sûre que ce soit avec la bonne personne que vous entretenez des rapports intimes ? Vous sentez-vous forcée ou abusée sexuellement ? Que s'est-il passé qui a renversé votre équilibre intérieur ? S'agit-il de sentiments de culpabilité ou de honte cachés, ou de désirs sexuels réprimés ? Y a-t-il quelque chose qui vous touche si profondément qu'il brise toutes vos défenses ?

Si nous avons une éruption de muguet, nous devons nous interroger sur tous les problèmes que nous ne traitons jamais, ou que nous refoulons simplement chaque fois qu'ils apparaissent. Il peut être utile de tenir un journal quotidien des événements psycho-émotionnels, de notre alimentation, afin de comparer les moments de crise. Voici un remède naturel et pourtant terriblement efficace : un simple yaourt naturel dans le vagin.

i) La menstruation et le syndrome prémenstruel

La menstruation est un rappel à la femme de sa féminité essentielle. Nous devons nous soumettre aux rythmes naturels du corps, à la circulation de la vie, au-delà de notre contrôle conscient. Le cycle de vingt-huit jours peut vivre de multiples variations, mais celles-ci sont parfaitement normales. Cependant, le stress, un traumatisme, un manque de nourriture, une perte de poids ou une maladie peuvent tous provoquer des perturbations et des arrêts dans la menstruation pendant quelque temps.

Comme les menstruations sont des rappels de notre fertilité, les **problèmes occasionnels** peuvent être liés au désir d'être enceinte ou à la peur de la maternité. Les problèmes peuvent indiquer une incapacité à se soumettre – si nous résistons à la circulation de la vie, nous créons un barrage derrière lequel se cachent nos sentiments. Les problèmes sont habituellement liés à des sentiments à propos de notre féminité, qui peuvent comprendre une confusion sur notre rôle et ce qu'être une femme signifie aujourd'hui, ou le ressentiment envers les hommes. Les hormones impliquées pour maintenir ce rythme mensuel ont une très forte influence sur notre état psychologique et émotionnel. Le corps s'affirme et nous demande de prendre un peu de temps pour réfléchir, méditer et créer. Mais il n'est pas toujours facile d'y parvenir avec un agenda archibouclé, « qui ne nous laisse plus une minute à nous » !

Le **syndrome prémenstruel** peut être très affaiblissant et affecter la moitié des femmes. Les symptômes, assez variables et provoqués par le changement des hormones, peuvent tout de même comprendre : une humeur maussade, une dépression, des envies de pleurer soudaines et fréquentes, une forte irritabilité et des accès de colère violents et imprévisibles ; des maux de tête, quelquefois des migraines ; la boulimie ; un besoin d'être seule ; de la rétention d'eau qui entraîne des ballonnements dans l'abdomen, la prise de poids et le gonflement des mains et des pieds ; des douleurs dans les seins ; de la constipation et des douleurs intestinales ; une tendance à être maladroite et à provoquer des accidents, à être négligente et à oublier. Certaines femmes peuvent se trouver incapables de faire quoi que ce soit pendant une période allant de un jour à une semaine.

Il est important de reconnaître que le syndrome prémenstruel a touché de plus en plus de femmes au moment où leur rôle dans la société a commencé à changer. La majorité des femmes travaille, et il devient pour elles très difficile de se soumettre aux rythmes de la nature. Durant la menstruation, il n'est pas facile de répondre aux exigences professionnelles, d'avoir l'esprit clair, et de paraître au mieux de sa forme quand on se sent ballonnée et mal à l'aise. Les femmes doivent se débattre entre l'obligation de faire face à leur travail et le désir d'être tranquilles et de prendre leur temps. Ajoutez à cela une bonne mesure de culpabilité, un manque d'amour-propre, voire un sentiment de honte, beaucoup de stress et, finalement, qu'y a-t-il d'étonnant à voir des femmes qui ne supportent pas cette période de leur cycle et qui rencontrent de nombreux problèmes menstruels ?

Détestez-vous cette période du cycle de la femme ? Ou détestez-vous plutôt l'obligation de devoir travailler ? Avez-vous le sentiment de devoir prouver que vous êtes une femme ? Ou voudriez-vous plutôt être un homme ? Préférez-vous dominer au lieu de vous soumettre ? Est-ce que ce rappel mensuel de votre féminité vous dégoûte ? Éprouvez-vous des difficultés à laisser faire la nature, préféreriez-vous toujours tout contrôler ?

j) La grossesse et l'accouchement

La plupart des femmes vivent leur grossesse comme un moment heureux. Cependant, la société a de fortes exigences vis-à-vis d'une femme enceinte – elle doit être heureuse, dans l'attente perpétuelle de cet enfant, être radieuse et respirer la santé. Pourtant, dans la réalité, une grossesse peut entraîner nombre de doutes, de craintes, du ressentiment et de l'insécurité. Ce ne sont pas seulement les transformations physiques et hormonales qu'il faut supporter, mais l'idée de se retrouver avec un enfant à soigner peut sembler terrifiante. Pour beaucoup de femmes, la grossesse marque une véritable rupture avec leur jeunesse et leur liberté, un bond soudain dans l'âge adulte.

Il est totalement naturel qu'une femme se sente anxieuse et effrayée. Ce dont elle a le plus besoin est un soutien fort et inconditionnel qui lui montre qu'elle n'est pas seule. Certaines difficultés rencontrées au cours de la grossesse peuvent révéler nos sentiments intérieurs. Les exercices (chap. VIII et IX) et les techniques de profonde relaxation (chap. V) sont essentiels pour libérer les tensions et les peurs intérieures.

La plupart des naissances se passent sans problème, avec peu de complications et la remise sur pied se fait rapidement. Accoucher n'est après tout qu'un processus naturel, et non pas une maladie. Mettre un enfant au monde est certainement l'un des moments les plus importants dans la vie d'une femme. Cependant, certaines complications au cours de l'accouchement peuvent tout de même survenir, sans forcément avoir de liens avec le fait que la mère soit bien préparée ou non. C'est qu'il y a deux êtres et chacun doit respecter son propre rythme. Des peurs inconscientes et inattendues peuvent émerger quand une femme se trouve soudain confrontée à la réalité de la naissance de son enfant – cela peut tout à coup lui sembler impossible. Un nouvel être va bientôt se séparer d'elle et lui demander beaucoup d'attention. En théorie, cela peut sembler facile mais, en pratique, ce n'est plus la même histoire. Comment saura-t-elle ce qu'il faut faire selon les situations ? Sera-t-elle capable d'être une bonne mère ? À chaque naissance se produit une mort – la mort d'un être pour la naissance de deux autres.

Être capable de se relaxer, de se laisser aller et de respirer en nos peurs nous aide à libérer nos tensions, tout en nous permettant d'exprimer tous les sentiments qui émergent. Le plus important est d'accepter ce qui se passe, de ne pas se sentir coupable ni honteuse si la naissance ne s'est pas passée comme prévu. La chose essentielle est de s'engager sur le chemin avec cet enfant et de reconnaître la bénédiction de cette nouvelle vie. Un environnement doux, attentif et plein d'amour renforcera les liens affectifs entre la mère et son enfant, et assurera une enfance paisible et sans traumatisme.

La **dépression postnatale** (le « baby-blues ») est liée à tous les problèmes énumérés ci-dessus – en particulier, à l'extraordinaire transformation nécessaire pour accueillir cette nouvelle personne et en prendre soin. Cette responsabilité peut nous accabler, nous effrayer et nous épuiser, nous conduire à un sentiment d'anxiété, de culpabilité et de honte. Cela peut occasionner des difficultés avec notre compagnon. L'accouchement peut également laisser resurgir des souvenirs du passé, de sa propre naissance et de son enfance. Si ces souvenirs s'avèrent pénibles, la joie de devenir mère peut être remplacée par la dépression et le chagrin.

Les **problèmes d'allaitement** peuvent se développer suite à des conflits intérieurs, devant la difficulté d'être à la fois une mère pour son enfant et une amante pour son partenaire, par peur de développer une intimité malsaine avec son enfant. Cette nouvelle responsabilité de faire attention à une autre vie peut être intimidante ; ce type de problème peut également révéler une tendance à trop materner. Une jeune mère peut également se sentir seule et abandonnée, en manque de « nourriture affective », car le bébé attire bien souvent toute l'attention.

k) La ménopause

La ménopause est un moment pour donner aux « hommes une pause[1] ». En d'autres termes, c'est un moment qui permet à une femme de s'écouter et de se retrouver. Ce « changement de vie » se produit lorsque sa relation avec elle-même et le fait d'être une femme passe par une phase différente. Ayant perdu sa fertilité et ses menstruations, il est temps pour elle de découvrir qui elle est véritablement en tant que personne. Après avoir joué les rôles d'épouse et de mère, elle est enfin libre de trouver sa véritable identité.

Cependant, ce « passage dans la vie » peut se révéler très traumatisant. Les femmes ont généralement peur en premier lieu de ne plus être attirantes pour leur partenaire, que leur corps prenne du poids, de perdre de leur charme, et de ne plus avoir de pulsion sexuelle. Pour de nombreuses femmes, être une mère représente leur principale raison de vivre. Sans ce rôle social, que peut faire une femme ? Quel doit être son objectif ? Qui est-elle ? Peu à peu s'installe une peur de vieillir, alors que des transformations incontrôlables et irréversibles prennent place. Pour certaines femmes, cette période ne présente pas de problèmes particuliers, mais d'autres peuvent devenir complètement déprimées. Quelques-unes en viennent même à penser qu'elles ne sont désormais plus d'aucune utilité. La ménopause « stoppe » la circulation sanguine dans le corps, cela peut indiquer que nous cessons de nous aimer nous-mêmes, comme si notre cœur était devenu complètement sec.

Les symptômes de la ménopause peuvent être très variés. Les **bouffées de chaleur** indiquent le feu de la colère ou la peur, la chaleur du ressentiment ou de l'insécurité ; le corps brûle son

1. To « men a pause » : men-a-pause.

passé, pour se libérer de toutes les vieilles manières d'être. La **transpiration** est en fait la libération de l'énergie émotionnelle, une effusion d'émotions qui nous lave de qui nous avons été, pour nous préparer à être quelqu'un de nouveau. Une **sécheresse vaginale** est due à la peur de ne plus être sexuellement attirantes, c'est pourquoi nous pouvons chercher à réprimer nos sensations sexuelles.

Il est essentiel de nous apporter de l'énergie en nous aimant et en prenant soin de nous-mêmes. C'est un moment important pour devenir amie avec nous-mêmes, avec qui nous sommes réellement, pour nous recréer et découvrir une nouvelle direction. Considérons la ménopause comme un commencement, une ouverture vers notre plénitude, plutôt que la fin de quelque chose. Nous découvrons une extraordinaire liberté après la ménopause, un temps où la véritable femme qui est en nous peut émerger – la femme sauvage, la femme sage, la femme libre !

3. Ensemble

a) La stérilité

Être capable d'avoir un enfant est normalement considéré comme un passage dans la maturité – entrer dans l'âge adulte ne signifie pas habituellement savoir si nous aurons un enfant ou non, mais plutôt quand nous l'aurons. Découvrir que nous ne pouvons pas avoir d'enfants peut avoir un effet dévastateur. Nous pouvons notamment avoir le sentiment de ne pas contrôler la situation, d'être impuissants, d'être une victime et que la vie n'a aucun sens. Très vite, nous pouvons sombrer dans la dépression ou dans un profond désespoir. Et les taux de population frappée de stérilité ne cessent d'augmenter – aux États-Unis, environ un couple sur six rencontre des problèmes au moment de la conception d'un enfant. Chaque fois, on parvient à expliquer cette stérilité en établissant des liens avec les effets de la pollution de l'environnement, ou en trouvant des causes génétiques. Cependant, de nombreuses questions d'ordre psycho-émotionnel doivent également être posées.

Un fort niveau de stress peut affecter la production des spermatozoïdes ou l'ovulation, aussi bien que la production d'hormones. Le stress généré en essayant de devenir enceinte peut empêcher la conception : par exemple, de nombreux couples dits « stériles » qui adoptent conçoivent un enfant peu de temps après l'adoption, après s'être soudain libérés de la crainte de ne pas avoir d'enfant. La stérilité peut également être liée à des abus subis au cours de l'enfance, qui n'ont pas été reconnus ou résolus et créent par là même une peur inconsciente d'avoir un enfant, peut-être même la peur que nous abuserons dans l'avenir de notre enfant de la même manière que nous aurons été abusés. Elle peut également être due à la peur de prendre des responsabilités et de ne pas être capable de se débrouiller, notamment financièrement.

Ne pas avoir d'enfants peut nous faire paraître l'avenir vide, mais c'est également l'opportunité d'être plus intime avec nous-mêmes. Nombre de gens préfèrent avoir des enfants dans l'intention de donner un sens à leur vie, plutôt que de chercher en eux-mêmes la source de leur bonheur. Avez-vous vitalement besoin d'avoir quelqu'un à aimer et à soigner? Avez-vous le sentiment que votre vie n'a pas de sens ou d'objectifs sans enfants? Avez-vous le sentiment que vous n'avez aucune valeur en vous-même à offrir au monde?

Il y a beaucoup de gens qui choisissent de ne pas avoir d'enfants, et d'autres vivent très bien le fait de ne pouvoir en avoir. Dans ces cas-là, nous remarquons chaque fois que ces personnes vivent une très forte relation avec elles-mêmes, qu'elles se font amies avec leur situation et qu'elles découvrent d'autres manières d'enrichir et de remplir leur vie. Elles exercent très souvent des professions créatives ou de soin, et emploient leur énergie au bénéfice des autres. S'il nous est impossible d'avoir un enfant, pour quelque raison que ce soit, alors nous devons prendre le temps de nous reconsidérer, de nous redécouvrir et de nous enrichir. Il existe bien des manières de partager notre amour avec d'autres personnes, et nombre de personnes ont certainement besoin de cet amour que nous avons.

b) La sexualité

Bien que les médias nous disent que le sexe est quelque chose que nous aimons tous et que nous faisons tous en moyenne quatre fois par semaine, la sexualité de chaque individu est différente. Il n'existe pas de normes, de bien ou de mal. Le désir peut être fluctuant, aller et venir, être fort ou plus modéré selon de nombreux facteurs dans nos vies. Les gonades – les glandes endocrines associées aux organes reproducteurs – entretiennent une relation énergétique avec l'épiphyse, elle-même associée à la conscience spirituelle. L'équilibre entre la sexualité et la spiritualité peut, par conséquent, influencer notre équilibre – nous avons souvent moins de désirs sexuels quand nous consacrons du temps à la méditation ou à la prière, mais davantage si nous pratiquons régulièrement une activité sportive ou physique.

L'énergie sexuelle est une force si puissante qu'elle forme la base de certaines pratiques ésotériques ou spirituelles, elle peut stimuler les plus hauts états de conscience, unir deux personnes et dissoudre des inhibitions pour libérer l'esprit. Le sexe complète l'équation humaine, quand deux ne font plus qu'un. À travers notre sexualité, nous partageons notre amour avec une autre personne, nous découvrons en nous une plus grande liberté et une extraordinaire beauté.

L'orgasme libère de tous les contrôles, de toutes les frontières et de toutes les limites. L'orgasme peut être suivi d'une effusion et d'une libération d'émotions trop longtemps contenues, d'un lâcher-prise de notre peur. Mais une telle extase n'arrive pas toujours sans difficulté ! Permettre à son corps de s'exprimer demande beaucoup de courage. L'intimité avec une autre personne nous rappelle nos traumatismes passés et nos inhibitions. Plus nous devenons proches, plus ces questions nous reviennent à l'esprit. Cela peut parfois nous pousser à nous renfermer sur nous-mêmes et nous rendre incapables de partager la moindre émotion.

Être intime signifie permettre à une autre personne d'entrer dans notre monde intérieur, que ce soit en partageant notre amour et notre amitié, ou en partageant notre passion et notre sexualité. L'intimité nous oblige à voir les autres tels qu'ils sont. Au moment d'une extase partagée, l'intimité est si forte que notre soi individuel n'existe plus et que le « Je » se dissout. Une des manières de se préserver d'une telle intimité est de vivre une profonde amitié – de créer un lien de cœur – avec une personne, tout en ayant une relation physique avec une autre. De cette manière, une partie de nous-mêmes est toujours retenue, privée et protégée. Rien n'est plus périlleux que de vivre ces deux aspects de notre personnalité avec la même personne. Quand cela se produit, nous n'avons plus nulle part où nous cacher – être intime tant au niveau du cœur que sexuellement demande un profond niveau de conscience et de soumission.

Lorsque nous sommes capables d'ouvrir notre cœur et de tout donner de nous-mêmes, le pouvoir transformationnel de l'énergie sexuelle peut s'éveiller. Cette énergie est mal employée si elle est utilisée pour exercer une forme de pouvoir ou de domination, pour assouvir sa perversion, ou s'il n'y a aucune réciprocité émotionnelle entre les deux partenaires. Une énergie sexuelle mal employée peut avoir pour résultat un trouble sexuel, un traumatisme psychologique, une rupture émotionnelle, une dépression et/ou une maladie. Le sexe ne doit pas être pris à la légère – une activité sexuelle insouciante peut engendrer nombre de problèmes.

c) Les maladies sexuellement transmissibles

Une maladie transmise de manière sexuelle est un *malaise* transmis, un désir intérieur et une tentative malheureuse de trouver le moyen de se libérer à travers le plaisir physique. Cela peut se produire lorsque l'énergie sexuelle est mal employée ou contrainte. Êtes-vous intimement lié avec une personne pour qui vous n'éprouvez aucun véritable sentiment ? Ou employez-vous votre énergie sexuelle d'une manière qui, profondément, ne vous convient pas ? Un tel malaise peut impliquer un sentiment de culpabilité, d'aversion envers soi-même, la sensation de n'être véritablement aimé de personne. Peut-être cela montre-t-il que nous abusons consciemment de quelqu'un. Nous pouvons éprouver une telle aversion pour nous-mêmes que nous continuons à abuser des autres, ou que nous nous laissons abuser, comme par une sorte de punition.

Les maladies sexuellement transmissibles sont devenues avec le temps plus difficiles à soigner. De la **syphilis** à la **blennorragie**, en passant par le **sida**, toutes sont des avertissements nous demandant de faire attention à notre manière d'employer notre énergie sexuelle, d'avoir plus de respect, que ce soit pour les autres ou pour nous-mêmes. La maladie crée un espace dans lequel nous ne pouvons plus avoir de relations intimes ou sexuelles, elle est une véritable opportunité d'être avec nous-mêmes et d'observer notre comportement. De telles maladies sont une manière de manifester que tout ne va pas bien avec notre énergie sexuelle et nos sentiments vis-à-vis de ce que nous faisons ; cela nous montre que des problèmes de ressentiment, de peur et de rejet de soi-même continuent à être ignorés. Nous sommes en dehors de la circulation de l'énergie naturelle de l'ensemble de notre être. (Voir également *Le sida*, p. 265.)

Chapitre XIX

Définir ses limites : la peau, les cheveux et les ongles

1. La peau

La peau, qui comprend les cheveux et les ongles, est l'un des plus grands et des plus remarquables organes du corps. Elle est imperméable, lavable, élastique, autocicatrisante et tactile. Elle nous protège contre les pertes d'eau, tout en nous permettant de transpirer, elle nous défend contre les infections et les expositions aux substances étrangères, et elle régule notre température.

C'est à travers la peau que nous faisons face au monde et qu'il nous connaît. La peau rougit de colère ou de honte, ou encore par amour ou par embarras, devient blanche lors d'un choc, se couvre de « chair de poule » dans le froid et l'anticipation, et transpire dans l'effort ou la peur. Chaque émotion crée une réaction qui se manifeste au niveau de la peau et qui peut être électriquement mesurée. Elle reflète notre alimentation, notre sommeil et notre consommation d'alcool.

La peau est l'expression la plus extérieure de notre être le plus intérieur : c'est à travers elle que nous communiquons avec les autres. Elle représente nos limites extérieures, ce dans quoi nous sommes contenus et retenus. Elle forme une frontière entre le monde et nous-mêmes, un lieu de rencontre entre l'intérieur et l'extérieur. Par conséquent, les difficultés rencontrées avec la peau sont souvent liées à des difficultés de communication, notamment si cette communication menace nos limites d'une manière ou d'une autre.

Le toucher passe à travers ces limites, dépassant nos frontières pour atteindre les sentiments qui sont en nous. Le toucher est la forme la plus basique de communication ; pour transmettre de l'amour, de la tendresse, des soins, de la sécurité, de la confiance, de l'attention et de la passion. Un bébé peut mourir s'il n'est pas suffisamment caressé, alors que les adultes peuvent développer de sérieuses maladies mentales et de véritables traumatismes s'ils n'ont pas de contact humain, comme s'ils se trouvaient enfermés à l'intérieur d'une coquille.

Caresser fait naturellement partie de l'intimité, mais un contact physique n'est pas toujours plaisant ; il peut également éveiller la peur d'être blessé, ou le sentiment de se sentir exposé ou vulnérable. Une peur de toucher montre une profonde peur de partager, de se dévoiler. Elle peut être due au sentiment d'être sale et laid, ou encore à un sentiment de honte et de culpabilité.

Le visage est la partie de nous qui rencontre le monde en premier lieu et sur laquelle nous sommes le plus souvent jugés. Nous dépensons une énorme quantité de temps et d'argent pour essayer de rendre notre visage socialement acceptable, pour tenter de cacher nos sentiments derrière un sourire imperturbable. Les visages peuvent être ouverts ou fermés, relaxés ou tendus, confiants ou suspicieux, joyeux ou tristes – ils peuvent dévoiler tout ce qui se passe sous la surface. Plus nous fronçons les sourcils, plus notre visage tend à « prendre le pli » pour se rider ; plus nous sourions, plus il paraît à l'aise.

Les émotions conflictuelles, les manques de confiance en soi et d'amour-propre, les passions inappropriées, les sentiments contenus ou l'angoisse, toutes ces émotions s'expriment sur le visage sous forme d'**éruptions**, de **taches** et d'autres **irritations de la peau.** Une **peau très sèche** implique une retenue des émotions, comme si nous tentions de tout garder à l'intérieur pour ne pas avoir à communiquer ni à échanger nos sentiments. Une **peau grasse** montre plutôt un excès d'émotions – bien souvent des émotions passionnées ou de colère –, excès qui ne parvient pas à se libérer. Chaque imperfection de la peau est comme une douleur intérieure qui trouve le moyen de se manifester.

a) L'acné

L'acné apparaît habituellement au cours de notre puberté et représente une éruption de tous les conflits et de tous les sentiments tourmentés contenus à l'intérieur. Durant cette période de notre vie, il est très difficile de « nous sentir bien dans notre peau ». Tout ce que nous faisons peut nous paraître stupide ou mauvais ; l'estime de soi peut être quasiment inexistante. La vie semble injuste, comme si nous étions personnellement harcelés, alors qu'en réalité, c'est notre propre tourment intérieur qui provoque notre douleur.

La perturbation due au passage de l'enfance à l'âge adulte ne doit pas être négligée. C'est une période de la vie où nous tentons de découvrir qui nous sommes véritablement en tant qu'individu, et où s'éveillent en nous de forts désirs sexuels sans que nous ayons encore le moyen de les exprimer. Les fantasmes abondent, une simple caresse d'une autre personne peut provoquer un jaillissement de désir et une libération d'hormones. L'acné reflète la profondeur des émotions qui circulent dans le corps – le désir se libère en s'exprimant à travers les éruptions. C'est un cri de l'intérieur pour cesser de nous attaquer à nous-mêmes, un appel pour nous accepter tels que nous sommes et trouver notre beauté intérieure.

b) L'acné rosacée ou couperose

Cette forme d'acné apparaît le plus souvent chez les femmes au moment de la cinquantaine et se manifeste par un rougeoiement des joues et du nez dû à la dilatation des vaisseaux sanguins, bientôt suivi de petits boutons environnés d'une auréole rose. Cette inflammation des glandes cutanées du visage est bien souvent associée à une mauvaise alimentation, à la consommation de tabac et d'alcool, voire à une *cirrhose du foie*. Mais elle peut également indiquer une colère ou un ressentiment réprimé – des problèmes liés à l'énergie du foie. Comme l'**acné rosacée**, appelée également **couperose**, affecte le visage, elle a à voir avec les sentiments que l'on exprime et que les autres ne remarquent pas, ce qui provoque amertume et frustration.

c) La mycose du pied

Cette démangeaison irritante entre les orteils est provoquée par une infection fongique assez banale qui peut être facilement attrapée dans les lieux publics tels que les vestiaires ou les piscines. Les orteils représentent, d'une manière plus précise, notre souci de l'avenir, et notamment la direction dans laquelle nous allons et notre appréhension de ce que l'avenir nous réserve. Y a-t-il quelque chose qui vous irrite lorsque vous pensez à votre avenir ? Est-ce que quelque chose vous affecte et vous fait mal au point de ne pas vous sentir bien dans votre peau ? Y a-t-il quelque chose qui brûle vos propres limites entre l'intérieur et l'extérieur ? Êtes-vous sûr d'emprunter la direction que vous souhaitez ?

d) Les furoncles

Les furoncles sont provoqués par une infection d'un follicule pilo-sébacé (de la peau) due à une faible résistance et à une multiplication des bactéries. Ils indiquent une éruption de colère et d'émotions enflammées, ou de pensées furieuses, à l'encontre de notre compagnon ou d'un parent, voire parfois de nous-mêmes. Ces sentiments peuvent avoir été « fermentés » et amassés longtemps avant que le furoncle n'apparaisse. Les furoncles au visage tendent à montrer que nous nous sentons en colère à propos de quelque chose auquel nous ne voulons pas faire face ou dont nous ne voulons rien savoir ; s'ils sont dans le dos, peut-être s'agit-il d'un problème que nous essayons (vainement) de cacher. Qui provoque cette infection en vous ? Qu'est-ce qui provoque ces éruptions sur votre corps ? Que vous dit votre *intelligence du corps ?* (Se référer également au chap. X, pour plus de détails sur la partie du corps affectée.)

e) Les bleus et contusions

Quand nous nous cognons contre quelque chose et que nous souffrons d'une contusion, cela signifie que nous n'allons pas dans la bonne direction ou que nous ne faisons pas la bonne chose. Nous cognons, symboliquement, un mur de briques. Essayez-vous d'en faire trop et, ce faisant, ne voyez-vous plus ce qui vient vers vous ? Regardez-vous trop loin en avant, au lieu de prêter attention aux détails ? Est-ce certaines questions qui se cognent en vous à force de rester enfermées à l'intérieur ? Un bleu est douloureux, c'est pourquoi il a besoin de soin et d'attention. Vous sentez-vous comme ce bleu, avez-vous besoin d'être réconforté ? Quelque chose se transforme en ecchymose. Exprimez-vous votre colère ou essayez-vous de la garder bloquée à l'intérieur ? Quelqu'un vous a-t-il cogné, tout au moins au niveau émotionnel ? Être constamment couvert de bleus peut indiquer que nous nous sentons battus par la vie ; cela reflète une attitude de victime qui dit que nous devons supporter tout ce qui vient, tel que cela vient. Avez-vous besoin de prendre plus de responsabilités dans votre vie quotidienne, de réfléchir à ce que vous souhaitez réellement pour permettre aux choses de se manifester autrement que sous forme d'un « coup de poing » ?

f) Les brûlures

Les problèmes manifestés par des brûlures concernent notre relation avec le monde. Cela signifie que nous jouons avec le feu et que nous avons besoin d'être plus attentifs, notamment dans le domaine des dangers émotionnels, car une brûlure signifie une perte de notre protection (notre peau). Vous sentez-vous particulièrement vulnérable ou sans défense ? Avez-vous le sentiment d'être brûlé par quelqu'un ? Les petites brûlures nous rappellent que nous devons prendre garde aux petits détails, être attentif à nos limites et ne pas avancer trop rapidement sans nous assurer de notre chemin. Une brûlure plus importante nous montre qu'il y a une émotion très vive – une colère, une frustration ou une douleur – qui brûle à l'intérieur. Vous sentez-vous brûlé par votre passé ? Une brûlure provoque une extrême sensibilité et empêche tout contact étroit avec une autre personne. Avez-vous besoin de prendre un peu de temps avec vous-même, d'être seul pendant un moment ? Un temps non seulement pour soigner la blessure extérieure, mais également pour guérir la blessure intérieure ? (Se référer également au chap. X, pour plus de détails sur la partie du corps affectée.)

g) Les callosités et rugosités de la peau

Les endroits où notre peau est dure et épaisse indiquent que des pensées – comme la peur et les préjugés – se sont endurcies et sont devenues immuables. La partie calleuse du corps devient dure et insensible. Une armure de peau amenuise notre capacité à ressentir et à recevoir. C'est comme un mur protecteur qui empêche toute forme de rapport de confiance et de communication avec les autres. Êtes-vous devenu plus dur et insensible ? Êtes-vous fermé aux autres et à votre propre besoin de tendresse et d'affection ? Si ce sont nos pieds qui deviennent calleux, cela indique que le sol sur lequel nous nous tenons debout devient solide et immuable ; il n'y a plus aucune possibilité de changer ou de se mouvoir, de laisser la libre circulation d'énergie se faire en nous. Une callosité montre une résistance, une raideur intérieure.

h) Les coupures

Une coupure est comme une blessure mentale, un choc psychologique dû à quelque chose qui nous est extérieur (une coupure est toujours provoquée par un objet extérieur, il ne s'agit jamais d'une éruption interne) ou au fait d'avoir voulu aller trop loin, d'en faire plus qu'il n'était possible. Avez-vous donné trop de vous-même ? Avez-vous dépassé vos limites ? Les coupures affectent notre pouvoir de protection et affaiblissent nos frontières. Y a-t-il quelque chose ou quelqu'un qui cherche à briser vos défenses ? De petites coupures peuvent simplement nous rappeler que nous devons faire plus attention aux détails, regarder comment nous sommes affectés psychologiquement et émotionnellement par notre environnement. Avez-vous omis des détails de votre vie qui sont importants ? De larges coupures indiquent que nous pouvons nous sentir divisés à propos de quelque chose, mis en pièces ou isolés, ou coupés du monde par quelqu'un. Cela peut très vite nous donner un sentiment d'impuissance et de vulnérabilité. Il n'y a plus nulle part où nous cacher ; nos frontières sont exposées. (Se référer également au chap. X, pour plus de détails sur la partie du corps affectée.)

i) La dermatite ou dermite

Dermatite est un terme qui couvre une très large variété d'irritations de la peau, provoquées par le stress, les infections ou les allergies. Une irritation signifie que quelque chose nous ennuie et pousse les limites de notre être à réagir. Les problèmes de peau sont une manière de garder le monde à distance. Y a-t-il quelqu'un ou quelque chose qui vous affecte et qui vous mette mal dans votre peau ? Ou vous sentez-vous surexposé, vulnérable et sensible ?

L'**eczéma** manifeste une extrême sensibilité aux émotions et aux circonstances qui nous entourent. Il limite les contacts physiques en créant une bulle dans laquelle nous ne pouvons être touchés. Y a-t-il certaines formes de contact et de communication qui vous irritent ? Avez-vous peur de l'intimité ? Êtes-vous bloqué à l'intérieur par peur d'aller de l'avant ? Êtes-vous trop sensible à quelqu'un ou à quelque chose ?

La **peau qui pèle** montre que nos limites sont trop minces et sans résistance, trop faciles à transpercer, ce qui marque une tendance à être facilement influencé par les autres et à éprouver des difficultés à cerner notre propre identité. Cela peut également dire que nous sommes comme un serpent qui mue et perd sa peau, se débarrassant ainsi de toutes les vieilles manières d'être pour laisser émerger un nouvel être, mais que nous sommes incapables de laisser les choses se faire et que nous avons peur de nous libérer. Nous avons besoin de nous débarrasser de toutes nos vieilles couches de peau pour nous laisser respirer et nous imprégner de nouvelles pensées.

Une **éruption** implique que nous agissons trop hâtivement ou que quelque chose nous ennuie réellement. Avez-vous pris plus de risques que vous n'auriez dû ? Avez-vous trop rapidement tiré une conclusion sans avoir entendu toute l'histoire ? Y a-t-il quelqu'un qui vous irrite ? Avez-vous fait quelque chose dont vous avez honte et qui vous culpabilise ? Ou vous sentez-vous particulièrement allergique à quelqu'un ou à quelque chose ?

Une **démangeaison** peut être due à une égratignure sur le visage – elle montre soit que quelque chose en nous essaie d'attirer notre attention pour pouvoir s'exprimer, soit qu'un élément extérieur commence à nous irriter et nous met mal dans notre peau. Une démangeaison peut marquer une frustration. Qu'est-ce qui essaie de sortir, de s'extérioriser ? Qu'est-ce qui a besoin de prendre sa voix ? S'agit-il de quelqu'un qui vous ennuie profondément ? Une égratignure peut indiquer une agressivité réprimée. Avez-vous envie de frapper quelqu'un ? (Se référer également au chap. X, pour plus de détails sur la partie du corps affectée.)

j) Le mélanome

Le cancer de la peau est aujourd'hui en forte croissance, de plus en plus de gens sont frappés par cette maladie. Parallèlement à cela, les trous dans la couche d'ozone ne cessent de se développer et nous sommes surexposés aux effets néfastes des rayons du soleil. Cette maladie est directement liée à notre environnement, notamment dans les pays tels que l'Australie. Cependant, des mélanomes se développent également chez des personnes qui ne sont pas exposées aux effets des rayons du soleil. Par conséquent, certains de ces cancers doivent sans doute avoir des origines psycho-émotionnelles.

Un mélanome implique que nos limites ont été pénétrées. Avez-vous été particulièrement affecté par un stress excessif, une tension émotionnelle ou un conflit intérieur, qui vous laisse ressentir que vous êtes vulnérable et exposé ? Certaines questions d'aversion de soi et de manque d'attention pour soi peuvent parfois se poser dans ce type de symptôme ; peut-être cherchez-vous trop à satisfaire les désirs des autres sans prendre garde à vos propres besoins ? Peut-être ressentez-vous un profond malaise quant à toute forme de contact physique et de caresse. (Voir également *Le cancer*, p. 270, et le chap. X, pour plus de détails sur la partie du corps affectée.)

k) La transpiration

Les glandes sudoripares font partie du système de régulation de la température du corps. C'est pourquoi, lorsqu'il fait chaud, nous transpirons pour refroidir le corps avec de l'eau. Une **transpiration excessive** se produit habituellement lorsque nos émotions deviennent trop enflammées et que nous avons besoin de nous libérer – nous sommes enflammés par des sentiments de colère, de passion, de honte ou d'embarras. Les **sueurs froides** sont habituellement associées à la peur, et plus particulièrement à une profonde peur d'établir des liens de communication ou d'être confronté aux autres, alors même qu'on se sent insécurisé et vulnérable. La transpiration peut également être due à une nervosité ou à une timidité exceptionnelle, ce qui montre un besoin d'être plus détendus et plus à l'aise avec nous-mêmes.

l) Les verrues et les verrues plantaires

Toutes les deux provoquées par un virus, la verrue plantaire apparaît sur le pied alors que la verrue peut se manifester à n'importe quel endroit du corps. On peut établir deux principaux liens avec l'*intelligence du corps.*

Le premier peut être le sentiment d'être envahi et d'avoir une réaction forte contre un tel envahissement. Quand un virus se développe, c'est que quelque chose a pénétré nos couches intérieures de protection, ce qui génère des sentiments de répulsion et de dégoût – nous nous sentons exposés et sans pouvoir, comme si nous étions une victime de cette autre énergie. Y a-t-il quelque chose qui vous ronge de l'intérieur? Y a-t-il quelque chose qui a traversé vos frontières extérieures et intérieures pour maintenant élire domicile en vous? Les verrues plantaires se logent dans le pied et peuvent être extrêmement douloureuses. Elles peuvent nous empêcher de poser complètement notre pied à plat et de marcher normalement. Interrogez-vous, cherchez à savoir s'il n'y a pas une direction vers laquelle vous vous dirigez, mais que vous refusez d'emprunter. Avez-vous besoin d'être plus ferme et plus clair avec vous-même, afin peut-être de mieux reconnaître vos besoins?

Le second aspect est un sentiment d'aversion et de rejet de soi-même, ou de certaines parties de nous-mêmes – nous pouvons devenir si négatifs à propos d'une partie de nous que nous finissons par la séparer du reste du corps et par en faire une chose laide. Les sentiments de ne pas être aimé et de ne représenter aucun intérêt pour personne peuvent être à l'origine de la formation des verrues. Bien souvent, la partie du corps touchée nous indique un fort sentiment de honte ou de culpabilité que nous voudrions cacher. Il est essentiel de ressentir de l'amour jusque dans ces parties du corps, pour reconnaître que chaque part de notre être est essentielle. (Se référer également au chap. X, pour plus de détails sur la partie du corps affectée.)

2. Les cheveux

Les cheveux sont produits par des follicules pilo-sébacés situés dans la peau. Un cheveu est constitué de cellules qui émergent du follicule et durcissent en mourant. La forme du follicule détermine si le cheveu est raide ou bouclé. Chaque follicule pilo-sébacé contient un petit muscle qui tient le cheveu droit lorsque nous avons peur. La poussée des cheveux peut être affectée par un excès de stress et de tension – car il restreint notre circulation sanguine dans les muscles – ou par un manque d'exercice qui ralentit notre circulation sanguine.

Les **pellicules** : perdre de la peau morte sur la tête symbolise une accumulation de vieilles idées et pensées, de manières d'être dont nous n'avons plus besoin – une couche de tissu mort que nous avons besoin de laisser aller. Nous pouvons penser que nous ne sommes pas assez intelligents ; peut-être que nos modèles comportementaux ne sont pas assez souples, qu'ils limitent notre expression et que nous avons le désir d'accéder à plus de liberté. Cela peut également montrer que nous avons trop d'énergie dans la tête et que nous avons besoin de faire davantage fonctionner notre corps en faisant plus d'exercice, ce qui par ailleurs améliore la circulation sanguine et la qualité de notre peau.

3. Les ongles

Les ongles poussent à partir d'une couche de cellules qui, comme les cheveux, durcit en mourant. Nos ongles représentent notre attention aux détails – ils sont souvent affectés lorsque nous traversons une période de transformation, que des événements majeurs tendent à se produire dans notre vie, alors même que nous rencontrons tout un tas de petites difficultés. Ils jouent également un rôle protecteur, car ils sont une version des griffes qui servent à égratigner, à écorcher et à nous battre. Les ongles très longs nous disent de rester à l'écart, qu'il vaut mieux que nous sachions garder nos distances, bien que le potentiel agressif des ongles longs soit également une invitation à la sexualité et à la passion.

Se ronger les ongles est un signe de nervosité, de tension et d'insécurité. Cela peut manifester une profonde aversion de soi, comme si nous refusions une partie de nous-mêmes et que nous tentions désespérément de l'éliminer. C'est également souvent lié à la peur d'exprimer sa sexualité ou de s'affirmer ; c'est une manière de limiter notre agressivité et nos tendances à vouloir dominer sur le plan sexuel. Cela peut manifester une profonde peur de ce qui se passera si nous libérons cette énergie qui est en nous. Chez un enfant, se ronger les ongles peut montrer que les dynamiques familiales empêchent l'enfant de s'exprimer librement, de s'affirmer et de développer ses passions et une communication créative.

CHAPITRE XX

Voir et être à l'écoute : les yeux et les oreilles

Les yeux et les oreilles nous permettent de percevoir notre monde à travers la vue et le son. Ces impressions sensorielles peuvent être tellement affectées par des traumatismes que nos capacités à voir et à entendre en sont complètement perturbées. C'est ce qui se produit généralement chez les enfants. Les événements tels qu'un meurtre, une guerre, un accident important, entendre nos parents se battre ou être verbalement rejetés ou physiquement abusés peuvent concourir à nous faire vouloir cesser de voir et d'entendre, à amoindrir nos sens et, à la place, à nous faire créer un monde en nous-mêmes. Par conséquent, les problèmes rencontrés avec la vue et le son sont liés à nos émotions réprimées, à nos peurs ou à un rejet du monde extérieur pour lui préférer notre monde intérieur.

1. Les yeux

À travers les yeux, nous voyons et éprouvons une sensation vis-à-vis des autres, et nous sommes également vus et connus ; les yeux sont les fenêtres de l'âme. Ils peuvent être vides et sans vie – comme si personne ne vivait à l'intérieur – ou brillants, scintillants et pleins de vie ; ils peuvent être à demi fermés – la personne intérieure est ainsi cachée de la vue des autres – ou bien encore grands ouverts, sans rien à cacher ; ils peuvent être remplis de colère ou de peur; ils peuvent paraître durs et calculateurs, ou bien doux et remplis de tendresse.

Les images créées à partir des impulsions nerveuses sont envoyées au cerveau par la rétine, c'est pourquoi la qualité de la vue ne dépend pas seulement des yeux, mais également du fonctionnement du système nerveux. Si nous ne nous sentons pas à l'aise avec ce que nous voyons, notre vision peut commencer à être perturbée ou distordue pour devenir plus acceptable; nous pouvons la nier ou partiellement la *boucher*, pour ne voir que ce qui se trouve devant nous et non pas ce qui se cache derrière, ou bien nous pouvons seulement voir ce qui se passe loin de nous sans jamais regarder les détails immédiats.

Cependant, nous ne nous contentons pas de voir physiquement, nous voyons également psychologiquement et émotionnellement ainsi que le démontrent les phrases du genre : « Je vois la profondeur de ses sentiments » ou : « Je vois votre point de vue. » Voir, c'est percevoir, sentir, ressentir, comprendre et savoir. Notre perception est invariablement colorée par nos propres sentiments; nous voyons le monde selon notre éducation, notre apprentissage et nos croyances religieuses. Il est rare que deux personnes perçoivent une situation de la même façon. Les problèmes de vue peuvent parfois être dus plus à notre *perception* des événements qu'à ce qui se produit réellement.

Nous avons la capacité de fermer les yeux et ainsi de faire la distinction entre ce que nous voyons et ce que nous ne voyons pas. Nous pouvons les fermer pour refuser de voir les horreurs immédiates mais, *in fine*, nous devrons bien à nouveau les rouvrir. Les problèmes rencontrés avec les yeux ou la vue peuvent toucher des questions d'acceptation ou de rejet de ce que nous voyons, ou encore l'effet émotionnel qui a été perçu suite à notre vision.

La solution la plus courante pour les problèmes de vue est de porter des lunettes. C'est quelquefois inévitable, bien que l'on parvienne aujourd'hui à éviter à certains enfants d'en porter en leur faisant réaliser différents exercices pouvant fortement améliorer leur vue. Cependant, on s'attarde rarement à vouloir détecter un quelconque problème psycho-émotionnel derrière les problèmes de vue. C'est ainsi que nous devenons complètement dépendants de nos lunettes pour y voir clairement.

Les lunettes offrent quelque chose derrière quoi nous pouvons nous cacher. Elles ne nous permettent pas seulement de cacher nos sentiments, mais agissent également comme un filtre qui permet de diluer l'intensité de la vie. Faire l'échange de ses lunettes avec des lentilles de contact peut représenter un véritable pari émotionnel pour certains, car il n'y a ainsi plus de barrières de sécurité entre les autres et nous. Vous servez-vous de vos lunettes comme d'un bouclier ? Comment vous sentez-vous quand vous les quittez – sans défense, vulnérable et exposé ?

a) La cécité

Bien que la perte de la vue soit souvent d'origine génétique, environnementale ou pathologique – comme dans le cas du **diabète** –, elle peut également être considérée à un niveau psycho-émotionnel lorsque nous voulons nous couper de ce que nous voyons, lorsque tout simplement fermer les yeux ne suffit plus. Elle peut être due à un choc ou à un traumatisme, à la suite duquel nous n'arrivons plus à nous réconcilier avec le monde qui nous entoure. Si nous ne voyons plus le monde tel qu'il est, nous pouvons prétendre qu'il n'existe pas. La cécité nous permet d'éviter ce qui se passe, aussi bien que nos propres sensations de peur, nos sentiments d'horreur, de colère ou de tristesse. Les personnes aveugles développent souvent un monde intérieur plein de lumière et de couleurs – tout comme les personnes sourdes peuvent le faire d'une manière différente –, un monde fantaisiste vierge de toute réalité extérieure.

Si votre vue s'affaiblit, y a-t-il des choses que vous refusez de voir en face ? Projetez-vous vos propres images sur les gens, les laissant ainsi apparaître différents de ce qu'ils sont véritablement ? Qu'est-ce qui, en vous, a besoin d'être mis à la lumière du jour plutôt que projeté dans l'obscurité – des souvenirs, des sentiments de honte accumulés, des peurs terribles ? Y a-t-il quelque chose en vous que vous refusez de voir ? Avez-vous créé un monde imaginaire pour le préférer au monde réel qui nous entoure ?

b) La cataracte

La cataracte est une opacité progressive totale ou partielle du cristallin, qui provoque une vision floue. Du fait qu'elle est beaucoup plus courante chez les personnes âgées, elle peut indiquer une crainte de voir ce qui reste à venir – une appréhension de se retrouver impuissant, dépendant, malade et seul. Elle peut survenir lorsque nous créons une image mentale de ce qui se passera dans l'avenir et que nous avons peur de ce que nous voyons. Se dissimuler derrière la brume crée l'illusion que rien ne change vraiment. La cataracte peut également toucher les plus jeunes et être due à la malnutrition, au fait de contempler un avenir où il n'y a rien à manger, un avenir vide de toutes nourritures physique et spirituelle. La cataracte représente un manque de lumière dans notre vie.

c) La conjonctivite

Une conjonctivite est une infection qui provoque des larmes et des gonflements, des rougeurs et des douleurs, et qui manifeste une réaction à ce que nous voyons. Cela peut également manifester de la colère, de la tristesse, une accumulation d'émotions conflictuelles qui se traduisent par une intense irritation et des difficultés sur le plan physique. Cela se soigne simplement en nettoyant régulièrement l'œil. Cependant, toute cette quantité de liquide ne manifeste-t-elle pas un besoin de pleurer et de se libérer de sa peine ? Qu'est-ce qui vous fait si mal ?

d) Le glaucome

Un glaucome est provoqué par une augmentation de la pression intraoculaire, due à une obstruction dans les canaux de drainage. Cela tend à indiquer une accumulation d'émotions inexprimées. Peut-être une résistance, ou la peur de voir ce qui reste à venir, qui provoque une lente perte de la vue jusqu'à ce qu'elle soit réduite comme dans un tunnel. C'est comme si le monde s'était rétréci à ce qui se trouve droit devant nous, tout le reste est invisible. Ce symptôme est souvent dû à un excès de tristesse, à une accumulation de larmes contenues, à un sentiment de perte ou à une incapacité à s'adapter aux changements. Le glaucome est beaucoup plus fréquent chez les personnes âgées, quand celles-ci assistent aux changements qui s'effectuent en elles et qu'elles se sentent tristes de perdre quelque chose qui leur est familier et qui les rassure. Ressentez-vous le besoin de pleurer ? Avez-vous peur de l'avenir ? Est-ce que votre désir est très différent de ce qui se passe dans la réalité ? Désirez-vous voir seulement ce qui se trouve en face de vous et non pas davantage ?

e) La presbytie

Lorsque nous sommes atteints de presbytie, nous sommes capables de voir ce qui est éloigné et incapables de distinguer ce qui est proche de nous. Cela peut montrer que nous ne parvenons pas à accepter la réalité qui nous entoure. Il est plus facile de se concentrer sur la distance, sur des images lointaines qui suscitent davantage la créativité et l'imagination, plutôt que sur les détails ou les faits qui maquillent notre monde immédiat. Les gens qui « voient loin » ont tendance à être plus extravertis et actifs, à s'engager dans les projets ou les vies d'autres personnes, mais ils consacrent moins de temps à l'observation intérieure, à la méditation ou à la réflexion. Cela peut manifester une peur du présent, peut-être due à des souvenirs ou à des conflits passés. C'est pourquoi nous restons concentrés sur l'avenir. Cela peut également indiquer des difficultés à vivre des relations étroites ou intimes. Il est important de renoncer à chacune de nos résistances pour accepter notre réalité intime et immédiate.

f) La myopie

La myopie est habituellement due à une contraction des muscles de l'œil. Une personne myope ne voit bien que ce qui est proche d'elle, tout ce qui se trouve à une certaine distance est dans le brouillard. C'est comme si le sens de la vue s'était rétracté en nous, à cause du sentiment que l'avenir est dangereux et terrifiant, et qu'il est plus facile de l'éviter en se concentrant sur le présent. Cela peut inciter à devenir replié sur soi-même, solitaire et timide, ou encore, peut-être, obsédé par les détails. La myopie implique un besoin de se cacher en soi-même, souvent dû à une peur ou à un manque d'amour-propre.

g) Les larmes

Les larmes permettent à nos yeux de rester humides et les aident à se protéger des infections ou des irritations. Elles peuvent également être provoquées par nos émotions. C'est pourquoi, si nous ne libérons pas nos émotions et que nous les gardons contenues en nous, nous devenons plus enclins à être infectés – ou affectés – au niveau des yeux. La libération des larmes aide à nettoyer et à protéger les yeux, et ainsi nous assure que notre vision ne devient pas floue ; de la même manière, libérer nos émotions nous permet de rester sereins en nous-mêmes. Les larmes viennent spontanément et elles nous empêchent de cacher ce que nous ressentons, que ce soient des larmes de tristesse ou de joie.

Pleurer n'est pas facile pour tout le monde. Si nous disons aux enfants qu'ils ne doivent pas pleurer, nous leur apprenons à réprimer leurs sentiments. On dit notamment souvent aux garçons que pleurer est un signe de faiblesse, et c'est ainsi qu'ils grandissent en étant incapables d'exprimer leurs véritables sentiments par peur de passer pour une poule mouillée. Au lieu de pleurer, nombre d'entre eux transforment leurs larmes en **nez qui coule**, en **rhume des foins** et autres sinusites – toutes les manières de libérer les fluides de nos émotions.

Les larmes peuvent également être employées comme un moyen de chantage émotionnel. Les enfants pleurent parfois sans nécessité s'ils veulent attirer l'attention sur eux ; les adultes pleurent s'ils veulent apitoyer les autres sur leur sort. Il est important de savoir faire la distinction entre les véritables larmes et celles qui sont superficielles, d'être attentif au moment où celles-ci expriment un profond besoin d'affection.

2. Les oreilles

Capables de détecter d'infimes vibrations aériennes, les oreilles traduisent ces vibrations en impulsions électriques qui sont envoyées au cerveau. Nous entendons les mots, la musique, les sons agréables, d'autres sons moins plaisants, des sons qui nous mettent en joie et d'autres qui nous font pleurer. Les difficultés rencontrées au niveau de l'oreille sont directement liées à notre capacité à accepter ce que nous entendons. Nous ne pouvons fermer nos oreilles aux sons désagréables comme nous pouvons fermer nos yeux lorsque ce que nous voyons ne nous plaît pas. Notre seul recours est de devenir sourds ou « durs d'oreille ». L'oreille interne maintient également notre sens de l'équilibre – c'est grâce à elle que nous sommes capables de rester concentrés et d'atteindre un état d'équilibre.

Mais entendre comprend d'autres aspects. Bien sûr, l'oreille sert initialement à recevoir des sons pour ensuite les transmettre au cerveau. Mais, d'un autre point de vue, entendre c'est aussi écouter. Être véritablement capable d'écouter est extrêmement difficile : notre douleur et notre malaise peuvent nous empêcher de véritablement écouter ce que les autres ont à dire ; ou bien, encore, nos pensées peuvent distraire notre attention à être véritablement à l'écoute d'une autre personne. Nous pouvons entendre les mots, mais réellement les écouter est tout à fait différent ; cela signifie écouter l'intention, l'histoire qui se trouve entre les mots. Écouter, c'est entendre avec conscience et présence. Écouter et comprendre quelqu'un sans le juger signifie mettre ses propres problèmes de côté et être pleinement ouvert et réceptif.

Peut-être n'avez-vous jamais véritablement entendu ni écouté. Vos parents étaient-ils trop souvent occupés ou distraits pour écouter vos histoires, vos problèmes, tout ce que vous aviez envie de dire ? Est-ce que « Je n'ai pas le temps » ou « Pas maintenant, je suis occupé » sont des phrases qui sonnent familièrement à vos oreilles ? Il est tout à fait naturel de vouloir être entendu, reconnu ou soutenu. Manquer de reconnaissance peut nous mener à nous sentir bloqués intérieurement, incapables de partager le moindre sentiment et d'établir un lien de communication. Quand une autre personne nous écoute véritablement et qu'elle reçoit sans juger ce que nous disons, nous retrouvons confiance en nous, nous nous sentons soulagés d'un poids ; nous sommes reconnus. C'est pourquoi nous assistons aujourd'hui à une prolifération de psychothérapeutes !

Entendre signifie également écouter notre propre voix intérieure, nos propres besoins et nos sentiments, et leur répondre. Il est quelquefois plus facile de parler à un ami ou de lire un journal que d'écouter ce que nous avons à nous dire. Écouter l'intérieur est tout aussi vital qu'écouter l'extérieur.

a) La surdité

La surdité peut avoir des causes génétiques ou environnementales, mais une diminution de la capacité d'entendre (qu'il s'agisse de **simples difficultés** ou d'une **surdité complète**) indique un retrait de toute forme de communication ou de participation à ce qui peut être entendu. Cela peut se produire quand ce que nous entendons nous fait souffrir et nous angoisse, ou quand nous « en avons assez entendu ». Ou encore, nous pouvons être tellement coupés des autres que nous sommes incapables de nous ouvrir à eux, que ce soit pour les entendre ou pour partager nos sentiments. Cela peut se produire lorsqu'un parent ou un proche ne cesse de nous accabler ou de nous crier dessus, lorsque nous voyons nos parents se disputer, quand nous nous sentons en insécurité, effrayés et vulnérables, ou encore quand on nous dit en permanence que nous ne valons rien, que nous sommes moches ou un « cas désespéré ».

Les problèmes d'ouïe sont une manière de nous couper non seulement des autres, mais également de notre propre voix. Si nous n'entendons pas, nous ne pouvons pas donner de réponse à ce qui nous est dit – nous ne sommes pas tenus de vivre nos propres sentiments de colère, de rejet, de peur, d'insécurité ou de malaise. Nous pouvons vivre dans un monde où tout le monde est gentil et où tout est beau. Une surdité subite peut indiquer qu'un profond sentiment de colère n'a pas été entendu, ce qui nous a fait nous replier sur nous-mêmes et créer une séparation d'avec le monde extérieur.

Normalement, nous ne pouvons pas séparer les bons sons des mauvais – si nous essayons de couper les mauvais sons, inévitablement nous supprimons également les bons. Mais, psychologiquement, il nous est possible de le faire. Par exemple, les personnes âgées entendent souvent d'une manière très sélective – elles n'entendent que les choses agréables, pour mettre le reste de côté. Quand nous vieillissons, il arrive parfois un moment où nous ne voulons plus entendre ce qui nous est demandé, jusqu'à cesser même complètement d'entendre la vie qui nous entoure, notamment si un être aimé est décédé et que nous n'entendons plus le son affectueux et familier de sa voix. La surdité crée une barrière derrière laquelle nous pouvons nous cacher sans être ennuyés. Nous pouvons être laissés en paix, seuls avec nous-mêmes.

De **l'eau dans les oreilles** empêche les sons de nous atteindre et peut indiquer une accumulation de sentiments. Durant l'enfance, la perte de l'audition est souvent associée à des facteurs psychologiques et émotionnels, c'est pourquoi il est important de s'assurer que l'enfant peut librement exprimer ses sentiments cachés et ses craintes, peut-être à quelqu'un qui n'appartient pas à la famille immédiate. Un enfant peut développer un monde imaginaire, un endroit secret et privé où tout est différent de la vie réelle.

b) Les douleurs et les infections de l'oreille

Une douleur de l'oreille est comme une douleur du cœur et de l'esprit – ce que nous entendons provoque une angoisse intérieure ou une confusion. Les enfants sont particulièrement sujets aux douleurs de l'oreille, car ils ne savent pas comment exprimer leurs sentiments, et notamment la colère et la peur. Ces sentiments restent enfermés à l'intérieur d'eux-mêmes, ce qui les incite à vouloir fermer leurs oreilles pour empêcher les sons d'entrer. Un mal d'oreille peut également se développer si nous avons le sentiment d'avoir été à l'écoute des autres, mais qu'en retour personne n'a été à notre écoute. Nos oreilles ont mal à cause de tous les malheurs que nous avons entendus, alors même que nous avons nous aussi nos soucis et que nous aimerions bien également trouver une oreille à qui parler.

Une infection de l'oreille montre que nous sommes affectés par ce que nous avons entendu, au point de développer une réaction d'inflammation. Qu'avez-vous entendu qui vous mette tellement en colère ? Est-ce à cause du fait que personne ne vous écoute ?

c) Les acouphènes

Un bourdonnement dans l'oreille est une manière pour l'oreille d'attirer notre attention, notamment si cela noie tous les autres sons. C'est une sorte de rappel pour que nous écoutions attentivement ce qui nous est dit, plutôt que d'être distrait et insouciant. Les acouphènes se produisent souvent à la suite d'une accumulation de stress – dans une période où nous sommes moins aptes à faire attention, que ce soit aux autres ou à nous-mêmes, et en particulier à nos propres besoins. Toute notre énergie est concentrée sur l'extérieur. Le bourdonnement nous rappelle que nous devons également prêter attention à notre intérieur, nous forcer à écouter notre propre voix, nos sentiments et tout ce qui se passe en nous.

d) La perte de l'équilibre

À l'intérieur de l'oreille, il y a un espace appelé le labyrinthe, qui est constitué de trois canaux semi-circulaires. Le liquide qui circule entre ces trois canaux indique au cerveau les positions de la tête et du corps et l'angle entre les deux, ce qui nous permet ensuite de maintenir notre sens de l'équilibre, de rester droit et informé sur notre position dans l'espace. C'est l'équilibre entre le ciel et la terre, entre soi et les autres, entre l'intérieur et l'extérieur.

Perdre notre équilibre est synonyme de perdre notre dignité et notre sécurité intérieure. Si cela se produit, nous avons besoin de voir si notre vie ne manque pas d'équilibre, si une partie de nous-mêmes n'est pas déséquilibrée. Une situation stressante ou un traumatisme émotionnel peuvent provoquer une perte de l'équilibre et des vertiges – nous ne savons plus dans quelle direction nous tourner. Perdre la capacité de discerner nous donne l'impression que le monde est à l'envers. Vous sentez-vous déséquilibré ? Comme si quelque chose n'était pas à la bonne place ?

Chapitre XXI

Tout est dans l'esprit : les troubles mentaux

L'approche médicale des troubles mentaux est pleine de confusion sur ce qu'est véritablement une maladie mentale et ce qui se trouve « seulement dans l'esprit ». Les médecins ont tendance à considérer une maladie comme réelle quand il existe des caractéristiques physiques qui peuvent être contrôlées, catégorisées ou modifiées à l'aide de drogues. Les maladies qui ne présentent pas de symptômes physiques évidents ne sont pas faciles à diagnostiquer, ou même à considérer. Quelqu'un qui souffre d'une dépression peut très bien s'entendre dire par un médecin qu'il n'y a pas matière à s'inquiéter et qu'un peu de repos lui fera le plus grand bien. Peu de médecins ont appris à traiter les problèmes mentaux ou émotionnels ; la plupart ont tendance à croire que de tels problèmes sont juste des signes de faiblesse et que nous n'avons qu'à « nous forcer un peu » pour que tout aille mieux.

Dans une perspective où l'on considère l'*intelligence du corps,* chaque maladie a un lien psycho-émotionnel ; certaines sont simplement plus évidentes que d'autres. Il n'y a pas de séparation claire entre ce qui se produit dans l'esprit et ce qui se passe dans le corps. Les problèmes physiques qui surviennent et les batailles mentales qui font rage en nous peuvent tous être dus à un manque d'acceptation de soi ou à une séparation d'avec notre véritable nature. Trouver un moyen de résoudre ces problèmes signifie devenir ami avec soi-même et voir au-delà des limites apparentes.

Les troubles émotionnels et mentaux ne doivent pas être pris à la légère et ne se soignent pas nécessairement par intervention médicale. Les antidépresseurs ont tendance à annihiler tous nos sentiments – au lieu de ne toucher que ceux qui sont déprimants –, ce qui peut nous donner l'impression d'être à demi mort ou comme un zombie. Les antidépresseurs n'apportent aucune guérison. La plupart des modes de thérapie les plus courants ne visent qu'à nous normaliser dans les moules et les idéaux de la société. Cependant, quelques systèmes holistiques et bienveillants émergent actuellement pour traiter la personne dans son ensemble et reconnaître que chacun de nous est un individu unique avec des besoins spécifiques.

Pour la majorité des problèmes mentaux, il est particulièrement recommandé, si ce n'est considéré comme essentiel, de pratiquer les exercices du chapitre V : *La relaxation de la conscience intérieure, Respirez avec le ventre* ou *La méditation par la conscience du souffle*. Ces techniques ne permettent pas seulement de se relaxer et de se libérer du stress et des tensions intérieurs, mais elles nous aident également à voir plus objectivement et plus clairement en nous-mêmes.

1. La dépendance et la toxicomanie

La dépendance couvre des problèmes aussi variés que l'alcool, la drogue, le tabac, la nourriture, le sexe, le sucre, le café ou le jeu. En général, une dépendance tend à émerger à la suite d'un désir frustré ou d'un besoin de combler quelque chose, comme peut-être un manque ou une douleur. Les causes peuvent comprendre des facteurs aussi divers que des pressions extérieures excessives, des difficultés financières ou un traumatisme émotionnel. Une dépendance peut manifester un profond besoin de cacher ou d'effacer nos problèmes, sans pour autant que cette nécessité s'inscrive dans un processus conscient. L'alcool nous donne l'impression que tout va bien. Le tabac nous permet de contenir nos sentiments. La drogue nous projette dans un nouveau monde où nous ne sommes pas obligés de nous confronter à la réalité, tout en nous donnant un faux sens de la mesure et du temps. La nourriture remplace l'amour dont nous manquons. Toutes ces dépendances engourdissent notre douleur intérieure, diminuent notre conscience et remplissent un vide en nous-mêmes. La drogue nous apporte un sentiment de sécurité et de plaisir qui masque notre douleur et, en occultant la douleur, nous nous créons une illusion de bonheur.

Mais la dépendance ne procure pas seulement un état de joie et de quiétude. Au plus profond de nous-mêmes, nous savons que nous nous détruisons. Notre manque ne fait que s'amplifier, quel que soit ce que nous consommons. Un sentiment de honte et de culpabilité se développe alors en nous, avant de nous mener à la dépression ou de se transformer extérieurement en colère. Il y a une profonde peur, rarement admise, de l'« endroit » vers lequel nous nous dirigeons tous ; une mauvaise estime de soi, voire une haine de soi, nous ronge de l'intérieur et nous empêche de nous libérer de notre dépendance. Comment pouvons-nous commencer par nous aimer nous-mêmes tels que nous sommes, alors que nous ressentons un tel désespoir et un tel vide intérieur ?

Si nous sommes capables de reconnaître notre manque et tout ce qui lui est sous-jacent, nous avons alors certainement une chance de nous libérer de notre dépendance. Mais nous nous trouvons inévitablement confrontés aux problèmes cachés par la dépendance – la peur de l'échec, les traumatismes passés – et nous devons commencer par voir comment nous pouvons accepter et résoudre ces problèmes. Guérir d'une dépendance signifie retrouver sa capacité à s'accepter et devenir véritablement ami avec celui que nous sommes réellement. Cela signifie également faire face à la réalité de nos sentiments plutôt que de chercher à les éviter, et accepter cette réalité avec autant d'amour qu'il nous est possible.

2. La maladie d'Alzheimer et la démence sénile

C'est une dégénérescence du cerveau qui mène à la sénilité, à la confusion, à l'incohérence et quelquefois à des comportements violents ou abusifs, à d'importantes pertes de mémoire et à une imagination délirante. Comme cette maladie tend principalement à se développer à l'âge de la retraite, peut-être devrions-nous nous attarder à comprendre ce qui se produit socialement lorsque nous atteignons un certain âge. Perdre la mémoire renvoie à perdre notre histoire, nos racines ou notre passé. En Occident, nous considérons les personnes âgées comme des éléments nuisibles. Vieillir n'a rien de prestigieux ; la retraite n'est pas considérée comme un temps de partage de notre sagesse avec les générations plus jeunes. Ceux qui nous ont longtemps aimés et soignés sont maintenant trop occupés par leurs propres objectifs de vie pour faire attention à nous.

Qu'elles vivent chez elles ou dans une maison de retraite, les personnes âgées passent invariablement d'une position de pouvoir, que ce soit en tant que principal soutien financier ou comme tête matriarcale de la famille, à une position d'impuissance et, bien souvent, d'extrême solitude. Il peut exister de réelles craintes à propos de la survie financière ou de la manière de résoudre les problèmes quotidiens. C'est ainsi qu'une personnalité imposante et charismatique peut devenir un vieillard faible et impotent. Est-il alors surprenant que cette personne puisse perdre l'esprit – pour devenir complètement irrationnelle et négligente ?

La sénilité implique souvent une sorte de retombée en enfance. La personne a besoin d'être considérée comme un enfant. Cela indique une peur d'être seul et de vieillir, le désir d'inverser les aiguilles du temps, de devenir irresponsable et d'être choyé comme un enfant, plutôt que de continuer à vivre dans les conditions présentes. C'est un désir de retourner vers le passé, de conserver les choses telles qu'elles étaient. La maladie d'Alzheimer peut parfois comprendre un comportement violent et une perte totale de connaissance. Cela démontre un état de conscience altéré et une perception différente de la réalité, dus à une peur de l'avenir et de la mort.

3. La dépression

Dans la plupart des cas de dépression, on retrouve des symptômes similaires comme l'épuisement, l'insomnie, les maux de tête, un manque d'appétit ou, au contraire, un appétit excessif et la constipation. La dépression affecte à la fois le corps et l'esprit, elle nous projette dans un état de fatigue et de léthargie, nous inflige un manque de vitalité et d'énergie, voire des douleurs musculaires. Nous sommes désespérés et avons le sentiment de ne rien valoir, de ne pas être assez bien. Nous sommes envahis par des sentiments de culpabilité, de honte, d'angoisse et d'impuissance. Indubitablement, on peut trouver à la dépression des raisons hormonales et même environnementales, mais nous ne devons en rien négliger toutes les raisons psycho-émotionnelles.

La cause intérieure se trouve invariablement dans le stress profondément contenu, dans toutes les sensations retenues et les traumatismes réprimés, dans tous les sentiments que nous tentons désespérément de repousser. Le mot dépression vient du latin *deprimo,* qui signifie « appuyer sur » ou « presser de haut en bas ». Parmi les causes, on peut notamment trouver la pression exercée par des parents trop autoritaires sur leur enfant pour qu'il réussisse, la honte qui suit inévitablement un abus sexuel, le désir d'exprimer des tendances violentes ou agressives qui tourne bientôt à la culpabilité, ou le sentiment d'être complètement inutile, qui peut se transformer en véritable incapacité de faire quoi que ce soit. La dépression peut également être due à la perte d'un être cher, ou à une expérience traumatisante telle que la guerre – ou tous les autres événements qui provoquent le désespoir et la perte de tout objectif dans la vie. Nombre de personnes âgées sont déprimées à l'idée de leur avenir – beaucoup ont peur de la mort, mais encore plus de la solitude. La dépression peut nous donner le sentiment de ne plus avoir aucune raison d'*être*. Elle est une manière de renoncer à la vie, sans pour autant mourir, un cri silencieux et désespéré à l'appel d'une aide.

Guérir signifie devenir ami avec soi-même. Nous avons besoin de retrouver notre esprit, de redonner un sens à notre vie et de redécouvrir une profonde joie indépendante de notre situation extérieure, et qui émerge de nous-mêmes. Le mouvement physique – comme la danse, le yoga ou l'exercice – est particulièrement bon pour soigner la dépression. Quand le corps bouge, il commence à libérer l'esprit. (Se référer au chap. IX, pour en savoir plus sur le mouvement du corps.)

4. L'insomnie

Dormir signifie nous régénérer et récupérer, mais c'est également un moment où nous nous soumettons à notre ego et où nous perdons tout contrôle. Pour beaucoup d'entre nous, le sommeil peut s'avérer terrifiant – nous avons peur de ce qui se passera lorsque nous ne serons plus conscients. Pour certains, l'insomnie reflète une accumulation de stress et d'inquiétude, notre esprit est rempli de doutes et de craintes ; pour d'autres, le manque de sommeil peut être dû à un manque d'exercice, ou à trop de télévision, d'alcool ou de caféine. Dans l'inconscient, le sommeil s'apparente à la mort, c'est pourquoi les insomnies peuvent refléter une peur de mourir. Se soumettre et lâcher est l'inverse exact de ce que nous faisons la journée quand nous affrontons des situations professionnelles difficiles, grondons nos enfants ou sommes bloqués dans un embouteillage. Être capables de nous retrouver en nous-mêmes dans un état calme et détendu peut être parfois difficile.

Nous ne pouvons contrôler ou provoquer notre sommeil ; le sommeil a un rythme qui lui est propre et qui s'adapte à notre niveau de quiétude ou de tension. Différents problèmes de confiance peuvent apparaître avec les troubles du sommeil : nous avons besoin de faire confiance à ce qui se passera durant la nuit, d'être sûrs que le monde ne cessera pas de tourner parce que nous nous serons mis en veille pendant quelques heures, que nous le retrouverons tel que nous l'aurons laissé avant de nous endormir ; nous avons besoin de nous faire confiance, ainsi qu'aux autres. Une profonde relaxation est essentielle (voir chap. V), particulièrement juste avant d'aller se coucher.

5. La déprime

Une déprime est un conflit en nous-mêmes avec nos aspects les plus obscurs – tous ceux que nous réprimons habituellement. Notre esprit rationnel et ordinaire peut être particulièrement perturbé ou affecté si nous sommes incapables d'accepter et de résoudre nos peurs intérieures, nos sentiments de culpabilité, de honte ou d'« éternelle victime ». Qu'elle soit due au surmenage, au stress ou à un traumatisme émotionnel, une déprime tend toujours à démontrer une crise dans notre communication avec nous-mêmes. La pression de notre vie nous pousse dans une situation où nous finissons par craquer. C'est une crise psycho-émotionnelle qui peut mener à un comportement irrationnel ou à une profonde **dépression**, dans laquelle nous nous sentons tristes et fragiles. Ainsi, nous pouvons devenir irresponsables, insensibles ou hyperactifs. Nous ne parvenons plus à assumer tous les événements quotidiens, et notre perception commence à être perturbée ; nous ne sommes plus capables de reconnaître notre monde intérieur. Nous pouvons avoir l'impression qu'il n'y a plus rien de solide, ni de fiable en nous. Tous les modes de communication habituels deviennent confus.

Une déprime est un appel à l'aide. Notre manière de penser et de considérer habituellement les choses est complètement annihilée. Mais avec la guérison apparaissent souvent une conscience plus profonde, un sens des priorités différent et un lien plus fort avec notre esprit. Guérir d'une déprime implique un comportement plus terre à terre. C'est pourquoi la danse, les activités et les exercices physiques sont vitaux.

6. La nervosité et l'anxiété

Être extrêmement nerveux indique que nous avons perdu le contact avec notre moi intérieur. Nous manquons d'estime, de respect et de considération pour nous-mêmes, et n'arrivons pas à nous retrouver dans notre propre être. La nervosité se manifeste lorsque nous souffrons de raideurs, de tensions musculaires, de troubles digestifs, de palpitations cardiaques, de transpiration excessive ou de maux de tête. Une nervosité extrême est souvent liée à un stress important, à l'angoisse et à la peur de perdre ou d'échouer. Nous devons passer du temps pour nous connaître, et notamment pour développer une confiance en nous et un respect de nous-même. Dans ces moments-là, apprendre à se relaxer devient essentiel (voir chap. V).

7. La crise de panique

Les crises de panique se produisent lorsque notre force ou notre capacité à nous débrouiller sont affaiblies. La peur bouleverse tout équilibre et toute raison intérieurs, nous ne sommes plus capables de comprendre l'irrationalité de nos peurs ; la peur domine tout simplement l'ensemble de notre psyché. Certaines personnes qui souffrent de crises de panique chroniques sont incapables de sortir de leur maison. Une crise de panique peut être due au sentiment de ne rien valoir, d'être inutile et vulnérable ; mais elle peut également être due à une augmentation des pressions et des exigences extérieures, qui ne font que stimuler nos sentiments de peur et d'impuissance. Nous perdons lentement notre propre compréhension intérieure et devenons dépendants de ce que la société projette sur nous, du regard des autres. Nous perdons toute perspective, créant ainsi un sol fertile sur lequel la peur peut se développer. Une crise de panique se produit quand la peur s'empare de notre raison. Une respiration profonde et des exercices de relaxation (voir chap. V) sont essentiels, mais nous pouvons également retrouver notre corps, et par là même notre esprit, à travers l'exercice et le mouvement.

Chapitre XXII

Le système énergétique : les chakras

Il y a sept centres d'énergie majeurs dans le corps, qui se situent à différents endroits spécifiques de la colonne vertébrale. Ces centres énergétiques sont connus sous le nom de *chakra*. Ils représentent différents niveaux de conscience et influencent notre perception de la réalité ; ce sont eux qui lient le physique avec la métaphysique, chaque chakra influençant la santé des organes et des membres qui se trouvent à son niveau. Les chakras sont comme des autoroutes d'énergie dans notre être, qui nous permettent d'accéder à des états de conscience toujours plus hauts. Bien que chaque chakra soit distinct des autres, tous fonctionnent sur un même mode vibratoire, car l'énergie circule librement entre tous les chakras. Ce sont l'avidité, la peur et le manque d'amour-propre qui bloquent ou limitent la circulation de cette énergie.

Chaque chakra peut être représenté par une roue ou un *mandala*, par une couleur ou un son spécifique, ou par une fleur de lotus. Le lotus émerge du fond de la boue, à travers l'eau, pour éclore à la lumière. Il symbolise notre propre évolution depuis l'obscurité et l'ignorance vers un état d'éveil et d'illumination. Commençant à la base de notre épine dorsale pour remonter jusqu'au sommet de notre tête, les chakras reflètent ce mouvement, du comportement le plus instinctif et le plus égocentrique aux plus hauts états de compassion et de sagesse.

Comprendre le système tantrique indien réclame plus que les quelques pages que je vous propose ici. Cependant, nous allons tout de même essayer, de manière sommaire, de cerner le lien existant entre l'*intelligence du corps* et chacun des chakras.

1. *Muladhara,* chakra coccygien : la racine

Le premier chakra se situe au niveau du périnée, entre l'anus et les parties génitales. C'est ici que nous trouvons nos qualités de survie et de protection les plus basiques et les plus instinctives. Ce chakra est lié à notre histoire et à notre énergie ancestrale – la sensation d'appartenir à une famille particulière et d'avoir une véritable place dans le monde. Quand ce chakra est stimulé et éveillé, nous avançons dans la vie avec optimisme et créativité. Notre comportement devient confiant dans le monde et tolérant envers les autres. Nous nous sentons « enracinés », avec un puissant désir de vivre. Si cette énergie est inactive, nous devons faire face à nombre de difficultés et comptons trop lourdement sur les autres pour résoudre nos problèmes. Nous avons peur de prendre nos responsabilités, qu'elles soient financières ou émotionnelles. Nous devenons soupçonneux, paranoïaques et avides – nous adoptons une attitude du genre « Moi d'abord ! » Cela peut également susciter le sentiment d'être de nulle part, de n'être pas protégé ou soutenu, et même prédisposer à des tendances suicidaires.

Notre comportement, tout ce que nous retenons intérieurement, notre manière d'assumer notre famille ou nos responsabilités, et notre capacité à survivre se reflètent dans notre façon de marcher, dans la posture de notre colonne vertébrale, dans la manière dont nous tenons notre tête, ou dans le fait que nous sommes tendus. Les liens physiques avec ce chakra se trouvent dans le système musculaire et squelettique et, plus particulièrement, dans le dos, le bassin et les jambes ; d'où les **problèmes de sciatiques** et de **douleurs dans le dos** que nous pouvons rencontrer. Ces parties du corps sont liées à notre capacité à nous tenir debout, à nous sentir sécurisés et enracinés dans le monde.

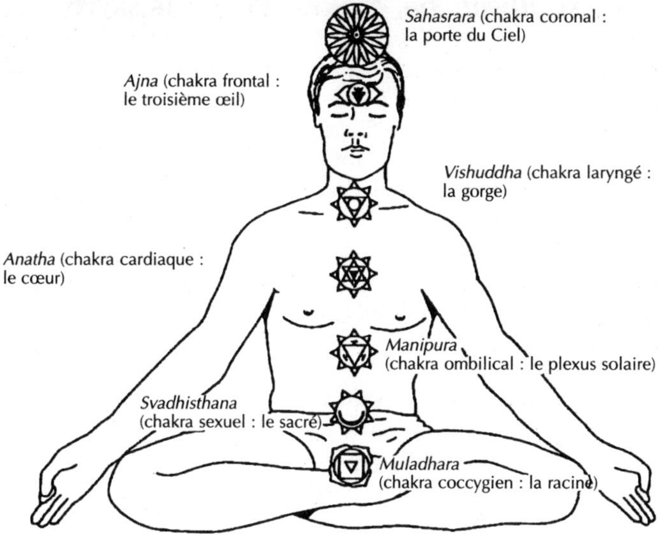

Le système des chakras hindous.

Ce chakra est également lié aux problèmes de stress et de peur qui sont contenus dans les reins et les glandes surrénales. Cela peut provoquer des **troubles digestifs** ou **intestinaux**, tels que le **syndrome du côlon irritable** ou la **constipation.** Ces problèmes sont liés à la confiance, et plus particulièrement à notre confiance en un monde où nous ne sommes pas menacés et où nous sommes soutenus. Ce chakra est lié à toutes les formes de créativité et de manifestations – là où le sol est trop pauvre, la création ne peut pas fleurir. Quand nous sommes enracinés et bien établis en nous-mêmes, la fleur qui est en nous est alors libre d'éclore.

La pratique du yoga est particulièrement recommandée pour ouvrir ce chakra, car elle nous permet de libérer toutes les tensions qui stagnent dans notre colonne vertébrale.

2. *Svadhisthana*, chakra sexuel : le sacré

Le deuxième chakra se situe à la base de la colonne vertébrale. Il est relié au désir, à la sexualité et à la reproduction, mais également au domaine financier. Après avoir sécurisé notre terrain, nous avons maintenant besoin de nous occuper des détails de la vie quotidienne. Mais il couvre un vaste domaine : il détermine comment nous vivons nos rapports d'intimité, de communication, de partage, nos relations familiales, que ce soit en tant qu'enfant ou en tant que parent, nos rapports avec l'argent et avec le monde des échanges, du commerce ou des affaires.

Comme nous émergeons du domaine de la survie dans le premier chakra, notre énergie s'attache maintenant davantage à la pérennité des espèces et à l'exploration du plaisir, et notamment du désir sexuel. Cependant, le désir peut mener à l'avidité et au désir d'en vouloir toujours plus, dans l'illusion que toujours plus apportera des plaisirs toujours plus grands. Nous oublions que le plaisir est lié de manière très complexe à la douleur. L'énergie sexuelle est bien souvent employée sans précaution, avec brutalité, ce qui peut nous mener à des sentiments de culpabilité, de honte, de confusion, de supercherie, voire à la rupture complète d'une relation ; les conflits autour des problèmes sexuels peuvent entraîner des problèmes physiologiques au niveau des parties génitales ou d'autres organes liés physiquement ou symboliquement à cette partie du corps.

Les problèmes dans ce chakra peuvent également tourner autour de l'argent ou, plus symboliquement, être liés à la richesse. Il peut s'agir par exemple de la pauvreté de nos connaissances, mais également de notre incapacité à nous débrouiller dans le monde des affaires. Cela peut être dû au sentiment d'être pauvre et impuissant comparé aux autres, ce qui a pour effet de nous donner une image dévalorisante de nous-mêmes et de nous faire perdre toute estime de nous.

Ce chakra peut influencer tout ou partie des organes reproducteurs, mais également les problèmes liés à la menstruation, à la ménopause, au bas du corps, à la vessie et à l'élimination.

Il n'est pas non plus sans relation avec le bas-ventre, qui est le centre de notre force intérieure et de notre terrain émotionnel. Si le potentiel du second chakra est sous-développé, il peut donner lieu à une **fatigue excessive**, à un **manque d'appétit** et de **désir sexuel**, à des sentiments d'impuissance et à une incapacité à assumer ses responsabilités. Mais s'il est pleinement développé, il favorise notre équilibre, notre sexualité, notre intuition et nous permet de fonctionner de manière responsable dans le monde matériel.

La danse – et plus particulièrement la danse libre – est vivement recommandée pour stimuler le second chakra.

3. *Manipura*, chakra ombilical : le plexus solaire

Le troisième chakra se situe dans la colonne vertébrale, derrière le nombril. Après la survie et la procréation, c'est ici que s'entame le processus d'individuation – le développement de l'ego, de la conscience de soi et du pouvoir. C'est là que nous assimilons les informations et digérons notre monde, là que nous manifestons nos peurs et nos désirs les plus basiques, tels que la rage ou le besoin de tout contrôler. La connexion énergétique se fait au niveau de l'estomac, ce qui comprend les **problèmes d'estomac** et les **troubles de l'alimentation**, tels que l'**anorexie** et l'**obésité**, les **problèmes de foie** et de **dépendance** – qui s'apparentent à des questions de peur et de contrôle.

Comme ce chakra est associé au pouvoir, il est directement lié aux sentiments que nous avons vis-à-vis de nous-mêmes, et en particulier aux sentiments de valorisation personnelle, d'amour-propre et de confiance en soi. Si le troisième chakra n'est pas stimulé, nous en tirons une fausse sensation quant au pouvoir et des illusions de grandeur qui assombrissent notre perception. Cela comprend une peur du pouvoir ou de l'autorité, une intimidation devant toute forme de pouvoir, la peur d'accorder sa confiance, que ce soit aux autres ou à nous-mêmes, ou la peur de prendre ses responsabilités. L'image que nous avons de nous-mêmes est faible, nous avons besoin d'une autorité qui nous dise ce que nous devons faire, car nous sommes incapables de prendre des initiatives. Cette médiocre image de soi peut également se manifester dans le besoin de dominer les autres.

Ce chakra possède une formidable énergie qui, si elle est employée de manière positive, nous donne un but et une direction dans la vie. C'est l'énergie des hommes politiques et des enseignants, des entraîneurs et des athlètes, des gens qui veulent prendre de l'avance – quelquefois à n'importe quel prix. C'est également le siège de l'intuition, où nous « ressentons quelque chose avec nos tripes ». Plus encore, c'est l'espace de la conscience psychique. Cependant, cette énergie peut être mal employée à exploiter et à manipuler les autres, par exemple dans le cas des dictateurs et de tous ceux qui convoitent ardemment le pouvoir, tels Hitler ou Staline.

Le processus pour devenir un véritable individu commence en retrouvant son propre pouvoir. Il ne s'agit pas d'un pouvoir sur les autres, mais de notre autorité intérieure et de notre force émotionnelle. Éveiller et stimuler le troisième chakra nous permet de nous sentir plus forts, plus positifs et plus confiants envers nous-mêmes.

Les techniques de concentration et de respiration sont très importantes pour le développement de ce chakra, car elles libèrent les tensions dans le plexus solaire.

4. *Anatha,* chakra cardiaque : le cœur

Le quatrième chakra se situe également dans la colonne vertébrale, immédiatement derrière le centre de la poitrine. Après être passés par le développement de l'individu avec le troisième chakra, c'est avec le quatrième que nous évoluons en ouvrant notre cœur afin de devenir une personne qui aime véritablement. C'est ici que les qualités les plus profondes de service et de compassion se développent.

Une personne dont le chakra du cœur n'est pas stimulé est considérée comme ayant un cœur froid ou hermétique et étant incapable d'offrir de la chaleur à autrui et de se porter véritablement la moindre attention. Toute chose est considérée d'une manière sensuelle et sexuelle, rationnelle, logique et intellectuelle, mais les sentiments les plus intérieurs sont soigneusement évités. Se maintient un véritable manque de profondeur et de chaleur. Nous pouvons avoir le sentiment de ne pas être capables d'être aimés ou nous pouvons avoir tout simplement peur du sentiment amoureux. Mais ce manque de chaleur peut également être dû à une douleur trop longtemps retenue – le manque de pardon crée une véritable misère intérieure ; il peut s'agir d'un sentiment d'amertume, de jalousie ou de profonde tristesse. Au lieu d'aimer, nous nous réfugions dans l'agressivité et la culpabilité, l'insensibilité, les préjugés ou l'amertume.

Le chakra du cœur est associé au thymus, au cœur et aux poumons. Les conflits se manifestent dans les **problèmes respiratoires**, l'**asthme**, les **bronchites** ou les **pneumonies**, les **angines**, les **problèmes cardiaques** et **circulatoires**. Tous ces problèmes sont liés à la manière dont nous embrassons la vie, à notre indépendance vis-à-vis des autres, et à l'amour sans conditions que nous portons tant aux autres qu'à nous-mêmes.

L'ouverture du chakra du cœur est une source infinie d'amour et de compassion – plus notre cœur est ouvert, plus notre être s'emplit d'amour. Nous devons nous éveiller à un véritable amour pour nous-mêmes, pour voir la beauté qui existe en nous et développer un profond amour pour tous les êtres, quels qu'ils soient.

Les méditations qui se concentrent sur le développement de l'amour et du pardon stimulent l'ouverture de ce chakra.

5. *Vishuddha,* chakra laryngé : la gorge

Le cinquième chakra se situe dans le cou, tout de suite derrière la gorge. Après avoir pris conscience des autres et avoir développé un profond amour, nous devons maintenant passer à l'expression de cet amour – c'est l'éveil du centre énergétique qui se trouve au niveau de la gorge qui permettra à notre véritable voix d'être entendue.

Le cinquième chakra est énergétiquement associé à la gorge et à la bouche, c'est-à-dire à l'expression et à l'assimilation. La gorge est à la fois l'entrée de l'ensemble de notre être, à travers laquelle nous ingérons notre nourriture, et l'endroit par lequel nous exprimons nos sentiments. Si le chakra de la gorge n'est pas activé, il restreint la circulation de notre énergie, limite notre capacité à recevoir de l'amour et à nous exprimer. Nous pouvons mentir, tromper ou insulter. Nous pouvons avoir le sentiment de manquer de voix et de ne pas être entendus. Peut-être avons-nous peur de nous ouvrir et de parler de nous-mêmes. Ce nœud au niveau de la gorge peut se manifester à travers tous les **maux de gorge**, de **bouche** ou de **dents**, mais également à travers les **problèmes au niveau du cou** ou des **mâchoires**, et dans un **comportement dépendant**, comme celui de la suralimentation.

Le chakra de la gorge forme un pont entre la tête et le corps, l'esprit et le cœur. Quand il est stimulé, il ouvre avec énergie l'ensemble de notre être et nous permet d'établir des liens de communication clairs et de laisser librement circuler l'énergie entre l'esprit et le cœur. Alors nous pouvons instaurer un équilibre plein de sagesse et de compassion, de pensées et de sentiments. Nous pouvons donner et recevoir. Quand ce chakra est ouvert, nous pouvons transformer le négatif en positif, le poison en nectar, et nous pouvons parler avec vérité. Le chant nous permet de libérer la véritable voix qui est en nous.

6. *Ajna,* chakra frontal : le troisième œil

Le sixième chakra se situe derrière le centre des sourcils. Connu comme troisième œil, ce chakra est l'œil de la sagesse qui voit la vérité à l'intérieur des êtres. Il est associé à l'esprit et au développement d'une plus grande conscience, et plus particulièrement au développement de la perception et de l'intuition. Alors que l'ego est prédominant dans le plexus solaire, ici l'ego se dissout pour laisser la conscience évoluer au-delà du soi individuel. C'est l'œil qui voit à travers les limites de l'existence humaine pour atteindre la sagesse transcendante de l'esprit illuminé. Le discernement est ici le mot clef – discernement de la nature de toute chose.

Si ce chakra n'est pas éveillé, cela pourra se traduire par un manque de conscience de soi. Cela peut indiquer une crainte du soi intérieur, une peur de s'impliquer dans toute forme de spiritualité et d'introspection, qui peuvent mener à un **comportement nerveux**, à la **paranoïa** ou à des images distordues de la réalité. Cela entraîne des modèles de pensée et de comportement rigides et hermétiques, une résistance aux idées nouvelles ou différentes, et notamment aux plus spirituelles d'entre elles. Si notre attitude est négative, critique ou pleine de préjugés, elle se reflète alors dans toutes les parties de notre corps. Ce chakra affecte les nerfs, les sens et le système immunitaire. Les **troubles du cerveau**, les **maux de tête** et la **sénilité** peuvent alors en résulter.

L'équilibre entre la tête et le cœur est essentiel pour atteindre un complet éveil. La sagesse de l'esprit nous met sur la voie de la compassion du cœur, tout comme la compassion apporte de la chaleur et de l'amour à la clarté du discernement. L'un ne peut aller sans l'autre : la perspicacité sans le sentiment, ou l'indulgence sans le discernement.

Il est également nécessaire de faire la distinction entre l'énergie mentale qui peut nous bloquer dans les niveaux intellectuels et l'énergie véritablement spirituelle qui nous ouvre à l'illumination intérieure. À travers le troisième œil, nous pouvons pénétrer la nature de la réalité et découvrir la vérité qui est en nous. Mais tout cela n'a rien d'une démarche intellectuelle. La visualisation créative et la méditation encouragent l'ouverture du troisième œil.

7. *Sahasrara,* chakra coronal : la porte du Ciel

Le septième chakra se situe au sommet de la tête et est considéré comme la pénultième expérience humaine, où le « Je » se dissout dans la conscience cosmique. Les désirs personnels sont purifiés et toute activité devient désintéressée. Ce n'est pas la fin d'un voyage, mais véritablement le commencement d'un voyage – l'émergence du véritable humain. Rares sont ceux qui atteignent ce niveau, car il signifie une complète dissolution de l'ego et une renaissance vers notre Grand Soi.

Si ce chakra n'est pas éveillé, il indique un ego très fort et une résistance à l'évolution spirituelle. Puisqu'il s'agit de l'éveil final, la résistance est d'autant plus grande. Cela peut mener à la **dépression** et à la tristesse, notre vie peut sembler ne plus avoir de sens. Cela demande d'extraordinaires efforts et une formidable confiance pour poursuivre le voyage. Plus important encore est le développement de la foi, que l'on choisisse un dieu extérieur, un gourou, ou la divinité qui est en nous. Sans la foi ne reste qu'un grand vide, un vide spirituel. L'énergie associée à ce chakra est celle de la soumission – la pleine soumission de l'ego, le soi individuel – au soi divin qui est sans limites. Ce chakra est associé à l'ensemble de notre corps physique, car il affecte chaque aspect de notre être.

La méditation silencieuse est la clef pour atteindre le *Sahasrara* (l'illumination). En entrant dans l'espace qui se trouve entre les pensées, nous accédons à la possibilité d'un complet éveil.

Bibliographie

Achterberg, Dossey & Kolkmeier : *Rituals of Healing* (Bantam, 1994).

Akong Rinpoche, Dharma-Ayra : *Taming the Tiger* (Rider, 1995).

Ambika : *Ambika's Guide to Healing and Wholeness* (Piatkus, 1993).

Ball, Dr John : *Understanding Disease* (C. W. Daniel, 1993).

Barasch, Marc Ian : *The Healing Path* (Arkana/Penguin, 1994).

Benson, Herbert : *The Wellness Book* (Simon & Schuster, 1993).

Borysenko, Joan : *Minding the Body, Mending the Mind* (Bantam, 1988) ; *Guilt is the Teacher, Love is the Lesson* (Harper Collins, 1990).

Button, John & Bloom, William : *The Seeker's Guide* (Aquarian, 1992).

Chopra, Deepak : *Ageless Body, Timeless Mind* (Rider, 1993).

Cooper, Diana : *Transform Your Life* (Piatkus, 1993).

Cowmeadow, Oliver : *The Art of Shiatsu* (Element, 1992).

Dethlefsen, Thorwald : *The Healing Power of Illness* (Element, 1990).

Dossey, Larry : *Healing Breakthroughs* (Piatkus, 1993).

Dytchwald, Ken : *Bodymind* (Tarcher/Putnam, 1977).

Edwards, Gill : *Stepping Into the Magic* (Piatkus, 1993).

Fields, Rick & Editors : *Chop Wood, Carry Water* (Tarcher, 1984).

Frawley, David : *Ayurvedic Healing* (Passage Press, 1989).

Goldman, Jonathan : *Healing Sounds* (Element, 1992).

Graham, Helen : *A Picture of Health* (Piatkus, 1995).

Hanh, Thich Nhat : *The Miracle of Mindfulness* (Rider, 1991).

Hay, Louise : *You Can Heal Your Life* (Eden Grove, 1984).

Hoberman Levine, Barbara : *Your Body Believes Every Word You Say* (Aslan, 1991).

Holden, Robert : *Laughter, The Best Medicine* (Thorsons, 1993).

Kabat-Zinn, Jon : *Full Catastrophe Living* (Delta, 1990) ; *Mindfulness Meditation* (Piatkus, 1994).

Kaptchuk, Ted : *The Web That Has No Weaver* (Rider, 1983).

Levine, Stephen : *Healing Into Life and Death* (Gateway, 1989) ; *Guided Meditations, Explorations and Healings* (Gateway, 1993).

Locke, Steven & Colligan, Douglas : *The Healer Within* (Signet, 1986).

Lowen, Alexander : *Bioenergetics* (Penguin, 1975).

MacRitchie, James : *Chgi Kung* (Element, 1993).

Montague, Dr Ashley : *Touching* (Columbia University Press, 1971).

Morrison, Judith : *The Book of Ayurveda* (Gaia, 1995).

Ornish, Dean : *Stress, Diet and Your Heart* (Penguin, 1984).

Page, Christine : *Frontiers of Health* (C. W. Daniel, 1992).

Pearsall, Paul : *Super Immunity* (Fawcett Gold Medal, 1987).

Proto, Louis : *Self-Healing* (Piatkus, 1990).

Regan, Georgina & Shapiro, Debbie : *The Healer's Hand Book* (Element, 1988).

Saint-Pierre, Gaston & Shapiro, Debbie : *The Metamorphic Technique* (Element, 1982).

Shapiro, Debbie : *The Bodymind Workbook* (Element, 1990).

Shapiro, Eddie : *Inner Conscious Relaxation* (Element, 1990).

Shapiro, Eddie & Debbie : *Out of Your Mind; The Only Place To Be!* (Element, 1992); *The Way Ahead* (Element, 1992); *A Time For Healing* (Piatkus, 1994).

Shealy, Dr Norman : *The Self-Healing Workbook* (Element, 1993).

Shealy, Dr Norman & Myss, Caroline : *The Creation of Health* (Stillpoint, 1988).

Siegel, Dr Bernie : *Peace, Love and Healing* (Harper & Row, 1989).

Tillich, Paul : *The Meaning of Health* (North Atlantic Press, 1982).

White, Ruth : *Working With Your Chakras* (Piatkus, 1993).

Wilber, Ken : *Grace and Grit* (Shambhala, 1991).

Williamson, Marianne : *A Return to Love* (Harper Collins, 1992).

Table des matières

Deuxième partie :

Le pouvoir de guérison de l'intelligence du corps

TROISIÈME PARTIE :
L'intelligence du corps révélée

Bien-être, des livres qui vous font du bien

Psychologie, santé, sexualité, vie familiale, diététique... : la collection Bien-être apporte des réponses pratiques et positives à chacun.

Psychologie

Thomas Armstrong

Sept façons d'être plus intelligent - n°7105

Anne Bacus & Christian Romain

Libérez votre créativité ! - n°7124

Simone Barbaras

La rupture pour vivre - n°7185

Martine Barbault & Bernard Duboy

Choisir son prénom, choisir son destin - n°7129

Deirdre Boyd

Les dépendances - n°7196

Nathaniel Branden

Les six clés de la confiance en soi - n°7091

Maître de ses choix, maître de sa vie - n°7127

Jack Canfield et Mark Victor Hansen

Bouillon de poulet pour l'âme - n°7155

Richard Carlson

Ne vous noyez pas dans un verre d'eau - n°7183

Steven Carter & Julia Sokol

Ces hommes qui ont peur d'aimer - n°7064

Chérie Carter-Scott

Dix règles pour réussir sa vie - n°7211

Loly Clerc

Je dépense, donc je suis ! - n°7107

Guy Corneau

N'y a-t-il pas d'amour heureux ? - n°7157

Lynne Crawford

La timidité - n°7195

Christophe Fauré

Vivre le deuil au jour le jour - n°7151

Daniel Goleman

L'intelligence émotionnelle - n°7130

L'intelligence émotionnelle 2 - n°7202

Nicole Gratton

L'art de rêver - n°7172

John Gray

Les hommes viennent de Mars, les femmes viennent de Vénus - n°7133

Marie Haddou

Savoir dire non - n°7178

Sam Keen

Être un homme - n°7109

Barbara Killinger

Accros du boulot -
n°7116

Jean-Claude Liaudet

Dolto expliquée aux parents -
n°7206

Dr Gérard Leleu

La Mâle Peur -
n°7026

Amour et calories -
n°7139

Christine Longaker

Trouver l'espoir face à la mort -
n°7179

Bernard Martino

Le bébé est une personne -
n°7094

Alan Loy McGinniss

Le pouvoir de l'optimisme -
n°7022

Pia Mellody

Vaincre la dépendance -
n°7013

Yannick Noah

Secrets, etc. -
n°7150

Robin Norwood

Ces femmes qui aiment trop – 1 -
n°7020

Ces femmes qui aiment trop – 2 -
n°7095

Vera Peiffer

Soyez positifs ! -
n°7118

Xavier Pommereau

Quand l'adolescent va mal -
n°7147

Anthony Robbins

Pouvoir illimité -
n°7175

Jacques Salomé

Papa, maman, écoutez-moi vraiment -
n°7112

Apprivoiser la tendresse -
n°7134

Barbara Sher et Barbara Smith

Vous êtes doué et vous ne le savez pas -
n°7141

Deborah Tannen

Décidément, tu ne me comprends pas ! -
n°7083

Nita Tucker

Le grand amour pour la vie -
n°7099

Isabelle Yhuel

Mère et fille, l'amour réconcilié -
n°7161

Quand les femmes rompent -
n°7201

Rika Zaraï

Ces émotions qui guérissent -
n°7114

Santé

Joanna Bawa

Santé et ordinateur : le guide quotidien -
n°7207

Dr R. Aron-Brunetière

La beauté et les progrès de la médecine -
n°7006

Dr Martine Boëdec

L'homéopathie au quotidien -
n°7021

Dr Jacques Boulet

Se soigner par l'homéopathie -
n°7165

Julia Buckroyd

Anorexie et boulimie -
n°7191

Dr Jean-Pierre Cahané & Claire de Narbonne

Nourritures essentielles -
n° 7168

Chantal Clergeaud

Un ventre plat pour la vie -
n° 7136

Dr Julien Cohen-Solal

Comprendre et soigner son enfant – I -
n° 7096
Comprendre et soigner son enfant – II -
n° 7097

Bruno Comby

Tabac, libérez-vous ! -
n° 7012

Dr Lionel Coudron

Stress, comment l'apprivoiser -
n° 7027
Mieux vivre par le yoga -
n° 7115

Dr J.G. Drevet & Dr C. Gallin-Martel

Bien vivre avec son dos -
n° 7002

Dr David Elia

Comment rester jeune après 40 ans
Version hommes -
n° 7110
Version femmes -
n° 7111
Le bonheur à 50 ans -
n° 7184

Pierre Fluchaire

Bien dormir pour mieux vivre -
n° 7005
Plus jamais fatigué ! -
n° 7015

Henri Loo & Henri Cuche

Je suis déprimé mais je me soigne -
n° 7009

Dr E. Maury

La médecine par le vin -
n° 7016

Maurice Mességué

C'est la nature qui a raison -
n° 7028

Dr Sylvain Mimoun

Des maux pour le dire -
n° 7135

Stewart Mitchell

Initiation au massage -
n° 7119

Peter Mole

L'acupuncture -
n° 7189

Pierre Pallardy

Les chemins du bien-être -
n° 7001
La forme naturelle -
n° 7007
Le droit au plaisir -
n° 7063

Jean-Louis Pasteur

Toutes les vitamines pour vivre sans médicaments -
n° 7081

Jean-Yves Pecollo

La sophrologie au quotidien -
n° 7101

Vicki Pitman

La phytothérapie -
n° 7212

Dr Hubert Sacksick

Les hormones -
n° 7205

Jon Sandifer

L'acupression -
n° 7204

Debbie Shapiro

L'intelligence du corps -
n° 7208

Dr Bernie S. Siegel

Vivre la maladie -
n° 7131

Rochelle Simmons

Le stress -
n°7190

Dr Nadia Volf

Vos mains sont votre premier médecin -
n°7103

Andrew Weil

Le corps médecin -
n°7210

Huit semaines pour retrouver une bonne santé -
n°7193

Diététique

Agnès Beaudemont-Dubus

La cuisine de la femme pressée -
n°7017

Marie Binet & Roseline Jadfard

Trois assiettes et un bébé -
n°7113

Dr Alain Bondil & Marion Kaplan

Votre alimentation -
n°7010

L'alimentation de la femme enceinte et de l'enfant -
n°7089

L'âge d'or de votre corps -
n°7108

Sonia Dubois

Maigrissons ensemble! -
n°7120

Restons minces ensemble! -
n°7187

Annie Hubert

Pourquoi les Eskimos n'ont pas de cholestérol -
n°7125

Dr Catherine Kousmine

Sauvez votre corps ! -
n°7029

Colette Lefort

Maigrir à volonté -
n°7003

Michel Montignac

Je mange donc je maigris ! -
n°7030

Recettes et menus Montignac -
n°7079

Comment maigrir en faisant des repas d'affaires -
n°7090

La méthode Montignac Spécial Femme -
n°7104

Mettez un turbo dans votre assiette -
n°7117

Je cuisine Montignac -
n°7121

Restez jeune en mangeant mieux -
n°7137

Recettes et menus Montignac (2) -
n°7164

Boire du vin pour rester en bonne santé -
n°7188

Philippe Peltriaux et Monique Cabré

Maigrir avec la méthode Peltriaux -
n°7156

Nathalie Simon

Mangez beau, mangez forme -
n°7126

Thierry Souccar

La révolution des vitamines -
n°7138

Sexualité

Dr Éric Dietrich & Dr Patrice Cudicio

Harmonie et sexualité du couple -
n°7061

Céline Gérent

Savoir vivre sa sexualité -
n°7014

Françoise Goupil-Rousseau

Sexualité : réponses aux vraies questions des femmes -
n°7025

John Gray

Mars et Vénus sous la couette -
n°7194

Barbara Keesling

Comment faire l'amour toute la nuit -
n°7140

Le plaisir sexuel -
n°7170

Brigitte Lahaie

Les chemins du mieux-aimer -
n°7128

Dr Gérard Leleu

Le traité des caresses -
n°7004

Le traité du plaisir -
n°7093

Le traité du désir -
n°7176

Dagmar O'Connor

Comment faire l'amour à la même personne... pour le reste de votre vie -
n°7102

Jean Paccalin

Une pilule nommée désir -
n°7180

Vie familiale

Etty Buzyn

Papa, maman, laissez-moi le temps de rêver -
n°7132

Béatrice Cakiroglu

Les droits du couple -
n°7018

Roberta Cava

Réussir et être heureuse au travail -
n°7082

Françoise Civeyrel

Consommez bien. Dépensez mieux -
n°7098

Dr Julien Cohen-Solal

Être heureux à l'école ? -
n°7173

Les deux premières années de la vie -
n°7203

Carolyn Cowan et Philip A. Pape Cowan

1+1 = 3 -
n°7065

Brian A. Grosman avec Allan Reznik

Protégez votre emploi -
n°7085

Brigitte Hemmerlin

Maman Solo -
n°7100

Vicki Iovine

Grossesse, le guide des copines -
n°7176

Hélène de Leersnyder

Laissez-les faire des bêtises -
n°7106

Gerry Marino & Francine Fortier

La nouvelle famille -
n°7122

Anne-Marie Mouton

500 conseils pour réussir votre grossesse -
n°7023

Jocelyne de Rotrou

La mémoire en pleine forme -
n°7087

Nancy Samalin

Savoir l'entendre, savoir l'aimer -
n°7062

Conflits parents-enfants -
n°7198

Dr Marie Thirion

Les compétences du nouveau-né -
n°7123

Chantal de Truchis-Leneveu

L'éveil de votre enfant -
n°7146

Marie-France Vigor

Enfants : comment répondre à leurs questions ! -
n° 7011

Cuisine

Paul Bocuse

Bocuse dans votre cuisine -
n° 7145

Jean-Pierre Coffe

Comme à la maison (1) -
n° 7148
Le marché -
n° 7154
Au bonheur des fruits -
n° 7163
Comme à la maison (2) -
n° 7177

Christine Ferber

Mes confitures -
n° 7162
Mes tartes sucrées et salées -
n° 7186

Nadira Hefied

130 recettes traditionnelles du Maghreb -
n° 7174

Peta Mathias

Fêtes gourmandes -
n° 7200

Marie Rouanet

Petit traité romanesque de cuisine -
n° 7159

Denise Verhoye

Les recettes de Mamie -
n° 7209

Loisirs

Sonia Dubois & Marielle Couësmes

La couture -
n° 7144

Harmonies

Karen Christensen

La maison écologique -
n° 7152

Karen Kingston

L'harmonie de la maison par le Feng Shui -
n° 7158

Marjorie Harris

Un jardin pour l'âme -
n° 7149

Christine Wildwood

L'aromathérapie -
n° 7192

Nature

John Fisher

Comprendre et soigner son chien -
n° 7160

Daniel Gélin

Le jardin facile -
n° 7143

Jean-Marie Pelt

Des fruits -
n° 7169

Roger Tabor

Comprendre son chat -
n° 7153

Bien-être
7208

Composition Chesteroc International Graphics
Achevé d'imprimer en Europe (Allemagne)
par Elsnerdruck à Berlin
le 16 octobre 2000.

Dépôt légal octobre 2000. ISBN 2-290-30362-3

Éditions J'ai lu
84, rue de Grenelle, 75007 Paris
Diffusion Flammarion (France et étranger)